手外科診療の
実践ガイド

西田　淳　監修

丸善出版

序　文

　手外科疾患・外傷には非常に多くの種類があり，その治療には繊細さや，ときに複雑な手技が求められます．一方で，その初期診療には研修医や専攻医，あるいは一般の整形外科医，形成外科医が対応することも多く，必ずしも手外科専門医が対応するとは限りません．そのため，実際に患者さんを前にして診断・治療の進め方に迷われる場合も多いかと思います．そこで，日常臨床でよくみられる手外科疾患・外傷の，基本的かつ標準的な診察法，検査法，治療法を解く「手外科診療における実践ガイド」を作成しました．

　本書は，これから力をつけていく若い医師やリハビリテーション・スタッフの皆様が，手外科疾患・外傷の一般的な診療を迷わず実践できるよう，臨床に即して構成しています．また，ベテランの手外科専門医にとりましても，多忙な日常診療の中で即座に患者さんに対応できる実践ガイドとなることを目指しました．

　どのような点に注目して診察し，どのように治療を進めていくべきかを，次のような構成で解説しています．

　まず第1章では実臨床で遭遇する疾患・外傷の診療に反映できるよう，「手の解剖とその機能」について解説し，第2章では「手外科」の診療が，ほかの領域の診療とどのように異なるかを改めて確認するため，「手外科の特殊性」について解説しました．第3章以降は各論として，部位および疾患・外傷ごとに解説しています．なお，必ず押さえておきたい「創傷の初期治療」については第11章の「各種皮弁」で詳解しております．

　各論では，最初に各疾患・外傷の「定義」を記載し，「診断・検査のポイント」では，鑑別診断も念頭に置きながら，X線，CT，MRI，エコー等の画像所見を多数掲載し，それらの所見をどのように解釈していくかを分かりやすく解説しました．「治療法」では標準的な保存療法および外科的療法を解説し，また保存療法と外科的療法のボーダーライン状態を想定して外科的療法の適応の見極め方，専門医に紹介すべきタイミングを記載しました．標準的なリハビリテーション治療の進め方に関しても可能な限り言及しております．

　各疾患の注意すべき状況等については「ピットフォール」を設け，各執筆者の経験をもとに，見落としやすい点や，判断ミスにつながりやすい点を，ピットフォール回避のポイントとあわせて紹介しています．また執筆者の経験した非常に珍しいケースや診断に苦慮したケース等をコラムとして紹介し，この領域の診断・治療の魅力を織り交ぜながら，手技が向上するためのポイント等についても解説しました．

　用語は基本的に日本手外科学会用語集に従っています．文献は専門的すぎる論文の引用を可能な限り避け，代表的な論文を引用することで，標準的な考え方を紹介するよう努めました．「ステロイド」に関しては「グルココルチコイド」へ呼称変更の動きもみられますが，伝わりやすさを最優先とし，本書では従来通り，一般になじみの深い「ステロイド」を用いることとしました．

i

今まさに第一線で活躍している手外科のエキスパートを著者に迎え，目の前の患者さんにどのように対応しているのか，明日の臨床に繋がるようポイントを絞って解説しました．頁数もあまりかさばらないようにまとめましたので，すぐ手に取れるよう，本書を外来やリハビリテーション室，急患室等に置き，日常臨床における手外科診療の実践ガイドとしていただけましたら幸いです．

　最後に，本書の作成にあたり貴重な症例を提供いただきました東京医科大学皮膚科学分野 森美穂先生，聖マリアンナ医科大学整形外科学臨床教授 中島久弥先生，スライドを提供いただきました京都府立心身障害者福祉センター附属リハビリテーション病院院長 徳永大作先生に心より感謝申し上げます．

2025年2月吉日

東京医科大学整形外科学分野

西田　淳

著者一覧

監修者

西田　　淳　　東京医科大学 整形外科学分野

著　者

尼子　雅敏　　防衛医科大学校病院 リハビリテーション部/整形外科学　　4章

小田　　良　　京都府立医科大学 整形外科　　8章

鳥谷部荘八　　仙台医療センター 形成外科　　9, 11章

内藤　聖人　　順天堂大学 医学部 整形外科学講座　　1章

永井　太朗　　戸田中央総合病院 整形外科

　　　　　　　東京医科大学病院 整形外科学分野　　6章

長尾　聡哉　　板橋区医師会病院 整形外科　　5章

西田　　淳　　東京医科大学 整形外科学分野　　10章

山崎　　宏　　相澤病院 整形外科センター　　2章

吉井　雄一　　東京医科大学茨城医療センター 整形外科　　3, 7章

［五十音順. 所属は2025年1月現在］

目　次

第1部　総　論 ·· 1

第1章　手の解剖とその機能 ·································· 内藤　聖人 ········ 2
Ⅰ．はじめに／2　Ⅱ．骨・関節／2　Ⅲ．腱／6　Ⅳ．手内筋／11　Ⅴ．神経／16

第2章　手外科の特殊性 ······································· 山崎　宏 ········ 24
Ⅰ．手外科の特殊性とは？／24　Ⅱ．診療における配慮／25　Ⅲ．診察の実際／27　Ⅳ．治療の実際／33　Ⅴ．リハビリテーション治療／39

第2部　各　論 ·· 47

第3章　肘 ··· 吉井　雄一 ········ 48
Ⅰ．上腕骨外側上顆炎（テニス肘）／48　Ⅱ．野球肘／52　Ⅲ．肘内障／56　Ⅳ．変形性肘関節症／58

第4章　手関節 ··· 尼子　雅敏 ········ 64
Ⅰ．橈骨遠位端骨折／64　Ⅱ．舟状骨骨折／偽関節／76　Ⅲ．三角線維軟骨複合体損傷／86　Ⅳ．Kienböck病（月状骨軟化症）／96

第5章　腱 ··· 長尾　聡哉 ········ 107
Ⅰ．手指屈筋腱狭窄性腱鞘炎（ばね指）／107　Ⅱ．de Quervain病／113　Ⅲ．尺側手根伸筋腱腱鞘炎／118　Ⅳ．感染性腱鞘炎／121　Ⅴ．屈筋腱損傷／124　Ⅵ．伸筋腱損傷／132　Ⅶ．腱皮下断裂／136

第6章　変形性関節症 ··· 永井　太朗 ········ 140
Ⅰ．はじめに／140　Ⅱ．Heberden結節／141　Ⅲ．Bouchard結節／146　Ⅳ．母指CM関節症／150　Ⅴ．変形性手関節症／155　Ⅵ．遠位橈尺関節症／156

第7章　絞扼性神経障害 ··· 吉井　雄一 ········ 159
Ⅰ．肘部管症候群／159　Ⅱ．前骨間神経麻痺／167　Ⅲ．後骨間神経麻痺／171　Ⅳ．手根管症候群／177　Ⅴ．ギヨン管症候群／185

第8章　関節リウマチ ··· 小田　良 ········ 192
Ⅰ．総論／192　Ⅱ．各論：関節リウマチにおける肘関節障害／200　Ⅲ．各論：関節リウマチにおける手関節障害／205　Ⅳ．各論：関節リウマチにおける手の障害／213

第9章　先天異常 ……………………………………………… 鳥谷部荘八 ……… 225
Ⅰ．分類/ 225　Ⅱ．横軸形成障害/ 227　Ⅲ．母指形成不全/ 231　Ⅳ．母指多指症/ 234
Ⅴ．合指症/ 238　Ⅵ．裂手症/ 240　Ⅶ．絞扼輪症候群/ 243　Ⅷ．先天異常に特有な事項・
心構え/ 246　Ⅸ．おわりに/ 247

第10章　骨・軟部腫瘍 …………………………………………… 西田　淳 ……… 248
Ⅰ．はじめに/ 248　Ⅱ．良性骨腫瘍・腫瘍様病変/ 249　Ⅲ．悪性骨腫瘍/ 259　Ⅳ．良性軟
部腫瘍/ 266　Ⅴ．悪性軟部腫瘍/ 282

第11章　各種皮弁 ……………………………………………… 鳥谷部荘八 ……… 286
Ⅰ．はじめに/ 286　Ⅱ．創傷の初期治療 〜知っておくべきDoとDon't〜/ 287　Ⅲ．前腕・
手指の局所皮弁の特徴/ 290　Ⅳ．代表的な局所皮弁・有茎皮弁/ 294　Ⅴ．おわりに/ 311

第1部

総　論

第1章　手の解剖とその機能　2
第2章　手外科の特殊性　24

第1章　手の解剖とその機能

I．はじめに

　「手」という器官は，細かな骨や関節，神経血管束，筋や腱，靱帯といった多くの組織によって構成されています．また，生物は3億8,000万年前には，既にこのような「手」の骨格構造を獲得していたとみられています．2010年にエルピストステゲという化石魚類の完全な標本が発見され，その後，この標本の胸鰭部分にヒトの手と同一の骨格構造が隠れていたことが報告されました（2020年）．つまり，胸鰭内部では手関節および手の要素がすでに進化しており，これらの魚類が陸上へ進出し四肢類となった際に，いつでも表面化できる状態だったとみられているそうです[1]．生物の進化において，「魚類から陸上脊椎動物への移行」という考え方がありますが，このエルピストステゲの「手」は，みかたを変えれば，生物が陸上で生活するには「手」を獲得する必要があったといえるのかもしれません．それほどに重要な器官ということでしょう．

　さて，手はこの緻密で複雑な解剖学的構造によって，実に多様な機能を発揮しますが，その複雑な解剖こそ，専門医を目指す整形外科医・形成外科医にとって少々高いハードルとなっているかもしれません．

　しかし，これらの解剖をしっかりと理解し，覚えることができれば，手に生じる疾患や外傷，障害の病態を理論的に理解する力を身につけることができます．

　「解剖」は「覚える作業」とのイメージが強く，「勉強」としては少々退屈なものかもしれませんが，各論を理解するうえでは非常に重要なものですし，外科領域の診療が解剖学の知識によって支えられていることは，みなさまもよくご存じと思います．各論を勉強する際の参考資料として本章を使用していただいても構いません．また，各論を読みながら時折本章に戻ってくると，疾患と解剖両方の解像度を更に上げることができるかもしれません．

　ではさっそく，手を構成する「骨・関節」「腱」「筋」「神経」を1つひとつみていきます．整形外科医・形成外科医のみなさまが「手」の診察に興味をもっていただければ幸いです．

II．骨・関節

　手指の関節は末梢から「遠位指節間（DIP）関節」「近位指節間（PIP）関節」「中手指節（MP）関節」で構成されています．DIPおよびPIP関節は蝶番関節であり，屈曲・伸展運動のみを担いますが，MP関節は顆状関節であり，屈曲・伸展運動のみならず橈尺屈運動とともに回旋運動も担います（図1）．

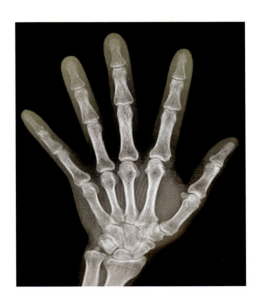

図1　手のレントゲン

遠位指節間（DIP）関節

　DIP関節は強靱な側副靱帯をはじめとする軟部組織により支持された，安定性の高い関節です．伸筋腱側索終末枝の付着部は末節骨基部ですが，深指屈筋（flexor digitorum profundus：FDP）腱の付着部は末節骨の中央部やや近位にあります（図2）．この伸筋腱および屈筋腱末節骨付着部の理解は，日常診療で頻繁に遭遇する腱性および骨性マレット指の病態理解に重要です．

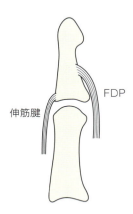

図2　深指屈筋（FDP）腱

近位指節間（PIP）関節

　PIP関節の掌側板は近位の柔軟な膜様部分と，遠位の厚く硬い軟骨部分で構成されています．細く弾力性のない手綱靱帯（checkrein ligament）は軟骨部分から基節骨中央部に付着し，PIP関節過伸展防止機構として働きます（図3）[2]．

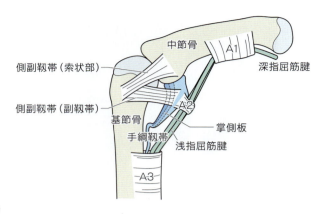

図3　近位指節間関節[2)]

中手指節（MP）関節

　MP関節の掌側板も近位の膜様部分と遠位の軟骨部分で構成されています．MP関節伸展時には膜様部分が一枚の膜となって拡がり，屈曲時には膜様部分が折れ曲がることで，軟骨部分が中手骨頚部まで近位に移動します（図4）[3)]．このような掌側板の可動性により，MP関節は大きな可動域（PIP関節と異なり過伸展が可能）を獲得できています．

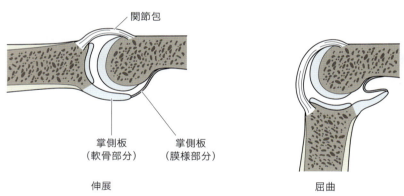

図4　中手指節関節[3)]

母指手根中手（CM）関節

　母指手根中手（CM）関節は，大菱形骨と第一中手骨基部により構成される鞍状関節です．この関節は骨性支持に乏しく，主に軟部組織（関節包や靱帯など）で支持されています（図5）[4)]．母指CM関節の靱帯は図4に示す通り存在しますが，靱帯機能については背側橈側靱帯（dorsoradial ligament：DRL）が関節の主要な支持機構であり，背橈側脱臼の予防にはDRLが，回旋運動の安定化には深前斜走靱帯（deep anterior oblique ligament：dAOL）が重要な役割を果たすことが知られています．

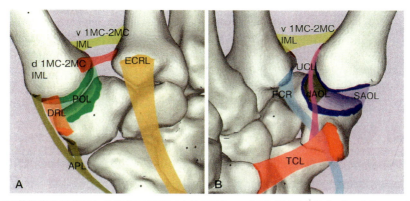

図5 母指CM関節靱帯の付着部とその走行（文献4より転載）．v 1MC-2MC IML（volar inter metacarpal ligament）：掌側中手骨間靱帯，d 1MC-2MC IML（dorsal inter metacarpal ligament）：背側中手骨間靱帯，POL（poeterior oblique ligament）：後斜走靱帯，DRL（dorsoradial ligament）：背橈側靱帯，APL（abductor pollicis longus）：長母指外転筋，ECRL（extensor carpi radialis longus）：橈側手根伸筋腱，UCL（ulnar collateral ligament）：尺側側副靱帯，dAOL（deep anterior oblique ligament）：深前斜走靱帯，SAOL（superficial anterior oblique ligament）：浅前斜走靱帯，TCL（transverse carpal ligament）：横手根靱帯，FCR（flexor carpi radialis）：橈側手根屈筋

前腕遠位から手根中手関節

【手関節】

いわゆる手関節とは，橈骨手根関節・手根間関節・豆状三角骨関節をまとめて指します．手関節には橈骨，尺骨，そして8個の手根骨が存在し，多数の靱帯と関節包で安定性が獲得されています．

【橈骨手根関節】

橈骨と手根骨近位列により形成されます．また関節窩は橈骨の舟状骨窩・月状骨窩，そして三角線維軟骨で形成されます．この関節は手関節の掌屈，背屈，橈屈そして尺屈とこれらを複合した回転運動に関与しています．

【手根間関節】

各手根骨の間に可動性の少ない手根間関節が存在します．さらに各関節には骨間靱帯があるため，手根骨相互の運動は制限されます．

また，手根骨近位列と遠位列との間に存在する大きな可動性を持つ手根中央関節（midcarpal joint）があります．この関節は手関節掌屈，背屈，橈屈そして尺屈に関与し，手関節運動の約半分を担っています．

【豆状三角骨関節】

近位手根列にある三角骨と豆状骨とで形成される関節です．豆状骨は尺側手根屈筋腱の種子骨としても存在し，可動性に富んでいるため，この関節は不安定です．

【遠位橈尺関節】

橈骨の尺骨切痕と尺骨頭とで形成され，前腕回内外運動に関与します．遠位において，尺骨茎状突起の基部から橈骨尺骨切痕遠位端まで存在する三角線維軟骨により橈骨手根関節とは分かれています．

【三角線維軟骨】

三角線維軟骨は橈骨尺骨切痕遠位端に付着する線維軟骨と周辺の靱帯線維からなります．線維軟骨は橈骨尺骨切痕遠位端に広く付着し，尺側へ三角形を呈しながら尺骨茎状突起へつながっています．この線維軟骨の近位面には軟骨を裏打ちする靱帯線維があり，ほぼ垂直に尺骨小窩へと付着します．遠位橈尺関節における関節安定性にこの靱帯線維の尺骨小窩への付着が大きく寄与しています．三角線維軟骨複合体は，三角線維軟骨，橈尺靱帯，尺側手根伸筋腱鞘床および周辺靱帯を総括した呼称です．

【手根中手関節】

手根骨遠位列と第二〜第五中手骨基部とで形成されます．第二中手骨は小菱形骨と一部の大菱形骨および有頭骨と，第三中手骨は有頭骨と，第四中手骨は有頭骨の一部および有鉤骨と，そして第五中手骨は有鉤骨と関節を形成しています．手根中手関節は掌背側に多数の掌側および背側手根中手靱帯があり，強固な安定性が得られています．第二・第三手根中手関節の可動性はほぼありませんが，第四および第五手根中手関節は可動性を有します．尺側指（環指および小指）での握り込み動作や小指における母指との対立運動において，第四および第五手根中手関節の可動域は重要です．

Ⅲ．腱

屈筋腱

示指から小指の末節骨に停止しDIP関節を屈曲させる「深指屈筋（FDP）腱」と，中節骨に停止しPIP関節を屈曲させる「浅指屈筋（FDS）腱」，そして母指IP関節を屈曲させる「長母指屈筋（FPL）腱」が存在します．

FDS腱は基節骨中央部より二分され腱裂孔をつくります．二分された腱は背側へ回旋しながら基節骨頚部で交差し，さらに，一部が交差部と合流し腱交差（chiasma tendinum）を完成させます．腱交差付近にはFDS腱とFDP腱とを結ぶ軟部組織・腱ひも（短腱ひも・長腱ひも）があり（図6）[3,5]，腱の血行は「筋腹」「腱ひも」「骨付着部」の3カ所より供給されています．

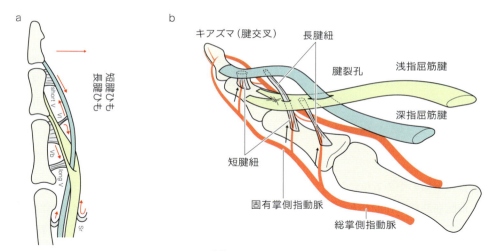

図6　FDS腱とFDP腱とを結ぶ軟部組織・腱ひも[3,5]

　指の屈曲時は，滑車（プーリー）により屈筋腱の浮き上がり現象（bowstring）が防止され，効率的な指屈曲が可能となります．プーリーは靱帯性腱鞘と呼ばれる輪状靱帯とその間にある十字腱鞘からなり，MP関節から遠位に向かって輪状靱帯はA1からA5まで，十字靱帯はC1からC3まで存在します（図7）[3,6]．

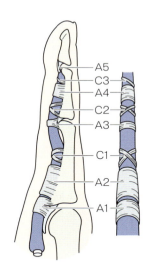

図7　指の屈曲を担う組織[3,6]

【橈側手根屈筋】

　上腕骨内上顆より起始し，橈側末梢へ走行します．前腕中央部で腱へと移行し，前腕遠位で長掌筋の橈側を通り，第二中手骨掌側基部に停止します．この停止部は2つに分岐することもあり，第二中手骨のみならず第三中手骨にも停止することがあります．この筋の作用は手関節屈曲ですが，手関節の橈屈運動や前腕回内運動にも寄与します．

【尺側手根屈筋】

　上腕頭は上腕骨内上顆から，尺骨頭は肘頭内側から起始し，これら2つの頭は上腕骨内上顆の末梢で腱膜弓を形成し，合流します．そして，この合流部で尺骨神経がこの筋を貫通します．前腕中央部で腱が形成され，豆状骨，有鈎骨および第五中手骨基部に停止します．この筋の作用は手関節の屈曲と尺屈運動です．

【腕橈骨筋】

　上腕骨外側上顆のやや近位に起始し，上腕筋と上腕三頭筋の間を通り，肘関節前方から前腕に至ります．前腕屈筋群と伸筋群との間を分けるように末梢に向かい，その幅広い腱は橈骨遠位部橈側に停止します．この筋の主な作用は，肘関節屈曲です．また，前腕が回内位にある場合は回外筋として，前腕が回外位にある場合は回内筋として働きます．

　筋力が強く，屈筋群と伸筋群との間に位置するため，腱移行術では動力として使用されます．腱移行術で使用される場合，腕橈骨筋の採取は前腕遠位部から近位部に至る広範囲な筋膜剝離を行う必要があります．

【長掌筋】

　上腕骨内上顆より起始し，橈側手根屈筋と尺側手根屈筋との間を橈側末梢へ走行します．前腕近位・中央1/3部で腱に移行し，前腕掌側の中央を末梢へ下行します．手根部では薄く広がりながら，手掌腱膜に移行します．なお，この腱は腱移植の際に，ドナーとして使用されることが多くあります．しかしながら，約5%で欠損を認めるため，手術前に長掌筋の有無を診察で把握することが重要です．

【方形回内筋】

　尺骨骨幹部遠位部掌側面より起始し，浅頭は橈骨遠位の掌側面，深頭は橈側面に停止します．この方形回内筋の機能は前腕回内運動です．筋力は円回内筋に劣りますが，回内力は肘関節の肢位にかかわらず一定しています．

　橈骨遠位端骨折に対する掌側ロッキングプレート固定を行う際は，浅頭を切離しプレートを設置します．切離した筋を修復すべきかどうか，また術後回内筋力が減少するかどうか，未だ統一した見解は得られていません．

【長母指伸筋】

　尺骨背側面中央1/3より起始しています．長母指伸筋腱は固有の第三伸筋腱区画を通り，リスター結節の尺側を通過し，橈側へ走行路を移動させます．母指MP関節背側面で母指背側腱膜を形成した後，IP関節を通過し，母指末節骨基部に停止します．

　リスター結節は長母指伸筋腱が滑走する際，滑車としての機能を有します．そのため，橈骨遠位端骨折では，長母指伸筋腱損傷を合併する症例があることは知っておくべき知識です．

【長橈側手根伸筋】

　上腕骨外側上顆の腕橈骨筋起始部のやや遠位に起始し，前腕中央部で腱へ移行します．腱は橈骨背面に沿って，ほぼまっすぐに末梢へ走り，伸筋支帯よりも近位で長母指外転腱および短母指伸筋腱がこの腱の上を斜めに横切ります．ここで絞扼性腱障害が発生すると de Quervain 病の鑑別疾患でもある「腱交叉症候群」を引き起こします．長橈側手根伸筋はその後，第二伸筋腱区画を通過し，第二中手骨基部に停止します．

【短橈側手根伸筋】

　上腕骨外側上顆の前面より起始し，長橈側手根伸筋と並走しながら前腕中央部で腱へ移行します．第二伸筋腱区画を通過し，リスター結節のすぐ末梢で斜走する長母指伸筋腱の下を抜けて手背に入り，第三中手骨基部に停止します．

【尺側手根伸筋】

　この筋は上腕頭，尺骨頭という2つの起始部を持ちます．上腕頭は，上腕骨外側上顆に起始し，末梢尺側に向かいます．また，尺骨頭は尺側手根屈筋，深指屈筋の起始部を覆いながら尺骨背側面に停止する筋膜から起始します．前腕遠位で腱を形成し，第六区画を通過して，第五中手骨基部の尺側背側面に停止します．

　尺側手根伸筋は手関節背屈および尺屈運動に寄与します．このような腱の走行と機能より，尺側手根伸筋腱腱鞘炎の診断テスト，尺側手根伸筋腱シナジーテストが誘発される機序を理解することができるのです．

伸筋腱

母指から小指にかけて，それぞれに伸筋腱があります．

母指：長母指伸筋（EPL）腱：MP関節および指関節伸展，母指橈側外転を行う
短母指伸筋（EPB）腱：MP関節伸展を行う
長母指外転筋（APB）腱：CM関節橈側外転を行う
示指：総指伸筋（EDC）腱
固有示指伸筋（EIP）腱
中指：EDC腱のみ
環指：EDC腱のみ
小指：EDC腱
固有小指伸筋（EDM）腱

　また，手関節背側には手関節および指の伸筋腱の浮き上がり現象（bowstring）を防止するために，伸筋支帯（extensor retinaculum）が存在します．この伸筋支帯は隔壁によって6つの区画に分かれ

腱　　9

ています（図8）[3].

　　第一区画：長母指外転筋腱，短母指伸筋腱
　　第二区画：長・短橈側手根伸筋腱
　　第三区画：長母指伸筋腱
　　第四区画：総指伸筋腱，固有示指伸筋腱
　　第五区画：固有小指伸筋腱
　　第六区画：尺側手根伸筋腱

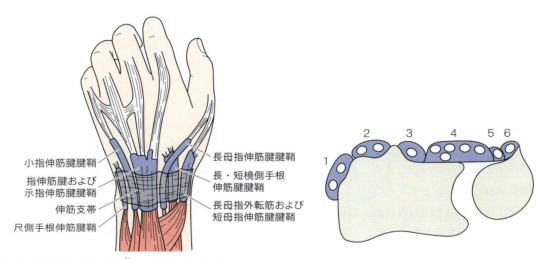

図8　(a)：各指の伸筋腱[3]．(b)：6つの区画

【固有示指伸筋（EIP）腱】

　EPL損傷に対するEPL再建手術で使用するEIPを採取する場合は，2EDCとEIPの見分け方を知っておくことが重要です．この2腱の見分け方のポイントは以下の2点であり，いずれもEIPの走行を理解することが鍵になります．

・EIPはMP関節部では2EDCの尺側を，伸筋支帯部では2EDCの深層を滑走する
・伸筋支帯部では2EDCは腱のみだが，EIPは筋腹が腱に付着している

【指伸筋腱】

　指伸筋腱はMP関節の背側関節包と融合しつつ，基節骨基部に停止します．MP関節よりも遠位において，指伸筋腱は基節骨背側において1本の中央索への線維と2本の側索への線維に分かれます．
　また，指伸筋腱中央索に両側の骨間筋からの腱が合流し，中央索が形成されます．さらに，指伸筋腱から側索へ向かう線維は基節骨背側から橈尺側へと移行し，骨間筋腱からの側索線維と融合して側索を形成します．その遠位において側索はPIP関節の橈尺側を遠位および背側へと向かい中央

で合流し，終止伸筋を形成します．
　以上より，指伸展機構としての機能は，以下の通りです（図9）[3]

・指伸筋腱はMP関節およびPIP関節を伸展させる
・PIP関節およびDIP関節は複雑な伸展機構を有している
・内在筋である骨間筋や虫様筋はMP関節を屈曲させ，PIP関節およびDIP関節を進展させる
・骨間筋および虫様筋から遠位に出る腱は掌側から背側に伸びていき，PIP関節背側で中節骨基部に中央索として付着，さらにDIP関節背側で末節骨基部に側索から移行した終止伸筋腱として付着する

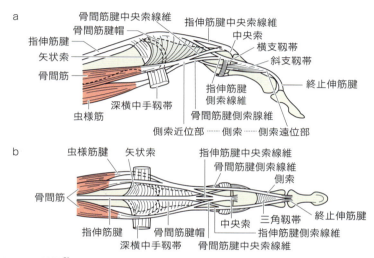

図9　指伸展機構としての機能[3]

Ⅳ．手内筋

　手内筋は「母指球筋」「小指球筋」「骨間筋」「虫様筋」に分けられます．

母指球筋　（図10）[3]

　これらの筋は手掌の橈側にあり，母指球の隆起を形成して，母指の運動に寄与します．

【短母指外転筋】

　横手根靱帯の橈側端および橈側遠位部より起始し，母指基節骨基部橈側に停止します（一部は基節骨の橈側をさらにまわり，背側の母指背側腱膜と結合します）．

【短母指屈筋（浅頭・深頭）】

　浅頭は深頭と比較して大きく，横手根靱帯の遠位部および大菱形骨結節より起始しています．一

方，小さな深頭は小菱形骨，有頭骨の掌側面およびそれらを結ぶ掌側手根骨間靱帯より起始しています．浅頭および深頭はともに，末梢では母指基節骨基部掌側で共同の小さな腱を形成します．これらの2つの筋頭の間を長母指屈筋腱が滑走します．

【母指対立筋】

短母指外転筋の深層に位置します．横手根靱帯の橈側縁および橈側末梢部（一部は大菱形骨結節）より起始し，第一中手骨橈側掌側に全長にわたって停止します．母指CM関節における母指全体での外転運動と同時に回内運動を行い，母指対立運動について重要な働きを担っています．

【母指内転筋（横頭・斜頭）】

横頭は第三中手骨骨幹部掌側の全長にわたって起始しています．斜頭は第三および第二中手骨基部掌側，小菱形骨および有頭骨の掌側を覆う靱帯から起始しています．横頭および斜頭の筋頭は母指MP関節尺側で合流し，腱を形成し，母指MP関節掌尺側の種子骨に付着します．

母指球筋のほとんどは正中神経支配ですが，短母指屈筋の深頭と母指内転筋は尺骨神経の支配を受けています．

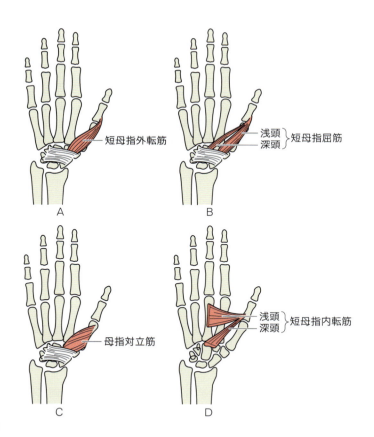

図10 母指球筋[3]

12 　手の解剖とその機能

小指球筋　(図11)[3]

これらの筋は，尺側手掌にあり，小指球の隆起を形成し，小指の運動に寄与します．

【短掌筋】

手掌腱膜に尺側から起始し，近位手掌尺側縁の皮膚に停止します．ほかの小指球筋は尺骨神経深枝から運動支配を受けていますが，短掌筋は尺骨神経浅枝から運動支配を受けています．小指球を覆う皮膚を緊張させる機能を持ち，骨に停止部を持たない数少ない筋です．

【小指外転筋】

豆状骨遠位および橈側縁から起始し，第五中手骨掌尺側を末梢へ走ったのち，小指基節骨基部尺側および小指指背腱膜に停止します．小指外転運動に寄与しますが，小指MP関節屈曲にも関与しています．

【短小指屈筋】

小指外転筋の起始よりもやや橈側遠位にある有鉤骨鉤先端および横手根靱帯の尺側遠位部から起始し，末梢尺側に向かって，小指外転筋とともに小指基節骨基部尺側に停止します．また，尺骨神経の深枝はこの筋の起始部と小指外転筋の間を通り，手掌深部に入ります．

【小指対立筋】

小指外転筋および短小指屈筋に覆われた筋です．有鉤骨鉤および横手根靱帯の尺側遠位部から起始し，末梢尺側に向かって，第五中手骨遠位3/4骨間部尺掌側に広く停止します．尺骨神経および動脈の深枝はこの筋を貫通して手掌深部に入ります．第五CM関節において，第五中手骨の掌屈運動と小指対立運動を行います．

なお，小指球は通常，尺骨神経により支配されています．

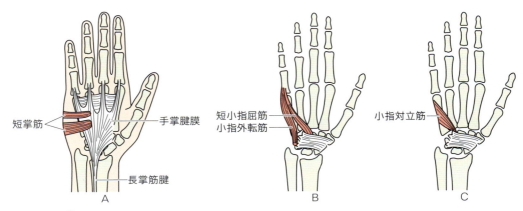

図11　小指球筋[3]

骨間筋 （図12）[3]

7個の骨間筋が存在し，3個の掌側骨間筋と4個の背側骨間筋に分けられています．

【掌側骨間筋】

背側骨間筋と異なり，掌側骨間筋は1本の中手骨から起始しています．また，MP関節の屈曲運動，PIP関節およびDIP関節における指伸展運動のみならず，MP関節での指の内転運動も行います．

総指伸筋腱のほか，骨間筋および虫様筋から末梢へ伸びる中央索がPIP関節の伸展運動を行います．また，骨間筋および虫様筋から末梢へ伸びる側索はDIP関節の伸展運動を行います．腱損傷が生じた際，ボタン穴変形やスワンネック変形が生じる機序を理解するうえで，これらの手指伸展機構の理解は重要な知識となります．

第一掌側骨間筋：第二中手骨骨幹部掌尺側に起始し，第二と第三中手骨との間を末梢に向かって走り，中手骨骨頭を連結する深横中手靱帯の背側を通る．さらに示指基節骨基部尺側と基節骨背側の指背腱膜，側索へ移行する

第二掌側骨間筋：第四中手骨骨幹部掌橈側に起始し，第三と第四中手骨との間を末梢に向かって走り，環指橈側に至る．その後，環指基節骨基部橈側と基節骨背側の指背腱膜へ移行する

第三掌側骨間筋：第五中手骨骨幹部掌橈側に起始し，第四と第五中手骨との間を通って小指橈側に至る．その後，小指基節骨基部橈側と基節骨背側の指背腱膜へ移行する

【背側骨間筋】

隣接する2つの中手骨骨幹部の側面より起始し，これら2つの筋が中手骨間で合わさり1つの筋を形成します．背側の筋線維は基節骨基部およびMP関節掌側板遠位部に停止し，MP関節における指の側屈運動を担います．掌側の筋線維は指背腱膜に停止し，MP関節屈曲運動，PIPおよびDIP関節の伸展運動を担います．

第一背側骨間筋：第一中手骨と第二中手骨に起始し，示指基節骨基部橈側に停止する

第二背側骨間筋：第二中手骨と第三中手骨に起始し，中指基節骨基部橈側と指背腱膜に停止する

第三背側骨間筋：第三中手骨と第四中手骨に起始し，中指基節骨基部尺側に停止する

第四背側骨間筋：第四中手骨と第五中手骨に起始し，環指指背腱膜に停止する

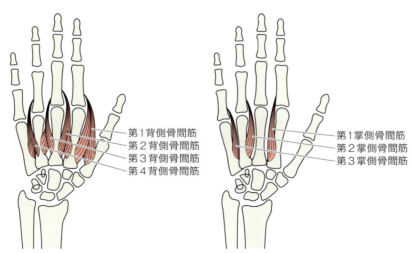

図12　骨間筋[3]

虫様筋　（図13）[3]

　虫様筋は4個あり，腱に起始部を有しています．虫様筋は主にMP関節の屈曲運動，PIP関節およびDIP関節の伸展運動を行います．

　虫様筋も骨間筋同様に，末梢に伸びた中央索がPIP関節の伸展運動を行い，側索がDIP関節の伸展運動を行います．

【第一虫様筋】

　示指深指屈筋腱の橈側から起始し，示指基節部橈側で腱へと移行したのち，指背腱膜に停止します．

【第二虫様筋】

　中指深指屈筋腱の橈側から起始し，中指基節部橈側に至ります．深横中手靱帯は虫様筋の背側に位置し，骨間筋と虫様筋とを隔離しています．中指MP関節の橈側掌側よりも遠位で腱へと移行し，骨間筋腱とともに指背腱膜に停止します．

【第三虫様筋】

　中指および環指深指屈筋腱の橈側から起始し，環指基節部橈側に至ります．その後環指MP関節の橈側掌側よりも遠位で腱へと移行し，骨間筋腱とともに指背腱膜に停止します．

【第四虫様筋】

　環指および小指深指屈筋腱の橈側から起始し，小指基節部橈側に至ります．小指MP関節の橈側掌側よりも遠位で腱へと移行し，骨間筋腱とともに指背腱膜に停止します．

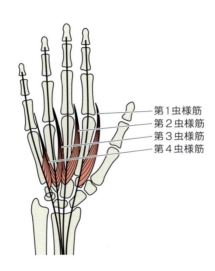

図13 虫様筋[3]

V. 神　経

　手の機能をつかさどる重要な神経は，「正中神経」「尺骨神経」「橈骨神経」の3つです．

正中神経　（図14)[7]

【手根管より近位の走行】

　正中神経は第五頚神経から第一胸神経までの神経線維により構成されています．内側神経束と外側神経束からの線維で形成され，上腕動脈の前外側に沿って下行します．上腕中央部で上腕動脈の前方を横切り，動脈の内側に沿って下行すると，二頭筋腱膜の下を通り肘窩に至ります．また，肘窩で肘関節への関節枝を出し，肘関節線の上方において円回内筋枝を出しています．

　続いて前腕掌側に入ると，正中神経は円回内筋の上腕骨頭と尺骨頭との間を下行し，前腕表層筋群に覆われながら浅指屈筋の上腕尺骨頭と橈骨頭との間に出ていきます．この部分で，橈側手根屈筋，長掌筋，さらに浅指屈筋へ筋枝を出します．また，尺骨神経との吻合枝もこの部で出しています．

　その後，浅指屈筋の背側に入ったところで前骨間神経を分枝し，浅指屈筋と深指屈筋との間を下行しながら浅指屈筋への筋枝を出します．手関節近位で浅指屈筋腱の橈側から表層に出て，長掌筋腱の橈側深部に至ります．なお，手関節の近位では手掌近位部の知覚を支配する掌側枝を出し，手根管内に入ります．

　低位での正中神経麻痺が生じると，母指球筋すなわち，短母指外転筋・短母指屈筋浅頭・母指対立筋の麻痺が生じます．母指球が萎縮することにより，母指背側内転変形をきたし，母指対立運動が著しく障害されることになります．

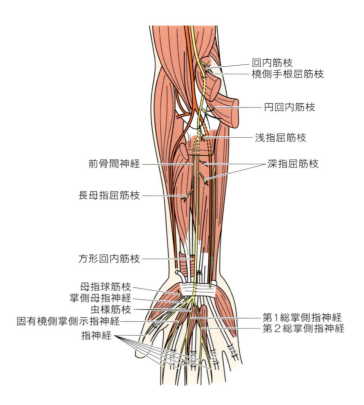

図14　正中神経[7]

【前骨間神経】

上腕内上顆より2～8 cm遠位で正中神経から分岐しており，「深指屈筋枝」「長母指屈筋枝」「方形回内筋枝」を出し，終枝として手関節掌側で終わります．

ピットフォール

【Martin-Gruber吻合】（図15）[8]

前腕において正中神経から尺骨神経に向かう運動神経線維がみられる場合があり，Martin-Gruber吻合といいます．正中神経本幹よりも前骨間神経から吻合枝が出ている場合が多くあります．手内筋への運動神経線維がMartin-Gruber吻合を通り尺骨神経内に入ると，高位での尺骨神経障害があっても手内筋の麻痺症状は生じません．

【手根管より遠位の走行】

正中神経は手根管内では指屈筋腱よりも掌側，横手根靭帯のすぐ背側を通過します．手根管から出ると，母指球筋枝（分岐の高さや様式には種々ある），掌側母指神経，固有橈側掌側示指神経，第一総掌側指神経，第二総掌側指神経に分かれます．

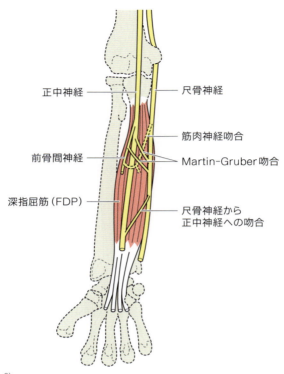

図15　Martin-Gruber吻合[8]
［金谷文則：機能解剖と破格．手外科診療ハンドブック 改訂第3版（牧裕，金谷文則，坪川直人編），p.17，2022，南江堂より許諾を得て改変し転載］

【母指球筋枝】

　反回枝とも呼ばれています．正中神経の最も橈側から分岐しますが，掌側母指神経や，正中神経の掌側面などからも分岐しています．分岐した神経は掌側橈側へ反転して母指球筋膜を貫き，短母指屈筋浅頭，短母指外転筋，母指対立筋を支配します．

【Riche-Cannieu吻合】（図16）[8]

　正中神経の運動枝は尺骨神経深枝の終末と吻合する場合があり，これをRiche-Cannieu吻合と呼びます．この場合，母指球筋は正中神経と尺骨神経との二重支配を受けます．

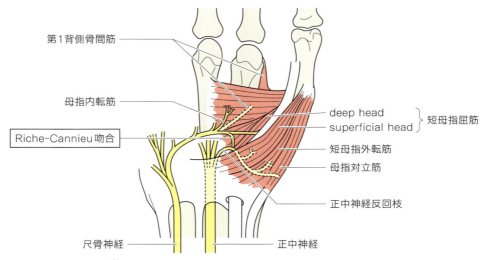

図16　Riche-Cannieu吻合[8]
[金谷文則：機能解剖と破格．手外科診療ハンドブック　改訂第3版（牧裕，金谷文則，坪川直人編），p.17, 2022，南江堂より許諾を得て改変し転載]

尺骨神経　（図17）[7]

【走行】

　尺骨神経は第八頚神経および第一胸神経の神経線維によって構成されています．内側神経束の延長であり，腋窩動脈の内側を末梢に下行します．

　上腕近位部では烏口突起の内縁に沿って，上腕動脈の内側を末梢に下行します．上腕中央部では上腕動脈本幹から分かれる上尺側側副動脈とともに背側に向かい，上腕の内側筋間隔膜を貫いて，やがて上腕三頭筋内側頭の前方に至ります．その後，上腕三頭筋の前縁を下行し，上腕骨内上顆の背側から尺骨神経溝を通り前腕に入ります．この部で肘関節へと関節枝を出します．

　また，前腕では尺側手根屈筋の上腕頭と尺骨頭との間に入り，この部で尺側手根屈筋に筋枝を出します．その後，深指屈筋の尺側掌側に出ていき，深指屈筋尺側部に筋枝を出します．そして，深指屈筋の尺側掌側縁に沿って下行し，前腕中央部からは橈側から斜めに下行してきた尺骨動脈と伴走し前腕遠位へと下行します．前腕遠位1/3部に至ると，尺骨神経から手背枝および掌枝という2本の知覚神経が分岐します．

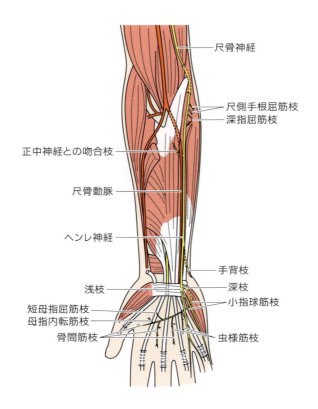

図17　尺骨神経[7]

　前腕部で尺骨神経から正中神経への吻合枝を出し，尺骨動脈への枝も出しています．尺骨動脈への神経枝は「ヘンレ神経」と呼ばれ，動脈の掌側面に沿って手関節まで伸びています．
　手背枝と掌枝を出したあと，尺骨神経の本幹は豆状骨の橈側を通り尺骨神経管（ギヨン管）に入ります．ギヨン管内では，尺骨神経は尺側で豆状骨と接し，尺骨動脈を橈側に伴います．その後，豆状骨の遠位端で終枝である「浅枝」と「深枝」とに分かれます．浅枝はほぼ知覚枝ですが，短掌筋の運動神経線維を有しています．一方，深枝は純粋な運動神経線維からなります．
　深枝からは，小指球筋である「小指外転筋」「短小指屈筋」「小指対立筋」「第四および第三虫様筋」，すべての「骨間筋」「母指内転筋」，および「短母指屈筋深頭」へ筋枝が伸びています．低位での尺骨神経麻痺が生じると，多くの手内筋が麻痺を生じます．小指球筋が麻痺することにより，手の横アーチがくずれ，手が平面的になります．
　骨間筋麻痺により，指の内転および外転ができなくなります．また骨間筋，第三および第四虫様筋の麻痺により，環指および小指においてMP関節屈曲とPIP関節およびDIP関節伸展ができなくなります．すなわち，MP関節は過伸展し，PIP関節およびDIP関節は屈曲位となるため，鉤状指（clow finger）となります．加えて母指内転筋の麻痺のため，MP関節を安定した状態で母指・示指間でのつまみ動作ができなくなり，これを代償するために，母指MP関節を伸展位に固定し，正中神経支配である長母指屈筋を用いた母指IP関節屈曲によるつまみ動作を行うこととなった状態をFroment徴候といいます．

橈骨神経　（図18）[7]

【走行】

　橈骨神経は第五頚神経から第八頚神経の神経線維によって構成されています．まず腋窩で後神経束から橈骨神経と腋窩神経に分かれます．その後，橈骨神経は後上腕皮神経と上腕三頭筋枝を出したあと，上腕深動脈と共に下行し上腕骨の橈骨神経溝に沿って螺旋状に上腕骨後方から外側へ回旋します．上腕遠位部で後前腕皮神経を出したあと，外側上腕筋間中隔を貫いて上腕筋と腕橈骨筋への筋枝を出します．

　さらに末梢では，上腕筋と長橈側手根伸筋との間に入り，長橈側手根伸筋枝を出します．上腕骨外上顆部で，浅枝と深枝に分岐し，短橈側手根伸筋枝はこの分岐部より出ます．浅枝は知覚神経であり，深枝は運動神経で前腕伸筋群の運動を支配しますが，手内筋へは筋枝を供給していません．

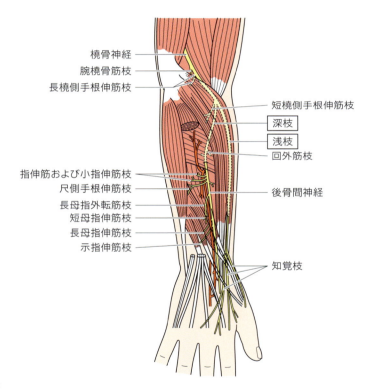

図18　橈骨神経[7]

【後骨間神経】

　深枝はほぼ純粋な運動神経です．短橈側手根伸筋枝を出したあと，橈側反回動脈を伴いながら回外筋の近位縁から背側に向かって走行します．この回外筋の近位縁にある神経と動脈を取り囲む腱性のアーチは「Frohseのアーケード（arcade of Frohse）」と呼ばれます．アーケードをくぐり抜け回外筋へ筋枝を出し，深枝は回外筋遠位縁から前腕背側へ出ます．回外筋から出た深枝は表層伸筋群により背側を覆われながら，総指伸筋，小指伸筋，さらに尺側手根伸筋へ筋枝を出します．これらの筋枝を出したあと，深枝は細くなり，後骨間神経と呼ばれるようになります．後骨間神経は前腕

掌側から前腕骨間膜を貫き背側へ移動し，後骨間動脈を伴って末梢へ下行したのち，前腕遠位部の骨間膜背側面をさらに末梢に下行し，第四区画の橈側から関節枝として終末します．なお，後骨間神経からの筋枝は「長母指外転筋」「短母指伸筋」「長母指伸筋」そして「示指伸筋」となっています．

　橈骨神経低位型麻痺では「回外筋」「指伸筋」「小指伸筋」「尺側手根伸筋」「長母外転筋」「長・短母指伸筋」「示指伸筋」の麻痺が生じるため，指のMP関節伸展，母指伸展，母指外転といった運動が障害されます．なお橈骨神経麻痺において回外筋が麻痺しても，上腕二頭筋が正常に機能していれば前腕回外運動不全は問題にはなりません．しかし，橈骨神経高位型麻痺では，低位型にみられる運動麻痺に加えて「腕橈骨筋」「長・短橈側手根伸筋」の麻痺が生じます．これにより手関節背屈運動が不能となり，肘関節屈曲機能も障害されます．

【Froment-Rauber神経】（図19）[8]

　まれに，後骨間神経の終末が手関節背側を越えてさらに末梢に至り，中手部で第一・第二・第三背側骨間筋を支配することがあります．この終枝を「Froment-Rauber神経」と呼びます．さらにこの神経が背側骨間筋内で尺骨神経終枝と吻合することがあり，「Froment-Rauber吻合」と呼びます．

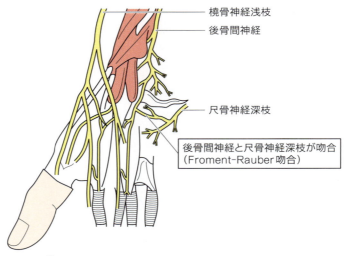

図19　Froment-Rauber神経[8]
[金谷文則：機能解剖と破格．手外科診療ハンドブック 改訂第3版（牧裕，金谷文則，坪川直人編），p.18，2022，南江堂より許諾を得て改変し転載]

● 文　献
1) Cloutier R, Clement AM, et al. Elpistostege and the origin of the vertebrate hand. Nature. 2020; 579: 549-54.
2) Lutter C, Kuerten S, et al. Dynamic study of the finger interphalangeal joint volar plate-motion analysis with magnetic resonance cinematography and histologic comparison. Skeletal Radiol. 2023; 52(8): 1493-501.
3) 三浪明男編著．カラーアトラス 手・肘の外科．中外医学社．2007．
4) Nanno M, Buford WL Jr, et al. Three-dimensional analysis of the ligamentous attachments of the first carpometacarpal joint. J Hand Surg Am. 2006; 31(7): 1160-70.

5) "Step by Step"の写真・イラスト・動画で理解する　マイナー外科・救急（https://imedica.jp/% E3% 80% 90% E8% A8% BA% E7% 99% 82tips% E3% 80% 91% E8% A7% A3% E5% 89% 96% EF% BC% 9A% E6% 89% 8B% E6% 8C% 87% E3% 81% AE% E8% 85% B1/）

6) Bayer T, Adler W, et al. Evaluation of finger A3 pulley rupture in the crimp grip position-a magnetic resonance imaging cadaver study. Skeletal Radiol. 2015; 44(9): 1279-85.

7) 上羽康夫著．手　その機能と解剖 第6版．金芳堂．2017.

8) 牧裕，金谷文則，他編．手外科診療ハンドブック 改訂第3版．南江堂．2022.

第2章　手外科の特殊性

I. 手外科の特殊性とは？

第1章で手の解剖と機能について解説しました．本章ではより深くその特殊性に踏み込んでいきます．手外科の特殊性は主に複雑な解剖と機能，そして多様な疾患に由来します．各疾患の特徴や検査・診断等を解説する前に，もう少しだけ「手」の精緻な構造をみていきます．

複雑な解剖

手には多くの「骨」「関節」「靱帯」「筋肉」「神経」「血管」が集まって複雑な構造をしています．診断・治療にはこれらの高度な解剖学的知識が必要です．

例えば，手指屈筋腱の化膿性腱鞘炎や母指（球）腔膿瘍，手掌中央腔膿瘍の化膿性疾患では筋膜腔に沿って炎症が波及するという特徴を知っておく必要があります．多くの組織が狭い範囲に集中しているために，一度の外傷でそれらが同時に損傷されてしまうという特殊性があります．手外科治療では，これらの組織の取り扱いに長けていなければなりません．

多様な疾患

手外科で扱う疾患は多岐にわたります．例えば，橈骨遠位端骨折・舟状骨骨折といった「肘から手指までの骨折」，脱臼，切断，挫滅創などの「外傷」，腱鞘炎，テニス肘などの「腱の障害」，ヘバーデン結節や母指CM関節症などの「変形性関節症」，手根管症候群などの「末梢神経障害」，関節炎，手の拘縮（硬くなって動かないこと），先天障害や関節リウマチによる「手指変形」，「感染（化膿性疾患）」，「骨・軟部腫瘍」があり，これらの診断・治療に精通している必要があります．

機能の重要性

手は精密な動作が可能で繊細な知覚を有し，多くの用途に使用します．例えば，やわらかいものを潰さないように指先の力加減を調整しながらつまんだり，握ったボールを投げたり，ときにコミュニケーションの役割を果たすことまであります．目でみるよりも，指で触れたほうが，状態がよくわかったりします．ここからは，手の機能に焦点を絞ってみていきます．

【運　動】

手はボールを握る，棒を持つなどの（比較的）大きな動作であるつかみ動作や，文字を書く，小

さな物をつまむなど非常に細かな動作を行うことができます．また，楽器演奏や道具を使用するなど，両手を使って協調された動作を行うこともできます．

【感　覚】

手は温度，圧力，質感を感じとることができ，物体識別（目をつぶっていても触っているものがなにかわかる）や，環境認識（自分と物体の距離を認識する）が可能です．とくに痛みや温度の感覚は，手はもちろん，自分の身体を危険から守るための重要な機能です．こういった「身体防御」の面からも繊細な感覚は必須のものです．また，この繊細な感覚は精密な動作にももちろん必須です．イチゴのようなやわらかいものをつまむときも，落とさずにしっかりつまみながらも，潰してしまわないように，そのやわらかさを指先で感じとり，最適な力を加えることができます．

【情報伝達】

手振りや身振りを通じて意思・感情・思考を非言語的に伝達することができます．握手などの動作は，人間関係を築くうえで重要な役割を持ちます．その最たるものである手話は，聴覚障害者の意思疎通に用いられています．

コラム1　感覚と知覚

「感覚」とは感覚受容器が刺激を受けた際の神経活動で，「触覚」「痛覚」はこれに当たります．一方「知覚」とは刺激（感覚）を自覚して意味付けをすることです．

例えば，目を瞑っていても手で林檎を触った際に生じる神経活動（触覚）から，その丸い形，硬さ，表面の平滑さを認識して「林檎」だと知る，つまり対象物を林檎であると「知覚」することができるのです．

Ⅱ．診療における配慮

心理的側面への配慮

手の損傷，機能障害，外観の変化は心理的側面（感情的反応，自己認識，自尊心，身体像）にも影響を与えます．患者にはどのような反応がみられ，私たち医療者はどのような点に留意し対応する必要があるのかを考えてみます．

【感情的反応】

手術や長期にわたる治療は，患者に不安やストレスをもたらします．例えば，屈筋腱縫合では治療期間が3カ月，神経損傷では数年にわたっての手術やその後のリハビリテーション治療が必要になります．また日常生活を過ごすうえで当たり前に使用していた手が使えないことで大きな心理的ストレスが生じます．更に，長期の休職は職場での役割や経歴に対する不安を引き起こすことがあり，慢性的な痛みや機能制限はうつ症状や怒りの感情を引き起こすこともあります．

診療における配慮　25

【自己認識】

損傷発生があまりにも急だったり，以前の状態との落差が激しかったりすると，障害を認め，現実的な目標を意識するといった障害受容が得られないことがあります．例えば治療の結果，手の麻痺が残ったり，切断となったりした場合に現実を受け入れられず，残存機能に目が向かない場合があります．

【自尊心】

患者は損傷・障害によって以前できていたことができなくなるため，無力感を覚え，自尊心（自己価値感や自己肯定感とも表現されます）が低下します．

【身体像】

切断や変形などで外観が変化すると，患者がそれまで保っていた「身体について描く心像」を損ない，治療の満足度に大きく影響します．

コラム2　機能と整容

「機能」には可動域など身体的な働きだけでなく，精神の働きも含まれるとされています．整容は心理・精神状態に影響を与えます．よって整容も重要な身体機能の一部なのです．

例えば，手の小指切断で，再接合が可能だが，重度の関節拘縮が必発と思われる場合には，身体的機能と整容のどちらかを選ばざるを得ない場面があります．同じ場面であっても年配の大工職人と若い営業職では，どちら

を重視するかが異なることがあります．前者では，小指が伸展拘縮してしまうとハンマーなどを握り込むことができなくなるため断端形成を選ぶかもしれません．一方，後者では，たとえ動かない指でも人前に手を晒す場面が多いのであれば，再接合を希望されるでしょう．

このように人によっては，整容は身体的な働きより優先されることがあります．

【日常生活活動への影響】

手の機能障害・痛みは，食事の準備や摂取，着替え，書字などの基本的な日常活動に影響を及ぼし，患者の自立性と生活の質を損ないます．

【職業・趣味への影響】

手は工具・機械装置の操作，細かな作業などに重要な役割を果たし，特に手を使う職業（外科医，画家，音楽家，職人など）では，ときに人生の計画を変更せざるを得ないことがあります．また絵画，音楽，スポーツ，ゲームなど手を使用する趣味は患者の生きがいであることが多く，手の障害により生活の質を損なうケースも多く存在します．

> **コラム3　手外科と健康**
>
> 　「健康」は心身機能・生活活動・社会参加が相互関連していると考えられています．手外科診療のゴールは「患者が手を使用して生活を営み，社会参加できること」です．心身機能である「手の機能」の改善は健康回復の出発点で しかありません．機能改善だけに注意をむけるのではなく，患者が治療（もしくは障害）に納得して生活・社会復帰できるような診療を心がけたいものです．

Ⅲ．診察の実際

問診・診察

【書　式】

　手外科の扱う疾患は広範囲で鑑別疾患も多彩です．電子カルテに病歴・身体診察を埋める書式（図1）[1]を用意しておくと，必要な所見の備忘録になります．例えば手のしびれの診療をする際に，末梢神経障害ばかりでなく頚椎・胸郭疾患などを見落とさないといった効果があります．

身体診察

【左右の比較】

　手が左右対になっており健側が比較対象になることは診察で有利に働きます．外傷など片側性の手の異常所見は両手を見比べることで明らかになります．もし両手の異常がみられる場合には関節リウマチなどの全身疾患を考えますが，手根管症候群や関節疾患による変形も両側性のことがあります．また，例えば，テニスが趣味であれば利き手に相当な負担がかかっていると推察できますので，利き手・仕事・スポーツ・趣味を聞き取ります．

【皮　膚】

　診察では皮膚の色の異常の有無と左右差をみます．

　青白い手は末梢動脈疾患などの循環障害が考えられます．赤い手は炎症が引き起こされていることがあります．このような場合は腫張や熱感を伴うことが多く，感染症やアレルギーなどが考えられます．紫色の手は静脈の異常が原因で発生することがあり，静脈瘤や血栓などが考えられます．色素沈着は慢性的な炎症が考えられます．

　色調の変化だけでなく，手の弾力もみます．例えば強皮症（全身性硬化症），デュピュイトラン拘縮（Dupuytren's contracture），瘢痕などは皮膚の硬化と弾力性の低下を引き起こすことがあります．反対に，エーラスダンロス症候群（Ehlers-Danlos syndrome）は皮膚の軟化を呈します．

　また，冷たい手は末梢動脈疾患やレイノー病（Raynaud's disease）などによる循環障害が考えられます．熱い手は炎症や感染症などによる局所的な血管拡張や充血が考えられます．片側の温度変化・発汗異常は末梢神経障害が考えられます．

診察の実際　　27

関節可動域		自動	他動	健側		CM			MP $\frac{Ext.}{Flex.}$			PIP $\frac{Ext.}{Flex.}$			DIP $\frac{Ext.}{Flex.}$		
肘	$\frac{Ext.}{Flex.}$						自動	他動	自動	他動	健側	自動	他動	健側	自動	他動	健側
前腕	$\frac{Sup.}{pron.}$				母指	Abd Abd P.A. R.P.											
					示指												
手関節	$\frac{Ext.}{Flex.}$				中指												
					環指	$\frac{Ext.}{Flex.}$											
	$\frac{rad.}{uln.}$				小指	$\frac{Ext.}{Flex.}$											

Pulp-palm distance

pulpの起点

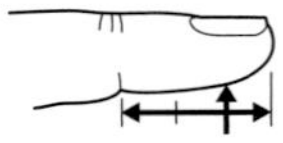

palmの基準線

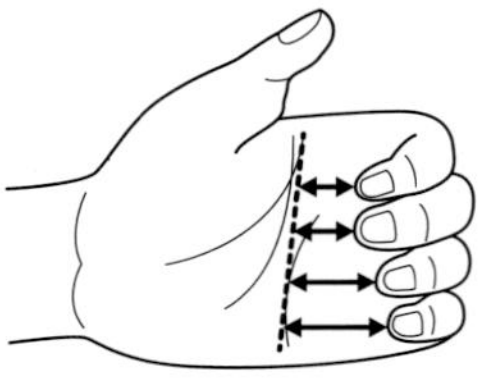

	自動	他動
		mm
		mm
		mm
		mm

把持力

A. つまみ力（pinch meterで計測する）

	示指	中指	環指	小指	side pinch
母指					

非正常型pinchを認める
場合図示

B. 握力（通常 JAMAR 握力計*を使用のこと）
　　　患側
　　　健側

図1　問診・診察用のカルテ例（続く）[1]
手の診察所見記録用紙（関節可動域，把持力）
［斎藤英彦：手の外科手術の基本原則．整形外科手術，第8巻A．手の手術I，生田義和ほか（編），中山書店，東京，p.24，図4-A，1995より許諾を得て改変し転載］

徒手筋力検査				
Excellent, Good, Fair, Poor, Trace, 0（または 5, 4, 3, 2, 1, 0） 痙直がある場合 S を付記のこと.				
筋名		M・M・T	萎縮	癒着
Rad.	TR BR ECR supinator EDC (EIP) (EDM) ECU abd. poll. long. EPB EPL			
Med.	PT FCR PL FDS 2 　　3 　　4 　　5 FDP 2 　　3 FPL abd. poll. brev. opp. poll. EPB Lumb. 2 　　3			
Uln.	FCU FDP 4 　　5 abd. dig. 5 opp. dig. 5 Flex. dig. 5 add. poll. inteross. dors. 1 　　　　　2 　　　　　3 　　　　　4 inteross. vol. 1 　　　　　2 　　　　　3 Lumb. 4 　　　5			

腕神経叢部診断			
神経　　　　筋		M・M・T	萎縮
longthoracic - serratus ant.			
dorsal scap - rhomboid			
suprascap. - infraspinatus			
suprascap. - supraspinatus			
thoracodorsal - latissimus dorsi			
subscapular - subscapular			
ant. thoracic - pect. maj.			
axillary - deltoid			
musculocut. - biceps			

完全マヒ　　　中等度マヒ　　　軽度マヒ

Serrat ant.			Flex. dig. subl.		Medianus
Delt.	Biceps	pron. ter.	F.C.R	Flex. poll. longus	Intrinsic.
		E.C.R	Triceps		
	Brach		APL EPB		
			EPL		
Suprasp. Infrasp.	Brachio rad.	Ext. indicis Ext. dig. min.	E. D. C. E. C. U. F. C. U.	Flex. dig. prot.	Ulnaris
Rhomb. Trap.	Supi nator		Latiss dorsi		Intrinsic
Pect. major					

（右）　　　　　　　　　　　　　　　　　　　　（左）

C5　C6　C7　C8　T1

M=median nerve,　MC=musculocutaneous nerve,　R=radial nerve,　U=ulnar nerve,　P=pectoral nerves,
A=axillary nerve,　SS=suprascaplar,　AB=medial cutaneous nerves to the arm and forearm,
PC=posterior cord.

図1　問診・診察用のカルテ例（続き）[1]
手の診察所見記録用紙（徒手筋力検査，腕神経叢部診断）
［斎藤英彦：手の外科手術の基本原則．整形外科手術，第8巻A．手の手術I，生田義和ほか（編），中山書店，東京，p.25，図4-B，1995より許諾を得て改変し転載］

診察の実際　　29

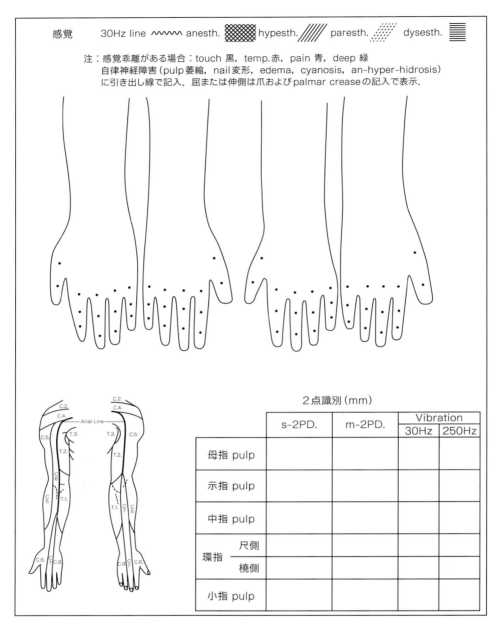

図1 問診・診察用のカルテ例（続き）[1)]
手の診察所見記録用紙（感覚）
[斎藤英彦：手の外科手術の基本原則．整形外科手術，第8巻A．手の手術I，生田義和ほか（編），中山書店，東京，p.26，図4-C，1995より許諾を得て改変し転載]

【爪】

　爪は指の先端にあって，指尖部を保護するとともに指先の巧緻機能を高める重要な働きがあります．爪の異常は指末梢の循環動態や栄養状態の異常と密接な関係を持ちます．

　診察では爪の形・色の変化を観察します．例えば正常な爪の膨らみが失われて扁平もしくはスプーン状に変形している場合があります．爪甲は末節骨の遠位（と側方）から一部張り出していますが，指腹に受ける力がこの張り出した爪甲の対加重を超えて加わると，爪は次第にこのような変形をきたします．爪の対加重が低下する病態として低色素性貧血，甲状腺機能異常があり，乳幼児では正常状態でも低く，加重が大きすぎるものに職業性があります．

　ばち状指は末節部の容積増大とともに爪甲も大きく丸く変形するもので，変形する原因は不明ですが肺・心疾患由来の動静脈シャントによって血管成長刺激蛋白の不活性化が抑制されるためといわれています．

　爪の色の変化は血流の影響によって生じることがあります．蒼白色の爪は低色素性貧血やレイノー現象，赤い爪は多血症を疑います．黒い爪はメラニン色素や血腫によるものがあり悪性黒色腫と爪甲下血腫などがあります．爪甲表面からわずかに紫色を帯びた部分として認められ圧痛を有する場合はグロムス腫瘍（glomus tumor）を疑います．腫瘍内に多数の小血管が存在するため，このような色の変化が生じます．

【感　覚】

　感覚障害を呈する疾患には脳血管障害，多発性単神経障害と多発神経障害，頚椎・頚髄の障害，腕神経叢部の障害,末梢神経の障害,転換性障害（ヒステリー），血管病変などがあります．感覚障害の診察は患者の主観（訴え）に頼らねばならないので，患者の精神に異常がなく，協力を得られる状態でないと正確な所見をとることができません．症状と神経学所見との間に合理性がない場合には転換性障害の可能性を念頭に置く必要があります．転換性障害の特徴は感覚障害範囲が解剖的な神経分布に一致しないことです．末梢神経支配領域の知識は診断に有用で，例えば手根管症候群では環指橈側と尺側での感覚解離（Ring finger splitting）が診断の要点の1つです．

【関節の可動域】

　関節可動域は左右ともに記録します．健側との差から拘縮の程度を評価します．可動域には個人差があるため，健側との比較が重要です．自動可動域と他動可動域を記録します．両者の差があるときには腱癒着や筋力低下を疑います．ただし，痛みがあるときには自動可動域が減少するので，この限りではありません．

画像検査

【単純X線像】

　指関節では正確な側面像が撮影されていない場合，骨折を見逃してしまうため，正確な側面像が必須です．また舟状骨骨折は通常の正面・側面像では見落としが多いため，手関節を尺屈位とした

正面像，側面，斜位2，計5方向撮影の特殊撮影を行います．

コラム4　舟状骨骨折を見逃す理由

　舟状骨はその名の通り舟状の長い骨で，母指を支える役割を担っています．母指は他指と対立位をとるため掌側・橈側を向いていますので，舟状骨も同じように傾いています．そのため正面・側面像のどちらでも，舟状骨側面の骨皮質はX線照射方向に対して斜めになっています．斜めになった骨皮質に骨折線が生じても，骨折線は骨皮質と重なってしま

うため，骨折を見逃してしまいます．特殊撮影で手関節を尺屈位や斜位にするのは，母指が向いている方向に垂直にX線照射することによって舟状骨側面をより確実に描出するためです．

　正しい特殊撮影では舟状骨は正面・側面像と比べて長く描出されているはずです．

【Computed tomography (CT)】

　CT撮影の適応は「関節内骨折を疑うとき」「骨・関節痛の潜在的原因を探りたいとき」「粉砕骨折や骨に強い変形のあるとき」「術前計画を設定するとき」の4つです．被爆の影響が無視できないので，特に小児への適応は慎重に検討する必要があります．Digital Tomosynthesisは単純X線像では得られない断層像を低被爆で得ることができ，診断の一助になります．

【超音波検査】

　安価で無侵襲，かつ，すぐに検査できるという利点がありますが，その一方で，診断能力においては検査者の技量に依存するという欠点もあります．ほかの検査者が行った超音波画像を用いて評価・診断をすることは難しいため，検査は自分で行います．プローブを動かしてみることで，関心領域の全体像や周囲組織との関係が明らかになります．患者に実際に手を動かしてもらい，腱・筋・関節の動的所見を観察できることも利点です．カラードプラ法で血流循環を評価することもできます．

【Magnetic Resonance Imaging (MRI)】

　MRI撮影の適応は「軟部腫瘍」「無腐性壊死（血流障害による障害，たとえばKienböck病）」「腱の炎症性疾患」「超音波ではわからない微細な軟部疾患（たとえば潜在性ganglion，靱帯損傷）」などです．ただし臨床症状に関与しない微細な組織変化が描出されることがあり，過剰診断しないよう注意が必要です．

【診　断】

　数ある疾患の中から診断を行いますが，診断がつかないときには例えば「手の尺側部の痛み」とだけ記載するに留め，診断を虚構（無理に診断名を付ける）すべきではありません．鑑別診断を書いておくと，次回診察時に確認すべき問診・所見を思い出すことができて有用です．

Ⅳ．治療の実際

手術の実際

【手術の目的】

　患者が手術に望むことは様々ですが，一般に患者にとって1番つらいのは痛みがあることです．動く手であっても痛みがあれば患者はその手を使用することはありませんし，関節の不安定性があると手の使用に不安があり，邪魔で使いづらい手になります．すなわち一般的な優先順位は(1)痛みがないこと，(2)不安感がないこと，そして最後に(3)動くことです．外科医は動く手を作ることに重きをおきますが，患者の希望と解離しないように気をつけます．動きをよくするための手術をしたあとに痛みや不安定感が悪化してしまうことは最も避けなければいけません．

【手術の順番】

　外傷においては再建の優先順位は，(1)血流，(2)骨と関節の安定化，(3)軟部組織被覆，(4)神経および腱の再建です．いうまでもありませんが，血流再建が最も緊急性と優先度が高く，もし血流再開が数時間以内に成し遂げられなければ，とくに筋は阻血に弱いため再建すべき対象は失われることになります．受傷からの阻血時間が長く，血流再開までに猶予がない場合には，点滴チューブ等で一時的に血流を再開させます(図2)．その後に骨の安定化を得てから血管縫合・移植で血流再建を行います．骨および関節の安定化によって軟部組織床も安定化されて二次感染の危険が減少します．軟部組織被覆には皮弁が必要なことがありますが，局所陰圧閉鎖療法(NPWT：negative pressure wound therapy)の登場によって，その時期を数日後に遅らせることができるようになりました．初回手術の所見から欠損組織・再建方法を整理して，後日の軟部組織被覆・神経および腱の再建を計画します．

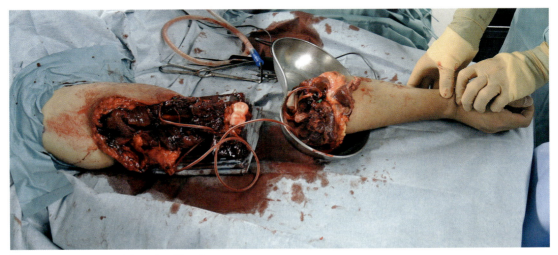

図2　Temporary IntraVascular Shunt

【手術の時期】

外傷後の再建では骨・関節・軟部・神経再建はできるだけ早期に多くを行うようになってきていますが，ときに腱の機能再建術は段階的に行うことがあります．というのも，腱再建後には癒着防止のため早期運動療法を行う必要があるため，腱の移行・移植術を行う際には骨は安定化し関節はできるだけ柔軟でなければならないからです．関節に関しては，適切な可動域訓練によって他動可動域の改善が横ばいに到達しているという条件があります．腱剥離術などは瘢痕が成熟する前に行うと，かえって瘢痕化を強めてしまい，結果を悪くすることがあります．そのため，軟部組織の瘢痕がやわらかくなり，腫脹・発赤などの炎症反応が落ち着く時期を待ちます．一般的には受傷もしくは前回手術から3〜6カ月以上必要です．例えば，手指関節の拘縮はスプリントで治療を開始し（図3），瘢痕が成熟するまでの間は保存的に治療してできるだけ改善させ，残った拘縮に対してのみ手術的に治療します．慢性疾患に関しては，スポーツ愛好者では試合を復帰目標時期に設定します．安静・リハビリテーション治療の期間を考慮して手術日を逆算します．例えば，学生の最終学年では，現役最後の試合に間に合うよう行います．団体競技では，試合前に練習に復帰できないと試合に出してもらえないことがあります．復帰が間に合わない場合には，手術適応がないことすらあります．

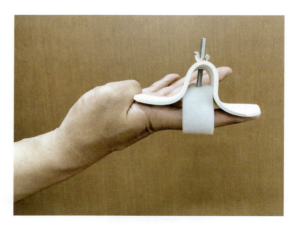

図3　ジョイントジャック

【術式の選択】

多段階の再建術を受けなければならない患者では，同時に行える手術を組み合わせます．ただし，隣接関節の早期運動を必要とする手術では，骨・関節の安定性が得られない限りは同時に行うべきではありません．自営業者など，長期の休業加療が難しい場合には，選択できる治療法が限られることがあります．

【術式の代案】

予期しない術式変更や移植が必要になる可能性は常に説明しておくべきでしょう．例えば骨折では粉砕が強くプレート・スクリュー等で固定できない場合に創外固定が必要になることがあります．腱・神経縫合では直接縫合できない場合に腱・神経移植術が必要になることがあります．

> ### コラム5　悲観主義者の手術
>
> 　手術では予想しなかった所見や解剖的破格に遭遇することがあり，急な術式変更や移植が必要になることがあります．そのような場合に備えて外科医は多くの代案（引き出し）を用意しておく必要があります．ところで「悲観主義」という言葉があります．それは，考えたくなくなるような厳しい状況をいくつも想定し，あらかじめどう対処するかを冷静に考えておくことですが，手術に臨むには，この「悲観主義」がぴったりです．外科医に「楽観主義（おそらく大丈夫だろう）」や「虚無主義（一か八かやってみて駄目だったらしょうがない）」は禁物です．

【手術の中止時期】

　多数の手術を行っている患者において，いつ治療を止めるかは最も判断に苦慮します．さらなる手術を行うことで悪化する可能性があるときには，よく説明し手術治療を打ち切る必要がありますが，この判断をするには豊富な経験が必要です．止めるべき手術を続けてしまう医師側の要因として，患者との付き合いが長くなってくると治療が難渋していることに対する後ろめたさや，患者の不幸な状況に同情心が生じるなどが挙げられます．

【非侵襲的手技】

　複雑な解剖を持つ手の外科手術においては，手術中に周囲組織に可能な限り損傷を与えないように心掛けることが肝要です．組織損傷によって血流が妨げられると組織壊死が多くなり，瘢痕が形成され癒着が生じます．壊死組織は感染の危険性を増し，機能回復を遅らせます．神経損傷は術後の痛み・不快感を増し患者の満足度を下げ，機能回復を遅らせます．

【非侵襲的手技の実際】

● 微細な操作

　繰り返しになりますが，「手」には血管や神経，腱が密集しているため，組織をやさしく扱う繊細な手技が求められます．そのため高度な技術と豊富な経験が必要です．その際に正確な解剖と破格を知っていると，術中に重要な組織を識別し保護することができます．

　できれば拡大鏡を使用して，みえない箇所は切らないように慎重にすすめ，神経や血管はよくみて，損傷しないように保護します．また，いきなり核心部分（例えば外傷後の癒着した部分）に手を付けるのではなく，周囲の正常な解剖学的構造領域からとりかかり，中心へとすすみます．必要なだけの切開を行い組織損傷を最小限に抑えます．剪刀や鉗子で組織を広げ，組織内に神経や重要な血管が入っていないことを確認し，メスか剪刀で鋭的に切ります．この際には非利き手で摂子を用いて組織を軽く引っ張り，突っ張った部分だけを切ります．緩んだ組織をメスか剪刀で切り込むと，予期しない神経・血管損傷の原因となるので避けます．広げる操作の繰り返しは避け，組織を引きちぎるようなことをしてはいけません．筋鉤で手術創を押し広げていくような操作も避けます．皮膚は直接把持せず，皮下組織を把持します．出血は鉗子型双極性凝固止血装置を使用して，その都度止血します．術野に生理食塩水をかけ，長時間露出と照明熱による

治療の実際　　35

組織の乾燥と加温を防ぎます.

コラム6　Great surgeon, big incision

　正常部分から展開するためには障害部位から十分離れた大きめな皮切が必要です. 小さな皮切にこだわると, 却って組織損傷を与えてしまうことがあります.

● 無血野での手術

　タニケットもしくはエピネフリン入りの局所麻酔薬を使用します.

● タニケット

　出血を減少させ鮮明な術野を確保します. 血管や神経などを正確に識別できるため, 損傷の危険を減少させます. その結果として手術時間を短縮できます. 欠点として過度な圧力や長時間の阻血による神経・皮膚損傷の危険があります. そのため, 末梢血管疾患, リンパ浮腫, 透析患者のシャント側には使用すべきではありません. なお, 上腕だけでなく前腕でも安全に使用できます.

● タニケット使用の実際

　下巻きを上腕(もしくは前腕)に巻きます. その目的は皮膚への圧を減ずることではありません. 皮膚がたるんで二重になり, その部分の皮膚が阻血になることを防止するためです. 皺ができないように巻きますが, 厚く巻く必要はなく, 巻く回数は3回ほどで十分です.

　タニケットは上腕の直径とほぼ等しい幅を選択します. 幅の広いタニケットであれば, より低い圧で止血できます. ただし, タニケットを緩く巻くとタニケットに皺がよってしまい, 皮膚が挟み込まれ阻血を生じる危険がありますので, 鬱血しない程度のきつさで巻きます.

　指先からタニケットの遠位辺縁まで腕全体を消毒し, 最大限の駆血が可能となるようにします. この際に下巻きが消毒薬で濡れないように注意します. クロルヘキシジングルコン酸塩やポピドンヨードを含有した消毒薬は, 濡れた状態では酸化作用が持続します. 下巻きが消毒薬で濡れると, タニケットによって圧迫された部分の消毒液が乾かずに数時間皮膚と接触することで化学熱傷(接触性皮膚炎)を引き起こします.

　駆血帯を指先からタニケットまで巻き上げます. 腫瘍など駆血帯を使用できない場合は上肢を1分間挙上したあとに止血します. 圧は通常「収縮期血圧+90 mmHg」程度とします. 連続止血時間は通常120分以内とします. 長時間の阻血では末梢の酸性血症(アシドーシス)が進行します. また, タニケットを緩めて再灌流させる時間(酸性血症の回復に必要な時間)は, タニケット120分使用後では15〜20分, 60分使用後では5〜10分です. なお, タニケット使用中は出血がないために組織が乾燥しやすいので, 常に生理食塩水をかけて乾燥を防ぎます. タニケットをゆるめたあとには充血をきたして一時的に出血が強くなりますが, 慌てずに確実に止血します. 創閉鎖前にタニケットを開放して止血することで, 創閉鎖後にタニケットを開放する場合に比べ, 血腫形成および区画圧が減少することが知られています.

36　　手外科の特殊性

指でのタニケットに関しては，ゴム製カテーテルまたはペンローズ・ドレンを指基部に巻き付け止血鉗子で挟んで止血する方法は，過度の圧迫が生じやすいためごく短時間の使用しか勧められません．筆者らは短時間の手術であれば次の方法を用いています．
　ゴム手袋の一指分を基部で切り取り，さらに先端も切り取ります．患指に嵌め，先端から基部に巻き込みます．これで駆血と，短時間であれば止血を行えます．注意すべきは(1)過度の圧迫が容易に生じることがあること，そして(2)ゴムを取り去ることを忘れないことです．麻酔された指に長時間装着されると壊死を生じます．除去を忘れないために手袋に鉗子を挟んで目印とするなど工夫が必要です（図4）．

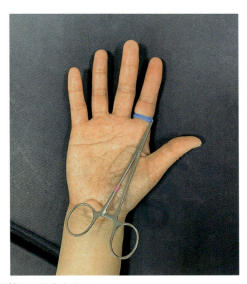

図4　除去を忘れないよう鉗子を挟んで目印とする

【WALANT (Wide Awake Local Anesthesia No Tourniquet)】

　エピネフリンを加えた局所浸潤麻酔を行い，タニケットを使用せずに，患者の自動運動機能を確かめながら行う手術方法です．例えば腱移行術で患者に自動運動を行ってもらいながら腱緊張度を決めることができます．また，エピネフリンによる出血抑制効果によって出血の少ない術野が確保されます．タニケットを使用せずに手術が可能なため，患者にはタニケットによる圧迫痛がありません．エピネフリン入りリドカインは，欧米では以前から指にも用いられており，日本では指への使用は禁忌でしたが2020年より慎重投与に変更されました．ただし，実際には糖尿病や動脈疾患を有する患者，外傷後で指の血流に不安が残る患者への使用は避けたほうがよいと思われます．また指基部以遠に全周性に注射するのも避けたほうがよいでしょう．

【術後の管理】

　術後の出血や浮腫，拘縮の予防のため，適切な包帯や固定が重要です．術後は手を下垂しないように保持し，術後の出血による血腫形成や浮腫を防止します．ただし術後の手の挙上効果は疑問視

されていますので，患者の苦痛につながるような挙上保持は避けるべきでしょう．手を吊って身動きがとれないようにするのではなく，例えば手を枕の上に置いて患者が快適に手を動かせるように保持すべきです．三角巾を使用する場合は手が下垂しないようにします（図5）．

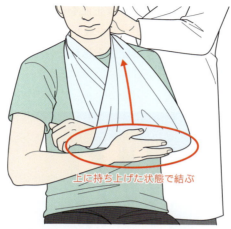

図5　三角巾は肘屈曲角度を強めて手が肘より挙上された位置に保持する

コラム7　安全肢位と機能肢位（良肢位）

手の外傷・手術後では，中手指節（metacarpophalangeal，MP）関節を屈曲位に，近位指節間（proximal interphalangeal，PIP）関節・遠位指節間（distal interphalangeal，DIP）関節を伸展位で固定します．これはMP関節を伸展固定すると側副靱帯が短縮して伸展拘縮になり，PIP関節を屈曲固定すると屈曲拘縮になるためです（図6）．この拘縮をきたしにくい肢位を「安全肢位」といいます．一方，「機能肢位（良肢位）」とは，不幸にも拘縮となった場合に最低限の機能が保たれる肢位です．手の場合はボールを握った肢位がこれに当たります．

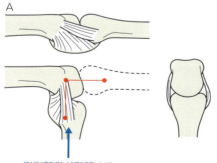
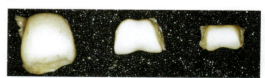

図6　MP関節とPIP関節．MP関節では，中手骨骨頭の靱帯付着部から関節面までの距離が，伸展位で短く，屈曲位で長いため，屈曲位で側副靱帯が緊張する（A）．PIP関節では，基節骨骨頭が横断面で台形になっているため（B）[2]，屈曲10～15°位で側副靱帯は基節骨骨頭側面の突出によって圧迫され緊張する．

【微小外科(マイクロサージャリー)】

　手術用拡大鏡や手術用顕微鏡(図7)を用いて微細な手術を行う技術です．微細な組織を愛護的に扱うことができるため，細い血管の吻合や神経の縫合が可能となり，切断肢の再接着や遊離組織移植など高度な機能再建が可能となります．遊離組織移植の利点は血流のある組織を移植できることで，移植床の血流が悪いなどの悪条件でも生着が得られ，術後の萎縮・癒着などが少なく機能的に優れています．

　手術用拡大鏡は，手術部位を拡大してみるために使用し，通常2.5～3.5倍の拡大鏡を使用します．さらに大きく拡大する必要がある場合は，より明るい照明が必要となるため，手術用顕微鏡を用います．微小な組織を操作するためには非常に細かい先端を持つ鉗子や鋏を使用します．微細な組織(血管や神経)を縫合する際には小さくて細い針・縫合糸を使用します．

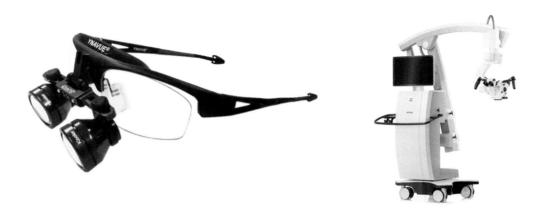

図7　手術用拡大鏡と手術用顕微鏡

V．リハビリテーション治療

　リハビリテーション治療は患者の機能回復と生活の質の向上に不可欠です．手の損傷や疾患は多岐にわたるため，リハビリテーション治療は手の状態，治療方法，手術方法，安静度，患者の理解度に合わせて計画します．可及的に短い治療期間で機能を回復し，患者の職業復帰と社会参加を目指します．早期には浮腫・疼痛・拘縮予防に対するリハビリテーション治療を開始します．可動域・筋力強化などの機能的な練習に限定せず，早い段階から生活の中で手を使えるように支援していくことが大切です．

　患者は疼痛や不安から手を動かすことに恐怖心を抱いたり，医学的な情報(たとえばリハビリテーション治療の必要性)を理解していなかったりするために，リハビリテーション治療に難渋することがあります．医療者は手の状態を説明し，禁忌事項を理解し安静度を守れば手を動かしてよいことを説明します．まずは，自ら手を動かし生活で使用することの重要性を理解してもらうことが大切です．手のリハビリテーション治療は，「理学療法(痛みの管理や筋力の回復)」と「作業療法

（日常生活での手の機能の使用・回復）」を組み合わせることが一般的ですので，医師，理学療法士，作業療法士など多職種が連携してリハビリテーション計画を立てます．さらにハンドセラピストがいれば，連携することで，より効果的なリハビリテーション治療が望めます．

コラム8　在宅での自主練習

　橈骨遠位端骨折や腱損傷などでは，後療法をある程度画一的に決定することができます．自主練習プログラムや，注意点を冊子にしておけば，患者はそのプログラムに沿って自主練習を行うことができるので，とても有用です．

　自主練習プログラムの内容は図や写真などを使うことで患者が理解しやすくなるように工夫をします．患者に冊子をわたすだけでは正確に実施できないことがあるので，自主練習の方法を繰り返し確認するなど具体的に指導を行うことで患者は理解しやすくなります．特に後療法が変化するタイミングで患者の不安や恐怖心は強くなるので，十分な負荷量（他動運動や荷重等）を実施できないことがあります．医療者は後療法と骨折部の負担を理解して医学的に安全であることを実践しながら伝えることが重要です．

　自主練習の頻度をあらかじめ設定し，冊子に自主練習を実施した回数や疼痛の程度を記載する項目を設けることで，患者がどれくらい自主練習を実施したのか，どのくらい疼痛があったのかを冊子から確認することができます．このように患者と自主練習プログラムを共有することで，在宅での運動をより効率的に実施することができます．

リハビリテーション診療

【時　期】

　一般に瘢痕・炎症反応が落ち着くのには3〜6カ月ほど要しますので，それまではリハビリテーション治療を継続することが多いです．初めの3カ月は集中的にリハビリテーション治療を行い，その後は頻度を減らして自宅練習に切り替えて自宅や職場など，日常生活の中で手を使用してもらいます．神経損傷では神経再支配まで数カ月を要することもありますので，長期間の関節拘縮予防や筋・感覚の再教育が必要となります．関節可動域・筋力の改善が横ばいになったら中止・終了時期を検討します．

【浮腫管理】

　浮腫は組織を圧迫することで動脈・静脈・リンパの流れを低下させます．また創傷治癒が遅れ，皮膚などの軟部組織の線維化や硬化が起こり関節可動域が低下します．

　浮腫の管理方法には自動運動，圧迫，物理療法などがあります．

　自動運動を行うと深部静脈を取り囲む筋肉が静脈を圧迫し，静脈内の血液を心臓へ絞り出す効果（筋ポンプ作用）が生まれます．自動運動の方法としては6 Pack Hand Exercisesが一般的な方法です（図8）．

　圧迫は浮腫のコントロールに最適で，求心性マッサージや間欠的・持続的圧迫などがあります．マッサージ以外にも「コーバン」や「メドマー」「ハンドインキュベータ」など道具を用いた方法があります．物理療法には「過流浴」「交代浴」「ホットパック」「超音波」などの方法があります．

40　　手外科の特殊性

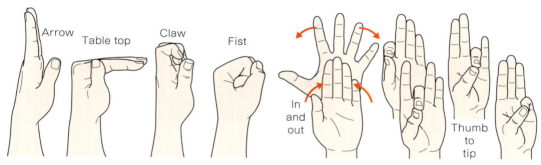

図8 6 Pack Hand Exercises

【疼痛管理】

患者は受傷や手術に伴う不安と恐怖心から疼痛が増悪することがありますが，医療者がこの負の感情を理解して心理的に支持することで疼痛の軽減につながることがあります．また，患者自身が手の状態を観察し，日記などに手の状態を記載していくことで，手の状態を理解し，負の感情の受け入れや気持ちの整理につながる場合もあります．

【関節拘縮予防・改善】

関節拘縮は関節包，関節周囲の皮膚や靱帯の短縮，筋腱の癒着などによって起こります．これらの予防・改善のために，患者の手の損傷状態や痛みに応じて関節運動を行います．

【筋再教育】

運動神経損傷後や腱移行術後などでは筋再教育を要することがあります．段階的に筋の随意収縮を促し，筋力改善を図ります．具体的には，筋の随意運動をうまく行うことができず自動運動として動かせない場合には，鏡を使った運動錯覚（あたかも麻痺した身体が動いているかのように感じること）を用いて運動イメージを再構築します（ミラーセラピー）．

再神経支配筋や移行筋に対する筋再教育では，自動運動として動かせない筋活動を表面筋電図など知覚しやすい情報に変換し，筋収縮を自己制御できるように練習します（バイオフィードバック）．

【巧緻動作練習】

「精密な指の動き」「正確な運動制御」「手の協調性」を回復させるための練習には，弾力性が強いプラスチック粘土（セラプラスト）を利用し，指を独立して動かす「分離運動」や，手の平に1個以上の球を乗せて回す「球回し練習」などがあります．

【感覚再教育】

患者の感覚障害の程度や回復傾向をローゼンスコア（図9）など用いて評価します．感覚再教育の方法には，異なる材質の物体を触って感じる「比較練習」，ボウルに米と様々な物体を入れて目を

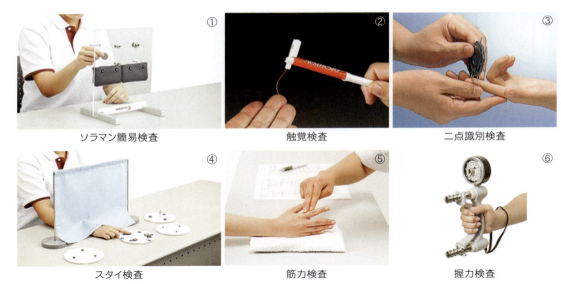

図9 ローゼンスコア：正中神経，尺骨神経修復術後の治療成績を判定することを目的として開発されたテスト．知覚機能（①〜④），運動機能（⑤，⑥），痛み・不快感の検査から構成される．そのうち①のソラマン簡易検査は巧緻性の検査，④のスタイ検査は形状の識別をみる［酒井医療株式会社のホームページより転載］

閉じて探す「物品探し練習」，冷たい・温かいもの（例：おしぼり）を触る温度覚練習」などがあります．

【スプリント療法】

スプリントは手の機能を改善または維持するために使用されます．静的スプリントは「良肢位・特定肢位の保持」「局所の安静」「変形発生の予防」「変形矯正」を目的に使用します．また，動的スプリントはゴム・スプリングなど弾性のある素材を用いて手・指を動かすことによって「運動機能の補助」「変形矯正」「腱修復後の運動訓練の補助」を目的に使用します（図10）．

【日常生活への参加】

日常生活での具体的な活動（例：食事の準備，書き物，着替え）の練習を行います．日常生活の自立を促進するための援助が必要なことがあり，適応器具（例えば，持ち手を太くしたスプーンやペンを持つための補助具など）を使用したりします（図11）．

【複合性局所疼痛症候群（CRPS）】

手外科における難治性疼痛には，切断に伴う幻肢痛，腕神経叢の引き抜き損傷後疼痛，脊髄損傷後疼痛などがありますが，なかでも複合性局所疼痛症候群（complex regional pain syndrome：CRPS）は診断・治療に難渋する病態です．

CRPSは次の3つの特徴を持ちます．
(1) 慢性痛：疾患が治癒したあとにも痛みが遷延する
(2) 不釣り合いな痛み：傷害の重さに比べて過剰な痛み
(3) 皮膚の異常：浮腫，皮膚血流の変化，発汗異常

静的スプリント　　　　　　　　　　　動的スプリント

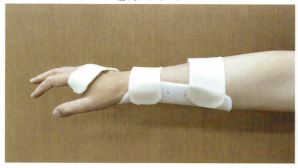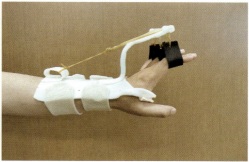

図10　静的スプリントと動的スプリント

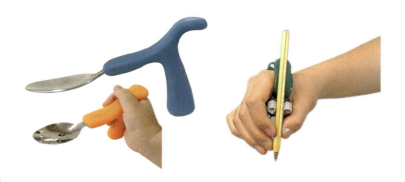

図11　適応器具

　ただし診断基準は確立しておらず，疾患概念自体も確立されたとは言い難い病態です．参考に国際疼痛学会（International Association for the Study of Pain：IASP）による診断基準（2005）と厚生労働省CRPS研究班によるCRPS判定指標（2008）を示します（表1，2）[3]．後者は「診断基準」ではなく「判定基準」になっていますが，これはCRPSとは疾患ではなく複数の病態の複合体であって，診断すべき病気ではないという考えに基づいたものです．またこの基準は，臨床医がCRPSを疑い専門の医療機関に紹介するかどうかの判断に使用すべきであって，具体的な治療選択や補償・訴訟・後遺障害認定で使用すべきでないとされています．

　従来は神経損傷がないものをCRPS Ⅰ型〔反射性交感神経性ジストロフィー：Reflex Sympathetic Dystrophy（RSD）〕，あるものをⅡ型（カウザルギー：causalgia）と分類していましたが，神経損傷の指標となる診断項目・生体内物質がないため神経損傷の有無は厳密には診断できないことや，臨床症状からは2つの型を区別できないことから，最近は分類しないこともあります．

　診療の実際としては，橈骨遠位端骨折などでギプス固定中にCRPS様の症状が出現した場合は「圧が高い」「ギプスによってMP関節が動かせない」などの原因が考えられるため，ただちにギプスの除去・修正を行います．長期不動はCRPSの危険因子となりますので，動かすことの重要性を患者に説明し，リハビリテーション治療を行います．また，「骨癒合が得られていない（偽関節）」「組織が虚血状態にある」「神経の拘扼（手根管症候群など）が残存している」など器質的異常がある場合は，遷延する痛みが改善する可能性が高いので手術を考慮します．器質的異常や不適切なギプス

などの原因がない場合，症状が長期にわたる場合，精神面での問題が疑われる場合（パニック障害など）には，いたずらにリハビリテーション治療や経過観察を行うのではなく，専門の医療施設へ紹介します．

表1　国際疼痛学会（IASP）が1994年に提唱したCRPS判定指標とその関連症状/徴候

ISAP-CRPS判定指標（1994）
1. 契機となるような侵害刺激を伴う出来事や患肢の不動化の原因があること
2. 原因となる出来事に比して不釣り合いな，持続痛あるいはアロディニアあるいは痛覚過敏が生じている
3. 病期のいずれかの時点で，疼痛領域に浮腫あるいは皮膚血流の変化あるいは発汗異常を認める
4. 疼痛や機能障害を説明し得る他の原因が除外できる

CRPSに関連しているが，CRPSの判定には用いない症状/徴候（1994年IASP）
1. 体毛，爪や軟部組織の萎縮
2. 体毛の発達異常
3. 関節可動域制限
4. 筋力低下や振戦，ジストニアを含む患肢の運動障害
5. 交感神経依存性疼痛の存在が示唆されること

症状とは患者本人が自覚する所見を意味し，徴候は医療者が評価する所見を意味する．

表2　厚生労働省CRPS研究班から提唱された本邦版CRPS判定指標

臨床用CRPS判定指標
A. 病気のいずれかの時期に，以下の<u>自覚症状のうち2項目以上</u>該当すること．
　ただし，それぞれの項目内のいずれかの症状を満たせばよい．
1. 皮膚・爪・毛のうちいずれかに萎縮性変化
2. 関節可動域制限
3. 持続性ないしは不釣り合いな痛み，しびれたような針で刺すような痛み（患者が自発的に述べる），知覚過敏
4. 発汗の亢進ないしは低下
5. 浮腫
B. 診察時において，以下の<u>他覚所見の項目を2項目以上</u>該当すること．
1. 皮膚・爪・毛のうちいずれかに萎縮性変化
2. 関節可動域制限
3. アロディニア（触刺激ないしは熱刺激による）ないしは痛覚過敏（ピンプリック）
4. 発汗の亢進ないしは低下
5. 浮腫

表2（続き）

―――

研究用CRPS判定指標

A. 病期のいずれかの時期に，以下の<u>自覚症状のうち3項目以上該当すること</u>．

ただし，それぞれの項目内のいずれかの症状を満たせばよい．

1. 皮膚・爪・毛のうちいずれかに萎縮性変化
2. 関節可動域制限
3. 持続性ないしは不釣り合いな痛み，しびれたような針で刺すような痛み（患者が自発的に述べる），知覚過敏
4. 発汗の亢進ないしは低下
5. 浮腫

B. 診察時において，以下の<u>他覚所見の項目を3項目以上該当すること</u>．

1. 皮膚・爪・毛のうちいずれかに萎縮性変化
2. 関節可動域制限
3. アロディニア（触刺激ないしは熱刺激による）ないしは痛覚過敏（ピンプリック）
4. 発汗の亢進ないしは低下
5. 浮腫

※但し書き1

1994年のIASP（国際疼痛学会）のCRPS診断基準を満たし，複数の専門医がCRPSと分類することを妥当と判断した患者群と四肢の痛みを有するCRPS以外の患者とを弁別する指標である．臨床用判定指標を用いることにより感度82.6%，特異度78.8%で判定でき，研究用判定指標により感度59%，特異度91.8%で判定できる．

※但し書き2

臨床用判定指標は，治療方針の決定，専門施設への紹介判断などに使用されることを目的として作成した．治療法の有効性の評価など，均一な患者群を対象とすることが望まれる場合には，研究用判定指標を採用されたい．

外傷歴がある患者の遷延する症状がCRPSによるものであるかを判断する状況（補償や訴訟など）で使用するべきではない．また，重症度・後遺障害の有無の判定指標ではない．

―――

米国から提唱された判定指標にならい，本邦版CRPS判定指標でも臨床用指標と研究用指標の2種類を作成した．本邦版CRPS判定指標の使用にあたっては，但し書き1，2を十分に理解して使用すること．

● 文　献

1) 斎藤英彦. 手の外科手術の基本原則. In：黒川高秀，生田義和，他（編）. 整形外科手術 第8巻A. 手の手術I. 中山書店. pp.24-6. 1995.
2) 上羽康夫. 深部解剖学. In：上羽康夫（著）. 手 その機能と解剖 第6版. 金芳堂. p.118. 2017.
3) 住谷昌彦，柴田政彦，他. 本邦におけるCRPSの判定指標. 日臨麻会誌. 2010；30(3)：420-9.

第 2 部

各　論

第3章　肘　48

第4章　手関節　64

第5章　腱　107

第6章　変形性関節症　140

第7章　絞扼性神経障害　159

第8章　関節リウマチ　192

第9章　先天異常　225

第10章　骨・軟部腫瘍　248

第11章　各種皮弁　286

第3章　肘

　この章では，テニス肘，野球肘，肘内障，変形性肘関節症を解説していきます．これらの疾患は特定の動作や肢位で誘発される肘関節の痛み・可動域制限を伴う病態です．発症の要因となる病態を理解したうえで適切に対処することが重要です．

I．上腕骨外側上顆炎（テニス肘）

定　義

　上腕骨外側上顆炎はテニス肘としても知られる，前腕伸筋群（特に短橈側手根伸筋）の起始部に生じる腱付着部症です．上腕骨外側上顆炎は，手・肘関節における繰り返しの動作によって生じる「使いすぎ症候群（over use syndrome）」とされています．抵抗に抗して手関節を背屈する動作を行った際に生じる肘関節外側の痛みを主な症状としています．

特　徴

　上腕骨外側上顆炎は成人人口の1～3%が罹患すると推定されており[1,2]，利き腕に多く発生します．上腕骨外側上顆の使用時の痛みと圧痛，および手関節の背屈抵抗時の痛みを特徴とします．重い工具を使用したり，繰り返しつかんだり持ち上げたりする作業に従事する労働者によくみられます．
　多くの場合，短橈側手根伸筋（extensor carpi radialis brevis：ECRB）腱が関与していますが，回外筋や長橈側手根伸筋，総指伸筋，小指伸筋，尺側手根伸筋などの腱が関与することもあります[3,4]．
　多くの場合，局所の安静，消炎鎮痛薬，理学療法が効果的です．これらの治療で効果がみられない場合，または日常生活に著しい支障をきたす場合には，トリガーポイント注射や手術などの治療が必要になることがあります．

検査・診断のポイント

　上腕骨外側上顆炎は，臨床症状と身体所見・画像所見に基づいて診断されます．臨床症状としては，手関節背屈時や物を把持したとき，タオル絞りなどの動作時に肘関節外側部に痛みを生じます．誘発テストとしてThomsenテスト，Chairテスト，中指伸展テストなどが知られています．
　Nirschlら[5]は疼痛に基づいて病期を7段階に分類しています．各病期の臨床的症状と病理組織学的所見に完全な相関関係はないものの，治療選択を考慮するうえでは有用とされています（表1）[5]．

48　　肘

表1　疼痛に基づく Nirschl らの病期分類[5]

病期	臨床症状
I	活動後に軽度の痛みがあり，通常24時間以内に回復する
II	活動後48時間以上続く軽度の痛みがあるが，活動中は痛みがなく，ウォームアップ運動で軽減され，72時間以内に回復する
III	活動前および活動中に軽度の痛みがあるが，活動に対して大きな悪影響はなく，ウォームアップ運動で部分的に軽減される
IV	日常生活の活動に伴う軽度の痛みがあり，活動のパフォーマンスに大きな悪影響を及ぼす
V	活動とは無関係に有害な痛みがあり，活動のパフォーマンスに大きな悪影響を与えるが，日常生活の活動を妨げることはない．痛みを抑えるためには完全な休息が必要
VI	完全な休息にもかかわらず持続的な痛みがあり，日常生活の活動を妨げる
VII	休憩時にも一貫した痛みがあり，活動後に悪化し，睡眠を妨げる

【身体所見】

● Thomsen テスト

　被検者に肘を伸展した状態で手関節を背屈する状態を保持してもらい，検者は手関節を掌屈する方向に力を加えます．

● Chair テスト

　被検者に肘関節を伸展した状態でイスの背もたれの部分を把持して上に持ち上げてもらいます．

● 中指伸展テスト

　被検者に肘を伸展し手関節を中間位にしたままで，指を伸展した状態を保持してもらいます．検者は中指を上から下に押し下げるようにします．

　いずれのテストも動作により，肘関節外側部に疼痛が誘発されれば陽性と判断します．

【臨床検査】

肘外側部のほかの異常を除外するために，画像検査が必要な場合があります．

● 単純 X 線

　肘関節の正面像・側面像を撮影します．肘の内外反のアライメントや腕頭関節の形態を評価します．上腕骨外側上顆部に石灰化を認めることがあります．

● 超音波検査

　プローブを前腕伸筋群の腱起始部にあてて観察します．正常な腱では平行に配列したコラーゲン線維束が描出されます．腱付着部に変性が存在する場合，低輝度のエコー領域を伴う不均一な

領域がみられます．腱の線維束が全層で不明瞭化し，腱付着部に間隙が生じている場合には腱断裂が示唆されます．

- MRI

腱の変性部位の定量的評価にはMRIが有効とされています．T2強調画像の冠状断像において正常な腱は，低輝度の領域として描出されます．症状のある患者の多くでは，ECRBの腱内に高輝度の領域を伴う腱の肥厚がみられます（図1）．また腕橈関節部に滑膜ひだが介在している場合もあります．

一方，腱の信号変化は無症状の場合にもみられることがあるので，臨床所見と比較して評価する必要があります．

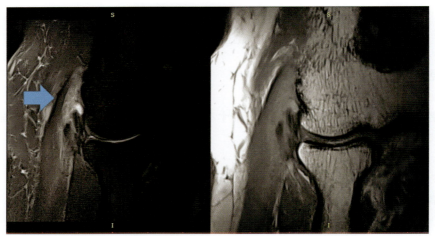

T2脂肪抑制像　　　　　　　　　　　プロトン密度強調像

図1　上腕骨外側上顆炎の画像所見．MRIのT2強調画像を冠状断で撮像．患者の多くはECRB腱内に高輝度領域を伴う腱の肥厚所見を認める．またプロトン密度強調画像では外側上顆部に比較的低輝度な領域を認め，腱付着部の構造が不明瞭化していることがわかる

鑑別診断

鑑別診断には，「離断性骨軟骨炎」「外側側副靱帯損傷」「橈骨神経管症候群」「肘関節滑膜炎」などが挙げられます．いずれも病歴や臨床症状，画像所見などで鑑別します．特に前述した誘発テストやMRI検査が有用です．

- 離断性骨軟骨炎

スポーツなどによる上腕骨小頭の関節面へ加わる負荷によって生じます．

- 外側側副靱帯損傷

多くが外傷に伴う損傷で重度の場合，肘関節の不安定性を認めます．

- **橈骨神経管症候群**

前腕伸筋群の付着部より2-3横指遠位部で橈骨神経から分枝した後骨間神経が回外筋の腱膜で形成されるアーチ（arcade of Frohse）に入っていくところで絞扼される病態です．

- **肘関節滑膜炎**

外側部のみでなく肘関節の後方や内側部にも痛みを生じます．

治療・予後

【保存的治療】

治療の原則は，痛みと炎症の緩和です．疼痛を誘発する活動を避ける指導は重要です．

- **薬物治療**

非ステロイド性消炎鎮痛薬，湿布などの投与により鎮痛をはかります．これらの治療に抵抗性を示す場合や著しい疼痛がある場合には，緊急回避的にトリガーポイント注射を行うことがあります．少量のステロイド（リンデロン，トリアムシノロンなど）をキシロカインと混ぜて局所投与します．

- **理学療法**

スプリントによる固定で患部を安静にすることが有効です．手関節を軽度背屈した状態で固定するスプリントを装着することで腱付着部に加わる負荷を軽減します．肘関節部のサポーターで外側上顆のやや遠位の伸筋群筋腹を圧迫する場合もあります．ストレッチでは上腕骨外側上顆に付着する筋群（橈側手根伸筋，総指伸筋，尺側手根伸筋）の筋緊張を緩和します．冷却あるいは温熱，レーザー，超音波，電気刺激，マッサージなどで疼痛緩和をはかります．

【手　術】

手術ではECRB腱の変性部分の切除や縫合用アンカーを用いた腱付着部の縫合が行われています．ときに腕橈関節部に滑膜ひだを形成している場合があり，これを切除することもあります．

【予　後】

多くの場合，保存的治療が奏功します．6カ月〜1年間ほど疼痛を誘発する活動を回避していると症状が解消します．上腕骨外側上顆炎の自然経過は完全にはわかっていませんが，症状が2年以上続くこともあります．

専門医紹介のタイミング

消炎鎮痛薬や理学療法などの保存的治療で効果がない場合には手術を考慮する場合があります．MRI画像上，明らかに腱付着部の断裂像を伴う場合には専門医への紹介を考慮します．また疼痛

による症状が強く，日常生活や活動に支障をきたす場合には，トリガーポイント注射や手術などを検討する必要があります．ただし，やみくもにトリガーポイント注射を行うと症状の遷延や腱断裂の程度を悪化させることがあるので，施行前に一度専門医に紹介することが望ましいです．またスポーツ選手など繰り返す動作での負荷や職業上の理由（重量物挙上や反復作業）により疼痛の改善が得られない場合には専門的アドバイスが必要になることがあります．

ピットフォール

　上腕骨外側上顆炎とよく似た部位に疼痛を訴える疾患に橈骨神経管症候群があります．どちらも使いすぎが発症の誘因とされており注意が必要です．上腕骨外側上顆炎は肘関節外側の腱付着部に疼痛があるのに対して，橈骨神経管症候群の場合にはそれより3-4横指遠位の部位に疼痛があります．よく似てはいますが，丁寧に診察することで鑑別できる病態です．

　また上腕骨外側上顆炎の診断に至ったとしても，疼痛を誘発する作業を継続すると症状が遷延して，回復が得られにくい場合があるため注意が必要です．診断確定後は，早期に局所を安静にすれば，保存的治療で回復する可能性が高い病態なので，早期の診断と安静の開始が大切です．

Ⅱ．野球肘

定　義

　野球肘は成長期に投球動作を繰り返すことによって生じる肘関節障害の総称です．野球肘は，障害部位により内側型・外側型・後方型の3つに大別され，内側型は骨端線損傷や内側側副靱帯の損傷，外側型は離断性骨軟骨炎，後方型は肘頭骨端線閉鎖不全や肘頭疲労骨折と定義されます．投球動作を禁止することによって病態の改善が得られますが，遷延すると手術が必要になる場合があります．

特　徴

　10〜16歳前後の成長期にみられる肘関節の障害です．特に野球選手に多いことから野球肘と呼ばれていますが，投てき系のスポーツ選手全般に起こり得る障害とされています．初期には投球時の肘の痛みを認めるのみですが，進行すると肘の伸展制限などを生じます．単純X線やMRIなどで骨端軟骨の剥離，骨端線閉鎖不全の有無を評価します．初期であれば，投球制限を行うことで損傷した骨端軟骨の修復が期待できます．病態に対して患者・家族だけでなくスポーツ指導者なども含めた周囲の人々の理解が重要です．

検査・診断のポイント

【臨床所見】

まずスポーツ歴，特に投球回数や継続期間を問診で聴取することが重要です．

1）内側型

上腕骨内側上顆骨端線障害，内側側副靭帯損傷，前腕屈筋群起始部障害，尺骨神経障害など，その病態は多様です．投球時の痛みに加え，肘関節の内側上顆に圧痛があり，外反ストレスにより痛みが誘発されます．尺骨神経障害を併発している場合には罹患手の環・小指にしびれと感覚障害を生じます．

2）外側型

肘関節外側部に圧痛，投球時痛がある場合には，外側型野球肘を疑います．炎症に伴う局所の腫脹を生じている場合もあります．確定診断は画像検査により行います．

3）後方型

肘関節後方（肘頭部）の痛みを特徴とします．投球動作時に腕を振り下ろすとき（フォロースルー期）に加わる肘頭部の牽引と肘頭窩との衝突で発生します．肘頭部の骨端線閉鎖不全や疲労骨折を生じます．臨床症状として肘頭部の圧痛，ときに肘関節後方の腫脹を認めます．

【臨床検査】

● 単純X線

肘関節の正面像・側面像を撮影します．骨端軟骨の形状には個人差があるため，健側と患側の両方を撮影して比較する必要があります．内側型では上腕骨内側上顆骨端線の閉鎖不全，骨化核の離開，靭帯付着部の剥離骨片などがみられるときがあります．外側型では初期には上腕骨小頭の透亮像として，進行すると分離像や遊離体が確認できます．これらの所見より（1）透亮期，（2）分離期，（3）遊離期に分類されます[6]．後方型では肘関節側面像で肘頭部に骨端線の開大した部分がある場合には骨端線閉鎖不全，白く硬化した領域が確認できれば疲労骨折と診断されます．

● 超音波検査

内側側副靭帯の不連続性や靭帯付着部の骨皮質不整像，上腕骨小頭の陥凹や剥離骨片，肘頭の骨端軟骨部の離開が確認できる場合があります．

● MRI

骨端軟骨や靭帯，周辺の筋層の状態を評価するうえで有用です．骨端軟骨の部分に骨髄内信号変化がみられます．靭帯付着部に異常がみられることもあります．外側型の場合には，上腕骨小頭にT1強調画像で低輝度を呈する病変が確認されます．T2強調画像では骨端軟骨部が不均一にみえたり，関節液の流入によって剥離骨片の間隙が高輝度にみえたりすることがあります．ときに骨髄内の輝度変化を認める骨挫傷の所見が確認されます．

野球肘　　53

● CT

外側型で分離期や遊離期には上腕骨小頭の骨端軟骨の損傷部位に陥没を生じている所見が確認できます（図2）．

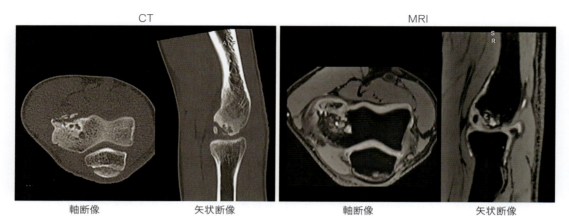

図2　離断性骨軟骨炎の画像所見．CT画像：上腕骨小頭に遊離した骨片と関節面の骨欠損を認める．MRI画像：遊離した骨片と関節面に高輝度な浮腫像を呈している．

鑑別診断

肘関節周辺に疼痛を生じる病態が鑑別の対象となります．また上腕骨外顆骨折や内側上顆剥離骨折などの外傷を鑑別することは重要です．これらの場合，多くが高エネルギー外傷によって生じます．まれに内側上顆骨端線閉鎖不全の状態で投球を行った際に内側上顆剥離骨折をきたすことがあります．また後方型の場合には滑液包炎などと鑑別を要する場合があります．スポーツ歴や疼痛部位，肘関節の内外反ストレステストなどによる身体所見のみでも十分鑑別が可能ですが，確認のため画像検査を行って診断を確定します．

治療・予後

【保存的治療】

早期に発見されたものは投球制限により十分に治癒が期待できます．そのために投球動作を全面的に休止する期間を作れるかが治療成功の鍵となります．6〜12カ月間しっかりと投球禁止期間を設け，骨端軟骨の修復機転の有無を単純X線やMRIなどで経過観察します．画像上の修復機転が得られたとしてもすぐに全面的に復帰できるわけではなく，投球動作の指導や一日の投球数の制限などを行う必要があります．

【手　術】

進行期において骨端軟骨の剥離や遊離が生じていれば手術が必要になります．内側型野球肘の場合には剥離した骨端軟骨の骨接合や靱帯縫合，神経剥離などが選択されます．外側型野球肘の場合

には遊離体の切除，ドリリングによる再生誘導，骨軟骨移植，外顆楔状骨切り術などが治療の選択肢となります．表2は関節鏡所見に基づく離断性骨軟骨炎の病期分類を示しています[7]．安定した病変に関しては経過観察により治癒するとされていますが，不安定な病変に関しての治療方針の見解は様々です．また後方型の場合には骨釘移植，スクリュー固定などで骨端線閉鎖を促す治療が選択されます．

表2　離断性骨軟骨炎の関節鏡所見に基づく病期分類[7]

病期	所見
I	軟化部位があるが，正常軟骨に覆われ安定している
II	部分的に不連続であるが，プローブで触れても安定している
III	完全に不連続であるが，転位していない
IV	欠損部位または転位した骨片（遊離体）

【予　後】

早期にしっかりとした投球休止期間が得られれば予後のよい病態です．患者・家族によく説明し，周辺の理解を得ることが重要です．進行してしまった場合には選手としての活動を中止せざるを得なくなるので，この点をふまえて理解を促す必要があります．また，繰り返しの負荷や不適切な投球フォームを修正することも，再発を予防するために重要です．表3はMLB（major league baseball）機構が示している年齢ごとの一日最大投球数と休息期間との関係です[8]．これらの目安を活用して患者・家族に指導を行うことも大切です．

表3　MLB機構が提示した各年齢の一日最大投球数と休息期間の関係[8]

年齢	1日の最大投球数	0日休息	1日休息	2日休息	3日休息	4日休息	5日休息
7-8歳	50	1〜20	21〜35	36〜50			
9-10歳	75	1〜20	21〜35	36〜50	51〜65	66以上	
11-12歳	85	1〜20	21〜35	36〜50	51〜65	66以上	
13-14歳	95	1〜20	21〜35	36〜50	51〜65	66以上	
15-16歳	95	1〜30	31〜45	46〜60	61〜75	76以上	
17-18歳	105	1〜30	31〜45	46〜60	61〜80	81以上	
19-22歳	105	1〜30	31〜45	46〜60	61〜80	81〜105	106以上

専門医紹介のタイミング

投球に伴う肘関節痛を認め，単純X線やMRIなどで診断が確定すれば早期の紹介が望まれます．肘関節や周辺軟部組織の腫脹，肘の可動域制限，投球動作にかかわらず痛みや症状が持続するなどの場合は，専門医の診察を受けることが望ましいです．早期の診断と治療により，病態の進行を予防することができます．離断性骨軟骨炎などで遊離期になれば手術が必要になりますが，早期に発

見して十分な安静をとれれば保存的治療で治癒が期待できます．そのためにも早期発見・介入の重要性が指摘されています．野球肘検診などの取り組みが地域で行われている場合があり，患者にこれらに参加することを促すのも1つの方法です．

ピットフォール

自己判断による経過観察はピットフォールと考えられます．患者や指導者が肘関節の疼痛を自己判断で放置または自己流のケアを行っている場合があり，これらにより早期診断が遅れることがあります．適切な手術療法とリハビリテーション治療は，回復の要因となります．さらに投球フォームが不適切である場合は再発のリスクが高まりますので，スポーツ活動への復帰時に適切な投球回数やフォームの指導が重要です．特に投球フォームに関しては専門家の指導を要する場合があります．治療後，選手が早期にスポーツ活動への復帰を望むことがありますが，臨床症状の改善だけでなく，画像上の回復所見を確認することは重要です．

III. 肘内障

定 義

小児の前腕を引っ張った際に生じる肘関節部の障害です．前腕部の牽引により，橈骨頭が輪状靱帯にひっかかって亜脱臼を生じている状態と定義されます（図3）．前腕部を引っ張ったあとに急に疼痛を生じ，患側上肢を動かさなくなります．多くの場合，問診や身体所見などから診断します．整復には前腕部を回外（手のひらが上向きになるように回旋）する方法と回内（手のひらが下向きになるように回旋）する方法があります．

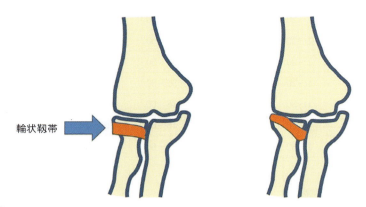

図3　肘内障の病態

特 徴

肘内障の好発年齢は1～4歳の小児です[9,10]．多くの場合，小児が手を引っ張られたあとに急に痛

がって上肢を動かさなくなるという特徴的なエピソードと，上肢が麻痺したかのように下垂した状態になっていることで診断がつきます．この際，手指に感覚・運動障害はありませんが，「肘が抜けた」という表現をされることがあります．小児が転倒しそうになった際に保護者などが前腕を引っ張ってしまい発症することが多いとされています．視診上の明らかな変形はありません．小児の場合，疼痛の局在をはっきり訴えることができない場合もあるため，病歴を正確に聞き取ることが重要です．整復後はただちに上肢を使用し始めます．

検査・診断のポイント

保護者などから発症前後の病歴を正確に聞き取る必要があります．そのうえで，疼痛部位を明らかにします．疼痛のある部位から診察を始めると痛みのために十分な受け答えが得られなくなる可能性があるので，疼痛のない部位から診察を始めることが重要です．自動運動を中心に行わせることで，どの部位を動かそうとしないのかが判別できます．また骨折や神経障害との鑑別のために，上肢の感覚や運動障害の有無を確認します．一般的に肘内障では神経麻痺のような症状はないため，上肢全体を動かそうとしなくても手指の伸展・屈曲は可能です．肘内障で画像検査が必要になることは少ないですが，骨折との鑑別のために単純X線検査を行う場合があります．その場合は健側と患側の肘関節正面像と側面像を撮影します．超音波検査は侵襲なく行える検査で，橈骨頭が輪状靱帯に引っかかっているところが確認できることもあります．

鑑別診断

「上腕骨顆上骨折」「外顆骨折」「橈骨頭骨折」「肘関節脱臼」「靱帯損傷」などが鑑別として挙げられます．いずれの損傷も外傷を契機に発症します．肘関節周辺骨折の場合，多くが患部の腫脹・変形を伴います．また異常可動性を伴うため，肘内障とは明らかに異なります．肘関節の脱臼にも視診上の変形が明らかなことが多いです．単純X線撮影を行うと骨折との鑑別が可能です．また靱帯損傷の場合には肘関節の内外反ストレスによる不安定性を認めます．肘内障は前腕部の牽引といった比較的軽微な外力によって生じるため，病歴のみで鑑別ができることも多いです．

治療・予後

整復には回外屈曲法と回内法があります[11]．「回外屈曲法」は，肘を伸展した状態から前腕を回外し，橈骨頭を押し込みながら屈曲する方法です．「回内法」は，橈骨頭を外側から指で圧迫し，前腕を過回内させます．整復されたときに，橈骨頭でクリックを触知できます．整復後は，恐怖心からしばらく動かさないこともありますが，多くの場合，ただちに上肢を動かすようになります．玩具などをみせて，患側の肘を屈曲して把持することができるか確認します．整復処置後も痛みのために動かさない場合には，未整復であったりほかの病態を考慮する必要があります．

整復後は速やかに疼痛・可動性が回復する予後良好な病態と考えられます．ただし，一度受傷したあと，早期に再受傷すると容易に亜脱臼を生じるようになるため注意が必要です．幼児期に繰り

返したとしても骨格成熟後に発症することはなくなります. 発症早期に見逃されたり, 陳旧性になると整復が困難になるため, 早期に整復処置を行う必要があります.

専門医紹介のタイミング

多くの場合, 上記のような整復手技にて整復が得られますが, まれに整復後も疼痛が残存し, 上肢を動かさない場合があります. その際は単純X線撮影を行って骨折などの病態を否定する必要があります. 急性期の神経障害や循環障害を否定したうえで, なお疼痛が持続する場合には肘関節を副木固定したうえで, 翌日に専門医を受診するように指導します.

ピットフォール

受傷機転の多くが前腕部の牽引とされていますが, 上肢に乗られたり踏まれたり, 前転, 寝返り, 抱き上げ, 四つ這い歩行などでの発症も報告されており[12], 注意が必要です. また肘関節周辺の外傷との鑑別が難しい場合があります. 上腕骨顆上骨折, 上腕骨外顆骨折, 橈骨頭骨折などの若木骨折の場合, 発症早期の単純X線で診断できない場合もあるので注意が必要です.

IV. 変形性肘関節症

定　義

変形性肘関節症は, 肘関節の軟骨変性や軟骨下骨の硬化, 変形によって肘の可動性や機能が制限される状態です. この疾患は通常, 長期間にわたる肘関節の使用や過度の物理的ストレスによって発症します. また肘関節周辺の外傷後に二次的に生じる場合もあります. 主な症状には「肘関節の痛み」「腫脹」「関節可動域制限」「関節変形」があります. 診断は, 症状や画像検査(単純X線, CT, MRIなど)に基づいて行われます. 治療には, 保存的治療としては疼痛管理, 関節の機能回復を目指すリハビリテーション治療などがあります. 進行した場合には, 骨棘・遊離体切除や人工関節置換術などの手術を行うこともあります.

特　徴

軟骨の退行変性に伴う病態で, スポーツや労働などの負荷によって進行が加速します. 60歳以上の高齢者の約40%に診断されています[13]. 一次性関節症は男性が4倍と圧倒的に多く, リスクが高いのは腕を酷使する作業に従事する人や重量挙げを行う男性です[14,15]. 変形性肘関節症の初期には, 軟骨の変性および損傷, 炎症を生じます. また軟骨の損傷により, 関節周囲の組織に炎症反応が引き起こされます. これにより, 関節内の痛みや腫脹が生じます. 進行すると関節形態が変化し, 骨棘によって関節可動域の制限が生じます. また, 単純X線像で関節裂隙の狭小化や骨棘が確認できます. 骨棘の好発部位は「尺骨鈎状突起内側縁」「腕尺関節面」「肘頭内側縁」「上腕骨小頭関節

縁」「滑車内側縁」「鉤状窩」などとされています[16,17].ときに関節内遊離体がみられることもあります.これらにより,肘関節の屈曲・伸展可動域の制限に伴う関節拘縮を生じることがあります.

検査・診断のポイント

【臨床所見】

患者の愁訴や病歴から症状の原因を推定します.患者が肘関節に負荷のかかる職業(作業労働者)やスポーツ(野球,柔道,ラグビー,相撲など)を行っている場合もあります.また外傷の既往も重要です.上腕骨遠位部や橈尺骨近位部の関節内骨折や,靱帯損傷の既往から変形性関節症に移行する場合もあります.臨床所見としては,肘関節の疼痛・腫脹の局在(腕尺関節,腕橈関節,近位橈尺関節など)を評価します.次に関節の安定性や可動域を評価します.

【臨床検査】

単純X線検査は,肘関節の変形や遊離体の有無を評価するために行います.関節面の硬化像や関節裂隙の狭小化などがみられます.また,前記関節部や関節窩部の骨棘も確認できますし,骨嚢胞を認める場合もあります.MRIやCTなどの画像検査は,軟骨や骨の損傷,および関節液貯留や関節周辺の炎症をより詳細に評価するのに役立ちます(図4).

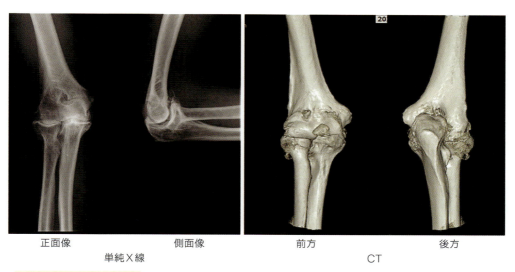

正面像　　　　側面像　　　　　前方　　　　後方
　　　単純X線　　　　　　　　　　　CT

図4 変形性肘関節症の画像所見.単純X線:正面像では腕尺関節,腕橈関節の関節裂隙が狭小化し,辺縁に骨棘形成を認める.側面像では関節の前方に遊離体が確認できる.CT:3DCTを用いた評価では,上記単純X線所見の局在がより明確に把握できる.関節の負荷がかかりやすい部位を確認でき,治療計画を立てるうえで非常に有用.

鑑別診断

変形性肘関節症の鑑別には以下のような病態が挙げられます.

1) 関節リウマチ

全身の炎症性疾患で，複数の関節に痛み，腫れ，機能障害を引き起こします．関節リウマチ
は，罹患関節数，血液検査によるCRP値の上昇，ESR値の亢進，リウマトイド因子，抗CCP抗
体の検出などに基づいて診断されます．

2) 痛風および偽痛風

痛風は尿酸ナトリウム結晶，偽痛風はピロリン酸カルシウム結晶の関節内や腱への沈着によっ
て生じます．これらは急激な痛みを伴い，関節液検査によって結晶の存在を確認することで診断
できます．また，二次的に変形性関節症を生じることがあります．

3) 上腕骨外側上顆炎

肘外側の痛みを特徴とし，主に過度の使用によって生じます．また，手関節の背屈動作で痛み
が増悪することも特徴の1つです．

4) 肘関節内遊離体

肘関節内に小さな骨片や軟骨片が存在し，動きによって痛みや関節のロッキングを引き起こす
ことがあります．関節内遊離体は変形性肘関節症でも生じますが，スポーツなどによる軟骨損傷
でも生じることがあります．単純X線で骨棘などの軟骨変性に伴う所見の有無によって鑑別でき
ます．

5) 肘関節周辺骨折

高齢者における脆弱性骨折で転位が少ない場合，変形性関節症との鑑別が難しい場合がありま
す．多くは「肘関節周辺の外傷で発症する」こと「単純X線で骨折線や変形・位置異常がある」こ
とで鑑別できます

変形性肘関節症の診断には，患者の病歴の聴取，臨床所見および画像検査が重要です．特に，単
純X線像では「関節裂隙の狭小化」「骨棘」「関節面形状の変化」など，変形性関節症に特有な所見を
確認できます．関節穿刺により関節液を採取し，「結晶成分の有無」や「混濁」「性状」を評価するこ
とで鑑別することもあります．

治療・予後

【保存的治療】

●薬物療法

非ステロイド性消炎鎮痛薬（NSAID）を用いることで炎症と痛みを軽減します．また最近では
変形性関節症に特化した局所消炎鎮痛貼付薬もあります．補助的にステロイドの局所注射を行う
場合があります．局所注射は強い炎症や痛みに対して短期間のみ使用されることがありますが，
軟骨変性を助長するため長期使用は推奨されません．

●理学療法

疼痛のコントロールと関節可動域を維持・改善するために，理学療法を行います．具体的には
「可動域訓練」「温熱療法」「冷却療法」「電気刺激療法」などが用いられます．関節の柔軟性を高め，

筋力を強化します．また，不安定性の強い変形性肘関節症の場合には，サポーターの使用により肘関節の安定化をはかる場合もあります．

● **日常生活指導**

日常生活で肘に過度な負荷をかける活動を避け，関節保護のための方法を指導します．

【手　術】

保存的治療に抵抗性を示す場合や，関節の損傷が進行している場合には，手術が検討されます．

● **関節鏡手術**

初期の変形性肘関節症や関節内遊離体に適応があります．関節内の炎症性滑膜組織や遊離体の除去に有効です．最小侵襲で行えるため，回復が比較的早いです．

● **関節形成術**

変形した関節の一部や骨棘を切除することで荷重分散をはかり，痛みを軽減して，関節の機能を改善します．鏡視下で行う場合と，開創して行う場合があります．

● **人工肘関節全置換術**

重度の変形性肘関節症で，ほかの治療法では症状の改善が期待できない場合に選択されることがあります．損傷した関節を人工関節に置き換えることで，痛みの軽減と関節機能の回復を目指します．

【予　後】

変形性肘関節症は初期には保存的治療により改善が期待できますが，関節の変形が進行する場合は手術が必要になることがあります．膝や股関節と比べて非荷重関節であることから日常動作における使用法に注意することで症状を軽減できます．

専門医紹介のタイミング

変形性肘関節症の専門医受診のタイミングは以下のような場合に考慮されます．

● **持続的な強い痛み・腫脹**

肘に持続的に強い痛みがある，または日常生活動作で痛みが増す場合は関節内の炎症が強くなっている徴候であり，専門医のアドバイスが必要です．

● **運動制限**

肘の可動域が減少し，日常生活での動作に支障をきたすようになった場合．特に関節内遊離体が関節間隙に嵌頓すると関節がロックしたように動かなくなります．肘の可動時に，クリック音

変形性肘関節症　　61

がする場合もその予兆であることがあります.

● **保存的治療の効果が乏しい場合**

　安静，冷却，非ステロイド性消炎鎮痛薬などの一般的な保存的治療で改善が得られない，または一時的にしか症状が改善しない場合.

ピットフォール

変形性肘関節症には初期診断と治療選択，回復過程においてピットフォールがあります.

● **初期診断時**

　変形性肘関節症の初期では症状が軽微であることが多く，特に若年者では診断が遅れがちです.　初期の関節軟骨の変化を見逃し，適切な治療時期を逸することがあります.　また，変形性肘関節症と類似した症状を示す疾患（例：関節リウマチ，痛風など）が見逃されることがあります.　全身症状やほかの関節の症状も評価し，必要に応じて血液検査や画像診断を含む包括的な評価を行うことが重要です.

● **治療選択時**

　患者の症状や生活スタイルなどを考慮せずに，一般的な治療法を適用することで，症状の改善が得られない場合があります.　患者の状態にあわせた日常生活指導，理学療法，薬物療法，手術などの選択が必要です.　ただし，不適切なタイミングでの手術は，かえって症状の悪化や回復の遅延を引き起こすことがあります.　特に人工関節手術を行う場合には耐久性の問題もあり，術後を含めた治療期間と効果を慎重に評価したうえで行う必要があります.

● **回復期**

　手術後にも十分なリハビリテーション治療や定期的なフォローアップが行われないと，十分な回復が得られない場合があります.　リハビリテーション治療を含めた定期的なフォローアップが重要です.　これにより関節機能の回復を促し，合併症のリスクを最小限に抑えることができます.

● 文　献

〈テニス肘〉

1）日本整形外科学会診療ガイドライン委員会，上腕骨外側上顆炎診療ガイドライン策定委員会編. 上腕骨外側上顆炎診療ガイドライン2024（改訂第3版）. 南江堂. 2024.

2）Faro F, Wolf JM. Lateral epicondylitis: review and current concepts. J Hand Surg Am. 2007; 32(8): 1271-9.

3）Inagaki K. Current concepts of elbow-joint disorders and their treatment. J Orthop Sci. 2013; 18(1): 1-7.

4）Vaquero-Picado A, Barco R, et al. Lateral epicondylitis of the elbow. EFORT Open Rev. 2017; 1(11): 391-7.

5）Nirschl RP, Ashman ES. Elbow tendinopathy: tennis elbow. Clinics Sports Med. 2003; 22(4): 813-36.

〈野球肘〉

6）三浪三千男，中下 健，他．肘関節に発生した離断性骨軟骨炎 25 例の検討．臨症整形外科．1979；14(8)：805-10.

7）Brittberg M, Winalski C. Evaluation of cartilage injuries and repair. J Bone Joint Surg Am. 2003; 85(supple_2): 58-69.

8）Major League Baseball Pitch Smart Committee. (https://www.mlb.com/pitch-smart/pitching-guidelines)

〈肘内障〉

9）James H. Beaty, Kasser, James R. et al. Pulled elbow syndrome. In: Peter M Waters, David L. Skaggs. et al.(eds). Rockwood and Wilkins' Fractures in Children, 7th Edition, Lippincott, pp.614-7, 2009.

10）Vitello S, Dvorkin R, et al. Epidemiology of nursemaid's elbow. West J Emerg Med. 2014; 15(4): 554-7.

11）横井弘道．上肢，肘内障．In：岩本幸英編．OS NOW Instruction 1．小児の骨折，外傷，メジカルビュー社．pp.83-91．2007.

12）麻生邦一．肘内障の臨床的研究．日小整会誌．2008；17(1)：122-6.

〈変形性肘関節症〉

13）Ravalli S, Pulici C, et al. An Overview of the Pathogenesis and Treatment of Elbow Osteoarthritis. J Funct Morphol Kinesiol. 2019; 4(2): 30.

14）今日の臨床サポート（https://clinicalsup.jp/jpoc/contentpage.aspx?diseaseid=1906）

15）Stan, D. Prevalence and etiology of symptomatic elbow osteoarthritis. J. Shoulder Elbow Surg. 1994; 3(6): 386-9.

16）Antuña SA, Morrey BF, et al. Ulnohumeral arthroplasty for primary degenerative arthritis of the elbow: long-term outcome and complications. J Bone Joint Surg Am. 2002; 84(12): 2168-73.

17）伊藤恵康．変形性肘関節症，In：伊藤恵康編．肘関節外科の実際．南江堂．pp.329-34，2011.

第4章　手関節

I．橈骨遠位端骨折

定　義

　橈骨遠位端骨折は，橈骨遠位部の骨端から骨幹端部の骨折の総称です．若年者でも高エネルギー外傷や，転倒で手をついたときなどに発生しますが，脆弱性骨折の好発部位であり，近年は高齢者に多発しています．上肢の骨折の中で最も頻度が高く，小児から高齢者まで幅広い世代で発生します．

　青壮年の骨折は高所からの転落や交通事故，スポーツ外傷などの高エネルギー損傷によって関節内の粉砕骨折が生じます．高齢者は平地歩行中につまずいて手をついたときなどに，脆弱性骨折として発生します．

　本骨折には様々な種類があり，治療法の違いから手関節の関節包内に骨折線が及ぶ関節内骨折と，及ばない関節外骨折に大別されます．関節外骨折の中でも，遠位骨片が背側に転位する背屈転位型をColles骨折，掌側に転位する掌側転位型をSmith骨折と呼称します．また，関節内骨折は骨片の位置により掌側または背側Barton骨折，橈骨月状骨窩に陥没骨折を生じるものをdie-punch骨折と称します．

特　徴

　本症は発生頻度が高い骨折であり，わが国の年間発生率は人口1万人あたり10.9〜14人で，女性では男性の3.2倍多く発生しています．また，加齢とともに増加し，70歳以上では若年に比べて男性で2倍，女性で17.7倍の発生頻度となります．受傷機転は立位からの転倒などの低エネルギー骨折が49〜77％と最も多く，特に女性に多い傾向です．一方，転落や交通事故などの高エネルギー骨折は男性に多く発生しています．危険因子は「高齢者」「女性」「低体重」「BMI低値」「独居」「グルココルチコイドの使用歴」「骨粗鬆症」や「骨量減少」などが挙げられます．

　橈骨遠位端骨折の受傷後1年以内に続発する大腿骨近位部骨折は人口1万人あたり84.6人にのぼり，非骨折群と比べると5.67倍の発生率であり，骨脆弱性骨折の発生と相関があります[1]．生命予後の危険因子とされる大腿骨近位部骨折に先んじて発生する橈骨遠位端骨折を，脆弱性骨折予防の治療の起点とすべきであるとする報告があり，注目されています．

　骨折の診断は，単純X線像で比較的容易に判明します（図1）．もし，判断が難しい場合は単純CTが有効です．特に，関節内骨折の評価や手術計画にCT画像が用いられます（図2）．単純X線像における橈骨関節面の評価のパラメーターとしての尺側傾斜角（radial inclination），掌側傾斜角

(palmar tilt), 橈骨短縮(radial shortening)を, 許容できる正常範囲を目指して, 整復を行います(図3).

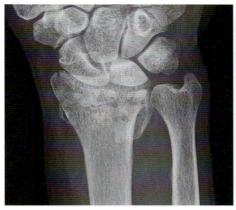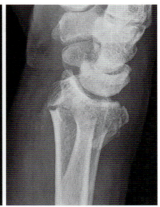

図1 橈骨遠位端骨折の単純X線像 背側転位型(Colles型)

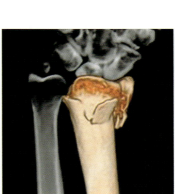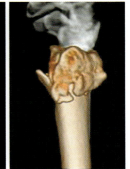

図2 橈骨遠位端骨折のCT画像

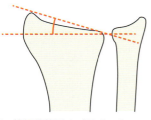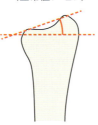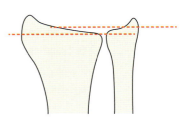

図3 橈骨関節面のパラメーター

小児の橈骨遠位部骨折は骨端線損傷と近位の骨幹端骨折があります．骨幹端部の骨折が多く，若木骨折や隆起骨折を生じます．骨端部骨折では骨端線離開を伴う損傷が多く，Salter-Harris分類のⅡ型損傷を生じやすいとされます．転位の方向は背側と掌側と受傷機転により様々ですが，転位の方向により臨床症状に差はありません．

　治療の目的は，疼痛改善と日常生活動作（activities of daily living：ADL）や労務作業における機能障害の改善，後遺障害のより少ない整復位の確保です．近年は掌側ロッキングプレートを用いた観血的整復固定術によって早期のADL復帰と安定した機能の獲得が可能となり，若年者だけでなく高齢者においても広く実施されるようになりました．

検査・診断のポイント

　受傷直後の身体所見は，局所の疼痛，腫脹，変形を認め，骨折部の圧痛が著明となります．これらの症状がある場合，単純X線正面・側面の2方向の撮影を行います．なお，手関節正面の単純X線像を撮影するには，肩関節外転90°，肘関節屈曲90°で撮影しないと正確な正面像の撮影ができません．正確な正面像でなければ，橈骨関節面のパラメーターによる正確な変形の評価ができないので，撮影には注意が必要です．palmar tiltは1〜21°，radial inclinationは13〜30°，radial shorteningは±2 mm以下を正常範囲として骨片転位の評価や徒手整復，観血的整復の指標とします（図3）．

【分類法】

　橈骨遠位端骨折の評価（法）においては，下記のような分類が用いられます．特徴を簡潔にまとめてみます．

● Frykman分類

　1967年に提唱されてから橈骨遠位端骨折の分類にはFrykman分類が用いられてきました（表1）．関節外骨折と関節内骨折に分け，さらに橈骨手根関節と遠位橈尺関節のどちらに及んでいるかにより分類します．

表1　Frykman分類

	尺骨茎上突起 骨折なし	尺骨茎上突起 骨折あり
関節外橈骨遠位部骨折	type Ⅰ	type Ⅱ
橈骨手根関節内骨折	type Ⅲ	type Ⅳ
遠位橈尺関節内骨折	type Ⅴ	type Ⅵ
橈骨手根関節内および 遠位橈尺関節内骨折	type Ⅶ	type Ⅷ

● Melone分類

　関節内骨折の分類として用いられます（表2）．関節内骨折の転位の方向で分類し，青壮年の高エネルギー損傷による関節内粉砕骨折によく適応されます．

表2 Melone分類

Type I	粉砕は最小限で安定骨折である	
Type II	粉砕骨折で不安定である．内側要素（2個の骨片）が一体として転位したもので転位の方向は前方の場合と後方の場合がある	後方転位：背側内側骨片が月状骨に強く圧縮されて掌側内側骨片よりも近位に転位したもの 前方転位：掌側内側骨片が背側内側骨片よりも近位に転位したもの
Type III	内側要素（2個の骨片）が一体として転位し，さらに粉砕した橈骨骨幹部から裂離した釘骨片（spike fragment）の存在するもの	
Type IV	掌側内側骨片と背側内側骨片が大きく離解または回旋した結果，関節面が大きく2つに分裂したもの．症例によっては掌側内側骨片が180°回転して関節面が月状骨でなく橈骨骨幹部に向いている	

● 斎藤分類

　関節内骨折の分類においては，わが国では斉藤分類が広く用いられてきました（図4）．関節外骨折と関節内骨折に大別して，関節外をColles骨折とSmith骨折に，関節内を単純関節内骨折と粉砕関節内骨折に分類する方法です．

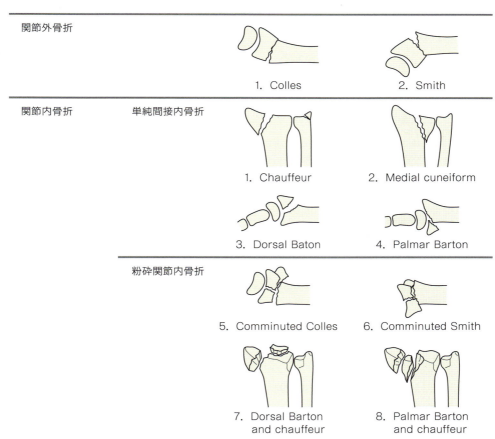

図4　斎藤の分類

● **AO分類**

　近年，よく用いられるようになっている分類法です．関節外骨折と関節内部分骨折，関節内完全骨折の3つに分類し，それぞれを更に1～3の数字で細分類しています．治療法に直結し，成人骨折型の実際をほぼ網羅した分類法であり，世界中で広く用いられています（図5）．

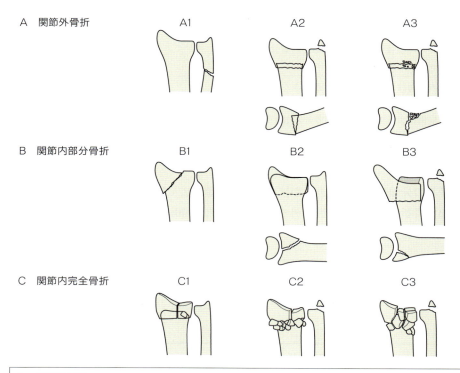

```
A　関節外骨折
　A1　尺骨骨折　　　　　　尺骨関節外骨折で橈骨骨折はない
　A2　橈骨関節外単純骨折　橈骨関節外骨折で骨折線は単純
　A3　橈骨関節外粉砕骨折　橈骨関節外骨折で骨折線は粉砕

B　関節内部分骨折　骨折線は関節面にかかっているが骨幹端部や骨端部の連続性は保たれている
　B1　橈骨関節内部分骨折（sagittal）
　B2　橈骨関節内部分骨折（背側Barton）
　B3　橈骨関節内部分骨折（掌側Barton，Smith骨折Thomas分類Ⅲ型）

C　関節内完全骨折　骨折は関節面と骨幹端部にあり，骨幹部との連続性が断たれている
　C1　橈骨関節内完全骨折で関節面および骨幹端部の骨折線は単純である
　C2　橈骨関節内完全骨折で関節面の骨折線は単純だが骨幹端部の骨折線は粉砕している
　C3　橈骨関節内完全骨折で関節面および骨幹端部の骨折線は粉砕している
```

図5　橈骨遠位端骨折のAO分類

【評価法】

　いずれの分類においても，関節内骨折に対する骨折線や骨片転位の評価法として，CT検査を行います．特に三次元CTを合成することで，正確な評価が可能となります（図2）．さらに骨折線が橈骨の掌側尺側に及び，橈骨月状骨掌側骨片がある場合は，この骨片を正確に固定しないと術後に再転位を生じやすいため，注意が必要です（図6）[2]．

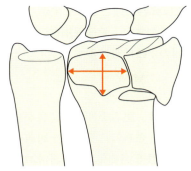

図6　月状骨窩骨片[2]．大きさが10 mm以下の場合，術後の転位のリスクが高くなる

　機能評価にはDisability of Arm, Shoulder, and Hand The JSSH version（DASH），Patient-Related Wrist Evaluation（PRWE）日本語版，Hand 20，Michigan Hand Outcomes Questionnaire：MHQ，Mayo Wrist scoreなどが用いられます．また握力測定も重要な運動機能評価法となります．

　本骨折は三角線維軟骨複合体（triangular fibrocartilage complex：TFCC）の併発がしばしばみられます．手関節鏡では42〜73.1％，MRIでは45％，手関節造影では13.6％でTFCC損傷の併発を検出しているとされます．また，舟状月状骨靱帯損傷，尺骨茎状突起骨折の合併もよくみられます．

治療・予後

　骨折の整復，骨癒合が得られないと，疼痛の遷延と橈骨遠位部の変形残存，手関節屈曲・伸展可動域制限や遠位橈尺関節の不適合に伴う回内外可動域制限が残存します．さらには手根管部で正中神経の絞扼を生じて正中神経麻痺や複合性局所疼痛症候群（complex regional pain syndrome：CRPS）を生じることもあります．したがって，適切な整復と固定を行い，変形なく骨癒合が得られることが重要です．

【保存的治療】

　高度な粉砕例や腫脹の著しい例，神経麻痺合併例などを除き，新鮮例では徒手整復と外固定を行います．手術適応だからといって徒手整復を怠ると，腫脹がすすみ予後の悪化につながるため，受傷早期から愛護的に整復を試みることが重要です．

　徒手整復は，短時間に1回の操作で整復が可能と予想されるときは無麻酔で行うこともあります．整復に難渋する場合は，骨折部に局所麻酔を浸潤させるか，腋窩ブロックや腕神経叢ブロックなどの伝達麻酔を行うなど，疼痛緩和に配慮します．伝達麻酔が困難な7〜8歳以下の小児期の患者は，まずは無麻酔下で整復を試みますが，十分な整復が得られない場合は，全身麻酔下の整復操作が必要となります．

● 小児の整復

　小児期の骨幹端部の骨折は，年齢が低いほど自家矯正力があり，10歳くらいまでは1/2横径ま

での横転位と20°までの屈曲転位は許容範囲とされますが，回旋転位は整復操作が必要です．若木骨折や骨端線損傷は徒手整復可能ですが，骨端線損傷の整復操作は，さらに骨端線損傷を増悪させる可能性があるため，多数回の手技は避けるべきです．

- ●成人の整復

　成人の背側転位型の関節外骨折では，患者を仰臥位に寝かせた状態で，前腕を回外位に保ちながら牽引を加えて短縮を矯正します．さらに，手関節を屈曲させて背側から遠位を押し込んで掌尺屈させて整復します．以前は固定性を高めるために手部から肘上までのギプス固定が行われ，特に整復位を保ちやすい手関節掌屈・尺屈位（Cotton-Loder肢位）がとられていましたが，手指の自動屈曲が制限されるだけでなく，手指腫脹の増強，手関節拘縮，CRPSなどの合併症がおこるため行うべきではないとされるようになりました．近年は手関節中間位での固定にとどめておいたほうがよいとされています．また，より愛護的に整復を行うために，フィンガー・トラップが用いられます（図7）．自重による牽引を15～20分実施し，変形部を緩徐に圧して整復を試みます．フィンガー・トラップを用いることで疼痛が軽減する場合は，無麻酔で整復操作を行うことも可能です．

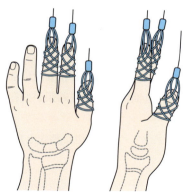

図7　フィンガー・トラップを使った整復

　整復が得られたらギプスシーネで外固定を実施します．手関節屈曲・伸展と前腕回内外動作を制限するためにsugar tongs splintが行われます（図8）．なお，全周性のギプス固定を行うと，ギプス障害を起こす危険性があるので，近年は包帯による固定が主流となっています．掌側転位型の骨折は，整復位が得られても再転位することがあるので注意を要します．

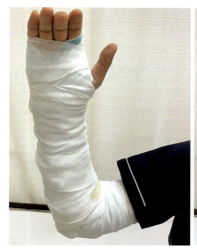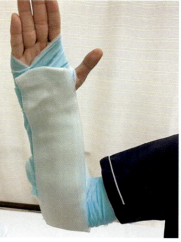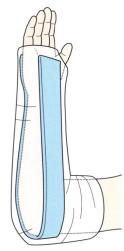

図8 Sugar tongs splint. 肘関節屈曲90°で前腕を挟み込むようにあてがい，包帯で固定する．手関節は固定しながらも，手指が完全屈曲できるように，遠位または近位手掌皮線までの固定にとどめることが重要

【手　術】

　関節外骨折で十分な整復が得られない，または保持されない場合(palmar tilt-10°以上，またはradial shorteningが健側に比べて2 mm以上)，さらには関節内骨折の2 mm以上の転位がある場合，変形性関節症を発症する可能性が高いことから，手術が推奨されています．

　まずは麻酔下での整復を試みます．イメージ下に徒手整復を行い，整復位が得られない場合は1.5～1.8 mm径のKirschner鋼線で骨折部からintra-focal pinning法(Kapandji法)(図9)を行い整復を試みます．

　手術方法は初期固定性に優れている掌側ロッキングプレートが推奨されています．ロッキングプレートが開発される前は，ノンロッキング・プレートや創外固定，経皮鋼線刺入固定術など様々な手術が行われてきましたが，現在は固定性の高い掌側ロッキングプレートが用いられるようになりました(図10)．

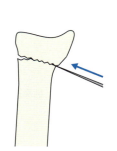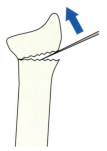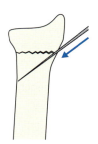

図9 Intra-focal pinning法．骨折線に1.5～1.8 mm径のKirshner鋼線を刺入し，変形を整復して固定する

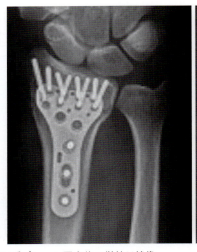
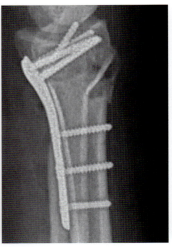

図10　掌側ロッキングプレート固定後の単純X線像

● 掌側ロッキングプレート

　本法の固定性のよさは，遠位側のスクリューを2列にして，方形回内筋直下にプレートを設置しても，遠位骨片を関節面中央と背側の2カ所で軟骨下骨を指示できるdouble-tiered subchondral support (DSS)法（図11）[2]が行えるようになったことで，安定性が向上しました．

　開発当初はプレートとスクリューの固定角度が一定であるmonoaxial type（角度固定型）でしたが，その後スクリューの挿入方向に自由度のある角度可変型のpoly axial type（角度可変型）が開発され，遠位骨片が小さい症例も適切な固定が可能となりました．関節外骨折用のプレートの設置位置をwatershed line（図12）よりも遠位に設置すると屈筋腱断裂の危険性が増すので，より近位に設置するよう注意が必要です．

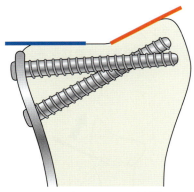

図11　double-tiered subchondral support (DSS)法による固定性[2]．2列のスクリューが，橈骨遠位部の関節面を支えている

手関節

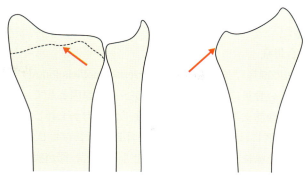

図12　watershed line．橈骨遠位部掌側の骨隆起で，これを超えて遠位部までプレートを設置すると屈筋腱断裂の危険性が増加する

● **掌側ロッキングプレート治療困難例について**

　掌側ロッキングプレートが橈骨遠位端骨折の標準的な手術として用いられていますが，本法では満足のいく治療成績が得られない骨折も存在します．関節辺縁骨折は遠位骨片を適切に捉えにくく，強固な固定性が得にくいため，治療に難渋します．また，掌側転位型であるSmith骨折や掌側Barton骨折は，手根骨が掌側に亜脱臼しやすいため，より強固な固定性が求められます．背側Barton骨折は掌側に骨折線が存在しないため，掌側ロッキングプレートの適応はなく，背側からの固定が必要となります．

　関節内の粉砕型骨折，とくにAO分類のType C3は注意が必要です．遠位骨片が小さく，固定性が不良となるため，遠位部用のrim plate（図13）が用いられるようになり，さらにはpoly axial plateなどで骨片を捉える必要があります．特に難治性なのは，月状骨窩骨片の症例（図6）です．この骨片を適切に固定しないと術後に掌側亜脱臼を生じます．特に縦径が10 mm以下の場合は固定が困難となり，固定したつもりでも再転位をきたしやすく注意深い術後経過観察が必要です．

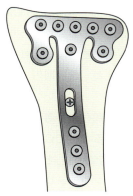

図13　遠位型掌側ロッキングプレート（rim plate）

【合併症】

●骨折そのものによる合併症

　本骨折により，0.5％の割合で長母指伸筋腱（extensor pollicis longus：EPL）断裂が生じます．これはむしろ転位の少ない骨折に多く発生しますが，その原因として，EPLが骨折部で擦れて断裂する，または，背側の伸筋支帯の区画に出血が生じ，圧力が上昇して長母指伸筋腱が断裂すると考えられています．患者には，本骨折の発症後はEPL断裂が生じることがあることを早期から説明しておきます．また転位，変形が残存すると手根管入行部が狭くなり，正中神経麻痺が発症します．そのため発生直後から正中神経領域の観察が必要です．

●手術による合併症

　掌側ロッキングプレート固定の術後合併症は約15％で発生するとされます．EPL断裂が0〜30％，手根管症候群・正中神経障害が0〜9.9％，長母指屈筋腱（flexor pollicis longus：FPL）断裂が0〜9.3％，CRPSが0〜8.7％，スクリューの関節内穿破・関節内刺入が0〜7.1％，感染が0〜5.6％，橈骨神経浅枝障害が0〜0.7％報告されています．FPL断裂はwatershed lineよりプレートが遠位に設置されると発生しやすいとされるので，近位に設置することが重要です．もし骨片が小さくて遠位に設置せざるを得ない場合は，骨癒合が得られる3〜6カ月までの早期に抜釘を検討されることが多いです．

【予　後】

　小児の骨端線離開では良好な整復位で骨癒合が得られても，成長軟骨障害による二次性変形が生じる可能性があります．また，尺骨に比べて早期に橈骨骨端線が閉鎖しulnar plus varianceを生じて，尺骨突き上げ症候群やTFCC損傷を誘発する可能性があります．さらに遠位橈尺関節の不適合に伴う回内外可動域制限を生じることもあります．

　掌側ロッキングプレートを用いても矯正損失は0.23％，変形治癒が0.61％に生じるとされます．変形治癒により手関節の可動域制限を生じます．特に，5 mm以上の橈骨短縮は尺骨突き上げ症候群を生じやすく，palmar tiltが−20°以上では手関節掌屈制限に伴うADL障害を生じます．これらの変形が残存する場合は変形矯正手術を追加する必要があります．

　拘縮は長期の不良肢位や整復不良，疼痛の遷延による可動域訓練の停滞により生じます．後療法の経過中においても手関節背屈，掌屈角度と，前腕回内・回外角度を計測して，拘縮の予防に努めなくてはなりません．

　過度な疼痛は整復不良などによる変形の残存や不適切な後療法，正中神経障害や拘縮によって生じます．放置していると中枢性感作を生じることでCRPSを発症し，「浮腫性変化」や「皮膚の萎縮」「発汗異常」「皮膚温低下」「アロディニア」「痛覚過敏」といった症状をきたし，難治となります．疼痛が遷延する場合は早期にプレガバリンやデュロキセチン塩酸塩，トラマドール塩酸塩などによる薬物治療を開始するとともに，温冷交代浴などの「物理療法」，可動域訓練などの適切な「理学療法」，そして「心理的不安感への対策」を組み合わせて対応する必要があります．

専門医紹介のタイミング

本骨折は保存的治療によっても骨癒合が得られることから，一般整形外科，あるいは一般の実地医家で安易な徒手整復とギプスシーネ固定等の保存的治療が行われ，骨癒合さえ得られればよいという対応もなされてきました．しかし，変形の残存に伴う「運動機能障害」や「疼痛の遷延」「CRPSの発症」などが生じることから，近年ではより正確な整復や，手術による強固な内固定を行い，外固定期間の短縮や患者の生活の質（quality of life：QOL）の改善などが推奨されるようになってきました．

転位の程度が小さく，活動性の低い例を除いて，専門医による手術適応の検討が必要です．いったん変形治癒が生じたあとに変形矯正を行っても，満足のいく術後成績が得にくいことから，受傷早期に専門医を紹介することが望ましいです．

リハビリテーション診療

【病院でのリハビリテーション治療】

本骨折はTFCC損傷や舟状月状骨間靱帯損傷などの合併損傷の割合が高いので，掌側ロッキングプレート固定後も術後短期間（1～2週間程度）の外固定を行うことが推奨されています．

手関節固定直後から手指の可動域訓練はもちろん，同時に肩関節，肘関節の可動域訓練，筋力増強訓練を開始します．手関節可動域の目標は健側の90％以上で，握力を健側の60％以上に早期に獲得するよう計画を立て，次のようなリハビリテーション治療を行います[3]．

> 疼痛緩和：温熱療法（ホットパック，マイクロ波など），渦流浴，温浴
> 腫脹予防：患肢挙上，手指自動屈伸運動
> 可動域運動：（早期から）手指，肩関節，肘関節の自動運動
> 手関節拘縮予防：手指，手関節他動運動
> 握力強化：抵抗運動（ボールを握るなど）
> 実践的な動作の訓練：巧緻運動訓練やADL訓練

【ホームエクササイズ】

巧緻運動訓練のレベルに上がると，ホームエクササイズが推奨されます．手の腫脹や疼痛の持続，感覚過敏や皮膚温，発汗の異常を認める場合は早期からCRPSの合併を想定して，薬物療法や温冷交代浴（図14）を実施します．

橈骨遠位端骨折　　75

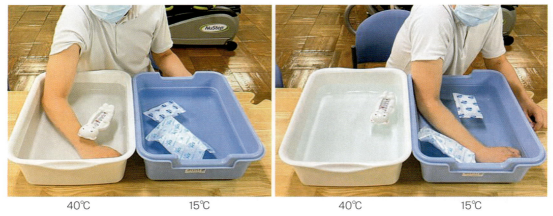

図14　温冷交代浴．40℃の温水と15℃の冷水に1～2分ごとに交互に5～6回浸す．毎日行うことで疼痛が徐々に緩和していく

ピットフォール

　患者から疼痛の訴えがある場合には，問題を先送りにせず，早期から対策をとることが大切です．「予後」の節でもお話ししたように，放置した疼痛が遷延し，中枢性感作を生じてしまった場合，そこからの治療は困難となります．疼痛の原因を探索し，要因を解決するとともに，薬物療法や温冷交代浴などの理学療法を駆使して対応します．そもそも，「話を聞いてくれない」といった医療者への不満感が疼痛遷延を惹起しますので，患者の訴えをよく聞いて，解決を試みるのが理想的です．

患者説明

　早期に日常生活動作に戻り，治療後の手指の使いづらさをできるだけ少なくするために，手術を含めた治療適応を検討します．もし手術のほうが有効であると判断されたら手術をお勧めします．ただし手術は腱損傷や神経損傷，疼痛の遷延など様々な合併症の可能性もあるので，患者の理解度などにあわせて説明し慎重に検討します．

II. 舟状骨骨折/偽関節

定　義

　舟状骨は，手根骨の8個の中で近位手根列の橈側にあり，船底のような弯曲した形態をしています．骨折すると手関節橈側の疼痛を生じますが，単純X線像で発見しにくく，見逃されることも少なくありません．さらに，適切な治療を行わず放置すると骨癒合が得られず偽関節になり，疼痛が持続します．そのため，本骨折を見逃さないことと適切な治療が必要です．1 mm以上の転位がある場合はヘッドレス・スクリューを用いた観血的整復固定術の適応となります．骨折が見逃されて

偽関節を生じた場合は，放置すると周囲の関節が変形性関節症性変化をきたすため，偽関節部を新鮮化して，骨移植を行い，強固な内固定が必要となります．

特　徴

　舟状骨骨折は手根骨骨折の中で最も頻度が高く60～70％を占めます．受傷機転は手関節過背屈位での転倒，または手関節中間位から軽度掌屈でのパンチングによって発生します．外力が橈骨・舟状骨・有頭骨間靱帯に過緊張をもたらし発生するとされています．スポーツ外傷（59％）や手をついて受傷（35％）などの低エネルギー外傷が多く，高所転落やバイク事故などの高エネルギー外傷（7％）は少ないとされています．男性が8割と多く，10～30歳代の若年に多く発生し，受傷者の平均年齢は25歳です．10万人あたり年間43件の発生と言われていますが，米軍の軍人を対象とした調査で10万人あたり年間121人と軍人は一般の3倍の頻度で発生しています．また，舟状骨骨折の10～15％が偽関節に移行しています．

　舟状骨は船底のような形態で3つの部位に分けられます．すなわち近位端部，腰部，遠位結節部です．三次元的に斜位に存在するため，単純X線像で骨折が判明しにくく，見逃されやすいことが問題です（図15）．そこで，手関節を尺屈し，正面像を撮影すると骨折が判明することがあります．また患肢で握りこぶしを作ってもらう肢位で正面像を撮影すると骨折線が描出されることもあります．これらで骨折の有無が判明しない場合は，CT撮影を行うべきです．

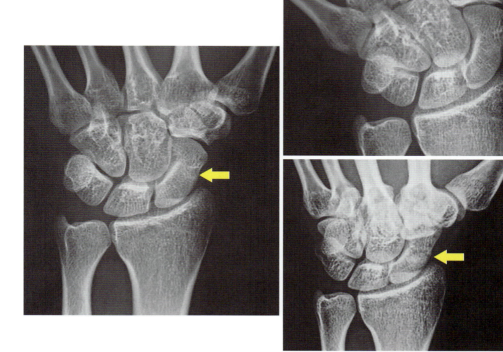

図15　舟状骨骨折の単純X線像．矢印：骨折部を示す

骨折部に転位がない場合は，ギプスシーネ固定で骨癒合を促します．骨折部に1mm以上の転位がある場合は手術の適応となり，ヘッドレス・スクリューを用いた強固な内固定が行われます．適切な治療が行われないと，骨折部は偽関節となり骨癒合が得られなくなります．さらに放置していると，偽関節部の不安定性に伴う手根骨不安定症を生じ，変形性関節症を惹起し（図16），scaphoid non-union advanced collapse（SNAC）wristと呼ばれる状態になります．さらに，舟状骨の血流は遠位から近位方向に流れて舟状骨を栄養しているため，近位骨片が小さい場合に近位骨片の無腐性壊死を生じることもあります（図17）[4]．したがって，舟状骨偽関節と診断された場合は，骨癒合を目指して手術治療が必要となります．骨折部で掌側骨片が大きく欠損していることも多く，その場合は楔状に骨移植が必要となります．

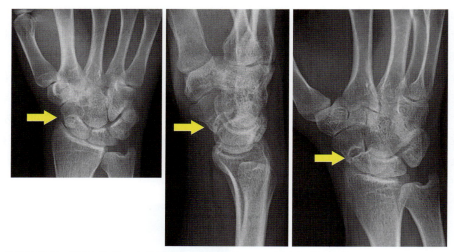

図16　舟状骨偽関節の単純X線像．舟状骨腰部．骨硬化像，cyst様変化（偽関節），Herbert分類．元々おそらくType B2（腰部の転位のある骨折）→現在Type D2．矢印：偽関節部を示す

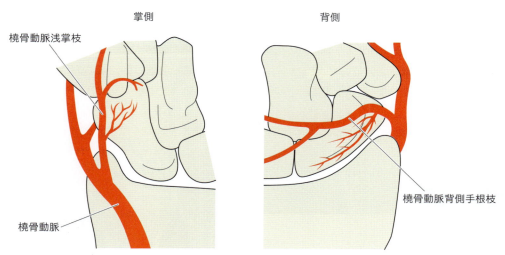

図17　舟状骨への血流[4]．遠位から近位方向に血流が流れている．

> 検査・診断のポイント

受傷直後は手関節橈側の疼痛の訴えがあります．身体所見では，「嗅ぎたばこ窩（anatomical snuff box）」に圧痛を認めるので必ず確認する必要があります（図18）．さらに周囲組織の腫脹が生じます．

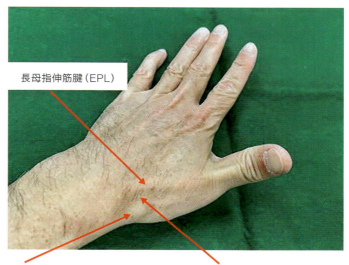

図18 嗅ぎたばこ窩．母指と示指を自動伸展させると，長母指伸筋腱（extensor pollicis longus：EPL）と短母指伸筋腱（extensor pollicis brevis：EPB）・長母指外転筋腱（abductor pollicis longus：APL）のレリーフが浮き上がり，その間が嗅ぎたばこ窩．この直下に舟状骨がある

【単純X線】

次のような所見を1つでも認める場合は「不安定型（骨折）」であり，いずれも手術適応です（本章 Ⅳ．Kienböck病の図45もあわせて参照）．

①1mm以上の段差または間隙がある場合（転位ありと判定）
②月状骨が健側より10°以上背屈している場合
③単純X線像で手根骨の長さを第3中手骨の長さで除したcarpal height ratioが健側より0.03以上の低下がある場合，または舟状骨長が健側より1mm以上短縮している場合

また，舟状月状骨角（scapho-lunate angle）を計測した値は，舟状骨骨折部での回旋変形の指標となります（図19）．

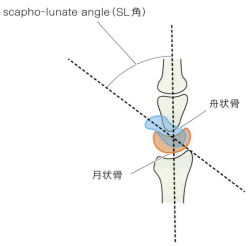

図19　舟状月状骨角（scapho-lunate angle：SL角）．単純X線側面像を用いて，舟状骨の中心線と月状骨の中心線のなす角を計測．舟状骨骨折部での回旋変形の指標となる

【CT・MRI】

　単純X線像で骨折の有無の判定が困難な場合，CT検査を追加します．微細な骨折の診断や，治療法の選択，骨癒合の判定に有用です（図20）．CT画像でも骨折が明らかでない場合は，MRI T2脂肪抑制像で骨髄内に信号変化を認めることがあり，不顕性骨折の診断が可能となる場合があります．単純X線像を用いた Herbert分類 が治療的観点からよく用いられています（図21）．新鮮安定型骨折を Type A，新鮮不安定型を Type B，遷延治癒を Type C，偽関節を Type D と呼びます．

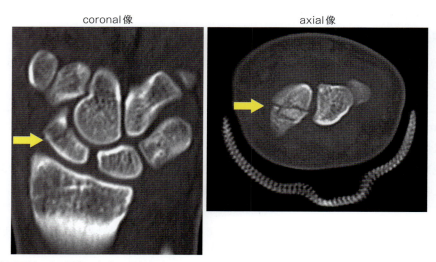

図20　舟状骨骨折のCT画像．矢印：骨折部を示す

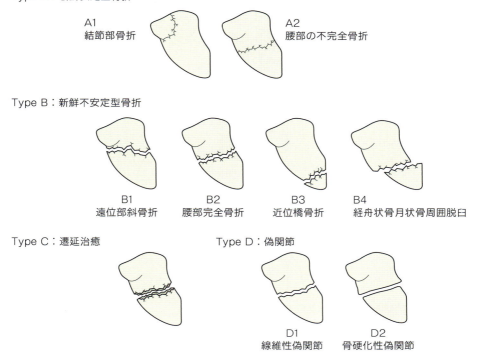

図21 Herbert分類

鑑別疾患

手関節橈側の疼痛を生じる疾患はde Quervain病，母指CM関節症，舟状月状関節離開，舟状大菱形骨関節症，Kienböck病などが挙げられます．解剖学的な圧痛部位と画像診断が重要です．

治療・予後

舟状骨骨折を放置すると骨折部の骨癒合が得られず偽関節に進展します．偽関節が続くと近位手根列が回旋変形をきたし，月状骨が背側に傾く近位手根列背側回転型（Dorsal Intercalated Segment Instability：DISI）変形を生じます．さらに，偽関節を放置すると，橈骨茎状突起部から橈骨手根関節，手根中央関節，手関節全体に変形性関節症性変化が進展し，治療が困難となります（図22）．

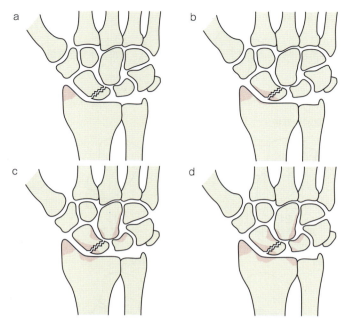

図22　舟状骨偽関節に伴う軟骨変性の進展様式

【舟状骨骨折の治療】

●保存的治療

　転位が1mm未満で安定型であれば保存的治療を行います．保存的治療での安定型骨折の偽関節発生率は5〜12％と言われています．

　保存的治療は母指掌側外転位で母指ギプスシーネ（thumb spica cast）で4〜6週間固定します．肘関節を固定することで前腕回内外運動を制限できるので，2〜3週間は肘上まで固定します．転位を生じたらすぐに手術に切り替えられるよう，1週間毎に単純X線検査で転位の状況を確認すべきです．Herbert分類TypeAは保存的治療で骨癒合が得られることが期待できます．

●手　術

　1mm以上の転位がある不安定型骨折は偽関節率が50％と高いので手術が必要となります．ほかにも次のような場合には手術が必要です．

- 骨折線での転位が35°以上
- 骨欠損が大きい
- 月状骨周囲脱臼を合併している

　なお，手術はHerbert分類（図21）に基づいて計画されます．
　TypeB1，B2は，骨折部の転位が少なく徒手整復可能な場合は，透視下に小切開でスクリューを刺入固定します．一方，転位が大きい場合は掌側進入で観血的整復固定が必要となります．

Type B3に対しては，転位が少ない場合は背側小切開接合術，転位が大きい場合は背側進入による観血的整復固定術が行われます．近位骨片が壊死しやすいので，術後もフォローアップが重要です．

Type B4の脱臼骨折に対しては，転位の有無にかかわらず内固定が必要です．まず，手根骨の脱臼整復を行い，DISI変形がない場合は舟状骨の「骨接合術」と舟状月状骨間関節や月状菱形骨間関節の「経皮的鋼線刺入術」を追加します．DISI変形がある場合は「観血的整復固定術」を行い「靱帯修復術」を追加します．

以前はKirschner鋼線や骨釘による固定が行われていましたが，1978年に舟状骨の固定材料として骨内埋め込み式のヘッドレス・スクリューが開発されたことで固定性が改善し，手術成績が向上しました（図23）．ねじ切り部分のピッチが先端と基部でそれぞれ異なるため，骨折線を越えて固定をすると骨折部が圧着される構造となっています．埋め込み式スクリューのピッチは後方よりも先端が大きいことから，スクリューを刺入すると骨折部で圧迫がかかります．手術のアプローチ法として，掌側からと背側からのアプローチがありますが，遠位骨片が小さい場合は掌側遠位側から，近位骨片が小さい場合は背側近位側からスクリューを刺入します．

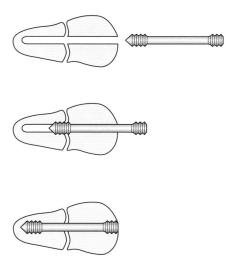

図23　ヘッドレス・スクリューによる内固定．スクリューの先端部のピッチが基部のピッチよりも大きいことで，骨折線を越えて刺入すると骨折線に圧着力がかかる構造になっている

【舟状骨偽関節の治療】

舟状骨偽関節は，Herbert分類 Type D1，D2ですが，DISI変形がない場合は掌側から展開して偽関節部を新鮮化して，腸骨移植を行ってヘッドレス・スクリューで固定します．DISI変形がある場合は変形を矯正するために月状骨に1.2 mm径のKirschner鋼線を背側から刺入して遠位に倒すことでDISIの矯正を行います．掌側に大きく骨欠損を生じるので楔状の腸骨移植を行います（図24）．楔状に骨移植が困難な場合は，舟状骨偽関節部を新鮮化し，近位骨片と遠位骨片の骨髄を掘削して，骨皮質を含む移植骨を骨髄内に挿入して固定するRusse法を行います（図25）[4]．古くから行われてきた方法ですが，現在でも骨欠損の大きい場合や，スクリュー固定が困難な症例で用いら

れています．舟状骨近位骨折例や血行不良例に対しては血管柄付き骨移植が行われます．橈骨遠位部背側から採取するZaidemberg法や第2中手骨底部から採取する牧野法などがあります（図26）[4]．Herbert分類 Type D3，D4は変形性関節症や骨囊胞を形成するため治療は困難です．橈骨茎状突起切除術や近位手根列切除術，近位骨片切除術＋腱球挿入術，遠位骨片切除術，手関節部分固定術（有頭月状骨間固定，4 corner 固定術など），人工手関節形成術などが行われます．

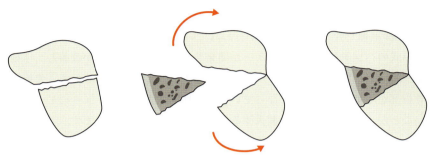

図24 舟状骨偽関節に対する変形矯正と骨移植

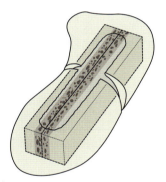

図25 舟状骨偽関節の手術（Russe法）[4]．偽関節部を含めて近位および遠位骨片を大きく掘削し，腸骨からの骨皮質を伴う大きな骨移植を行って骨癒合を目指す

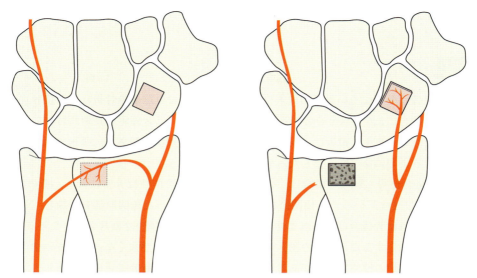

図26　舟状骨偽関節の血管柄付き骨移植術（Zaidemberg法）[4]

専門医紹介のタイミング

　舟状骨骨折の不安定骨折と診断した場合は，手術が必要となるので専門医への紹介が必要です．安定型骨折であっても1カ月以上嗅ぎたばこ窩の圧痛が遷延する場合は専門医へ紹介するべきです．舟状骨偽関節の症例はすべて専門医に紹介して，偽関節手術を検討すべきです．

リハビリテーション診療

　骨接合が良好な場合は術後1〜2週間の手関節ギプスシーネ固定ののちに自動可動域訓練を開始します．骨接合が不十分な場合は，4〜6週間の外固定を追加します．
　偽関節手術後は，母指から前腕までのthumb spica型のシーネや装具で4〜6週間の外固定を行い，その後，自動可動域訓練を開始します．画像検査や圧痛などを観察しながら徐々に運動制限を解除しますが，目安としては2カ月で日常生活動作の制限解除，6カ月後の完全運動復帰を目指して徐々に制限を解除していきます．

ピットフォール

　舟状骨骨折は手関節橈側の痛みを訴えることが多いですが，手関節背側中央部や尺側部痛を訴えることもあります．手関節痛を訴える場合は必ず「snuff box」の圧痛を確認して，同部の圧痛がある場合は，本骨折の可能性を念頭に画像検査をすすめます．しかし，舟状骨骨折は単純X線で診断できない場合が少なくありません．snuff boxの圧痛が持続する場合は，単純CT検査やMRIで骨折の有無を診断し，適切に治療を行うべきです．
　舟状骨偽関節の状態で来院された場合は，変形性関節症性変化が進展する危険性があるので，手

術を行う必要があります.

患者説明

　舟状骨骨折は骨がつきにくい骨折の代表格の1つです. 特に近位部の骨折は, 近位骨片が壊死に陥りやすく, 骨癒合に3カ月以上を要することもあります. ギプス固定を長期間行っても骨癒合が得られないこともあります. 最近は内固定用のスクリューが多数開発され, 手術で固定することで骨癒合が得られるようになってきました.

　6カ月以上骨癒合が得られない場合は, 骨癒合が得られる可能性は非常に低く, その状態を「舟状骨偽関節」と呼びます. いったん偽関節を生じると, 硬くなった偽関節部を切除し, 骨移植して強固に固定しなければ骨癒合は得られません. 術後の固定期間も1～2カ月必要となります. また, このように長期間固定することで指の動きが悪くなったり, 痛みが強くなってしまいます.

　したがって, 手関節の橈側に痛みがある場合は, 早めに画像診断等で正確に診断して, 適切な治療を受ける必要があります.

Ⅲ. 三角線維軟骨複合体損傷

定　義

　手関節の尺側部痛を生じる疾患として, 三角線維軟骨複合体 (triangular fibrocartilage complex：TFCC) 損傷があります. TFCCは, 手関節尺側の尺骨頭と月状骨や三角骨などの手根骨の間の尺骨手根関節に位置する, 線維軟骨と靱帯の複合体です. スポーツや労働などで容易に損傷され, あきらかな外傷がなくても繰り返し動作に伴い変性損傷を生じます. TFCCは尺骨手根関節のクッションとしての役割のほか, 遠位橈尺関節の安定性に寄与しており, TFCCが損傷されることにより疼痛の遷延・慢性化や動作時痛, 手関節不安定感などを生じて, 運動活動を大きく障害します. さらに, 橈骨に比べて尺骨頭が手関節面に突出する尺骨突き上げ症候群により, TFCCは損傷されやすくなり, 症状を増強させます.

特　徴

　TFCCの形態は, 橈骨の尺側縁から尺骨茎状突起および尺骨小窩へと扇状に広がる線維軟骨組織です. 遠位側がハンモック様状で近位が三角靱帯, 尺側に尺側手根伸筋腱腱鞘が位置する三次元構造を呈しています (図27)[5]. TFCCの機能は, 尺骨手根骨関節内のクッションとしての役割を有するとともに, 遠位橈尺関節の安定性に寄与しています. 線維軟骨である三角線維軟骨はハンモック状構造部の底をなし, 遠位側の尺骨手根骨間靱帯とともに手根骨を支えています. 近位側の橈尺靱帯は尺骨小窩からほぼ垂直に起始し, 橈骨尺骨切痕に停止しています. 橈骨と尺骨を直接支持する靱帯です. 橈尺靱帯が損傷されると遠位橈尺関節の不安定が生じ, 回内外動作で尺骨頭が背側に亜脱臼する不安定性を生じます. 安定性のために遠位橈尺靱帯と円板部, さらに尺骨小窩 (fovea) 付

86　　手関節

着部に連続性が保たれていることが重要です．TFCCの機能は手関節尺側の安定性と手部から尺骨への応力の伝達と緩衝の役割を果たしています．

手関節正面像において，橈骨に比べて尺骨が遠位に長い場合，相対的に手根骨に尺骨が突き上げて衝突して手関節痛が生じることを尺骨突き上げ症候群と呼びます（図28）．橈骨と尺骨の長さの違いは単純X線正面像で橈骨遠位の関節面と尺骨遠位の関節面の高さの差をulnar varianceとして計測します（図29）．ulnar varianceの原因は先天性や外傷後の変形など様々ですが，ulnar plus varianceの場合，尺骨手根関節にTFCCが存在するため，損傷されやすくなり，注意が必要です．

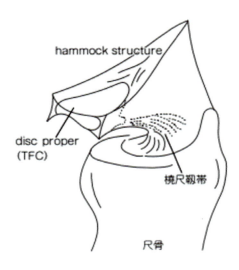

図27　TFCCの立体構造[5]

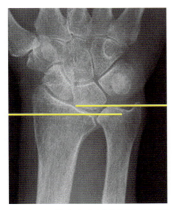

図28　尺骨突き上げ症候群の単純X線正面像（ulnar plus variance）

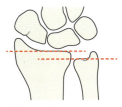
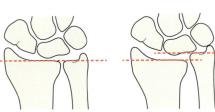

図29　ulnar variance

検査・診断のポイント

手関節尺側痛の訴えがある場合，TFCC損傷の有無を評価するために徒手検査を行います．ただし，感度，特異度は低く，単独の検査のみで診断をするのは危険であり，画像診断とあわせて診察

する必要があります．

【身体所見】

● piano key sign

遠位橈尺関節（distal radio-ulnar joint：DRUJ）の安定性を評価する手技で，肘屈曲90°，前腕回内位で橈骨を保持して尺骨頭の背側から圧し，ピアノの鍵盤のように戻ってくる場合を陽性と診断します（図30）

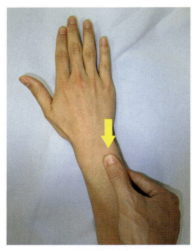

図30　piano key sign．尺骨頭を背側から圧し，橈骨との動揺性がある場合を陽性とする

● fovea sign

手関節中間で尺側から尺骨茎状突起と尺側手根屈筋腱の間の尺骨手根関節掌側に圧痛がある場合を陽性と診断します（図31）．

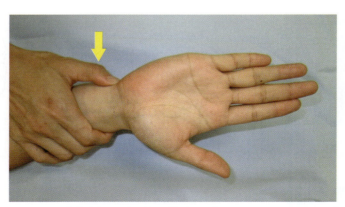

図31　fovea sign．尺骨頭，尺骨茎状突起，尺側手根屈筋腱，豆状骨で囲まれるソフトスポットが尺骨小窩部にあたり，同部の圧痛を認める場合Fovea sign陽性とする．陽性の場合に尺骨小窩断裂の可能性が示唆される

● ulnocarpal stress test

肘関節90°屈曲位で手関節を尺屈した状態で軸圧をかけて，他動的に回内外させて疼痛が誘発される場合を陽性と診断します（図32）．

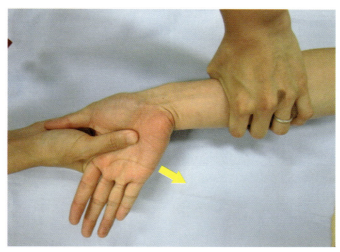

図32　ulnocarpal stress test

【画像診断】

● 単純X線像

画像診断は，まず単純X線を撮影し，正面像でulnar varianceを観察して尺骨突き上げ症候群の有無を診断します．さらに尺骨手根関節の変形性関節症性変化の有無も観察します．

● MRI

TFCCの描出にはMRIを撮影します．「脂肪抑制spin echo法T1強調像」と「gradient echo法T2強調像」での冠状断像がTFCCの描出に優れています．線維軟骨部分が低〜等信号に描出されます（図33）．TFCCは本来低信号ですが，損傷部位は高信号で描出されます．

・変性損傷：disc内の高信号像や全体の斑状の高信号として描出される
・穿孔：無信号となる

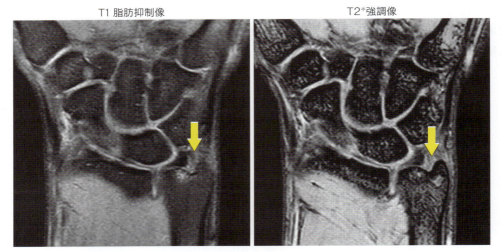

図33 TFCC損傷のMRI．矢印部の不連続性と高信号域を認める

● 関節造影像

また，断裂の診断には，関節造影像を撮影します．本来であれば橈骨手根関節と遠位橈尺関節は（本来）TFCCによって隔てられているため交通していません．しかし，TFCCに穿孔が生じた場合は，橈骨手根関節に注入された造影剤が遠位橈尺関節に漏出し，描出されます（図34）．なお，漏出がない場合は，遠位橈尺関節，手根中央関節にも造影剤を注入し，それでも漏出がないかさらに確認するとともに，TFCCの形態を描出して損傷の有無を観察します．その際は，「TFCCの穿孔の有無」や「foveaへの貯留」，「TFCC disc properが遠位側凸になっているか」どうかを確認します．その後さらにCTを撮影して断裂部位や穿孔の有無，橈尺靱帯損傷の有無（不連続性）などを観察します．

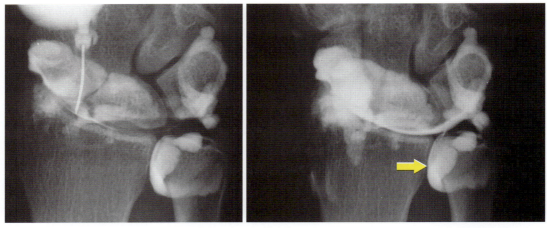

図34 TFCC損傷の関節造影．橈骨手根関節に注入し，DRUJに漏出していることからTFCCの断裂が疑われる．
矢印：DRUJへの漏出

最終的な検査として手関節鏡検査を行います．橈骨手根関節に関節鏡を挿入し，TFCCを遠位から観察します．Palmarが関節鏡視で観察したTFCC損傷所見の分類法（Palmar分類，図35）[6]は広く用いられており，「外傷性断裂」と「変性損傷（断裂）」に大きく分けられています．
　まず，外傷性断裂は損傷部位により「1A：中央部」「1B：尺側および尺骨茎状突起骨折」「1C：遠位部」「1D：橈側の損傷」の4パターンに分類されています．一方，変性損傷は「それ自体の程度」と「尺骨突き上げ症候群との合併の程度」によって2A～2Eに分類されています．さらに，TFCCは立体構造の軟部組織であるため，遠位側の「ハンモック状遠位部」や近位部の「橈尺靱帯」，あるいは尺側の「尺側側副靱帯」に損傷が生じている可能性もあります．

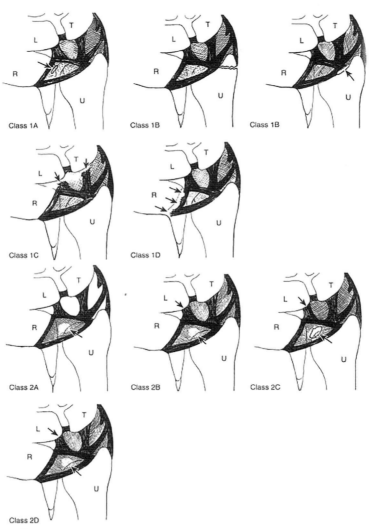

図35　Palmerの分類[6]．外傷性断裂は損傷部位により1A：中央部，1B：尺側および尺骨茎状突起骨折，1C：遠位部，1D：橈側の損傷に分類されている．一方，変性損傷はその程度と尺骨突き上げ症候群との合併の程度によって2A～2Eに分類されている

しかし，この分類ではTFCCの近位部の損傷像を把握できていません．そこで中村は，TFCC遠位面の評価を手関節鏡所見からClass 1：disc内損傷，Class 2：橈側損傷，Class 3：辺縁損傷，Class 4：変性損傷とし，さらに遠位橈尺関節鏡所見から橈尺靱帯の損傷をStage 1：近位面slit損傷または線維化，Stage 2：橈尺靱帯部分損傷，Stage 3：橈尺靱帯弛緩，Stage 4：橈尺靱帯完全断裂に分類しました．TFCC損傷のすべてを網羅しているため，この分類も用いられています（表3）[5]．

表3　TFCC手関節鏡視分類（中村）[5]

橈骨手根関節鏡所見		
分類	所見	Sub-type
Class 0	正常	
Class 1	Disc内損傷	a：slit, b：flap, c：double transverse slit, d：oblique, e：coronal, f：bucket handle
Class 2	橈側損傷	a：disc, b：rim, c：complete
Class 3	辺縁損傷	a：ulnar, b：dorsal, c：palmar, d：distal, e：horizontal
Class 4	変性損傷	a：wear, b：perforation, c：massive
遠位橈尺関節鏡所見		
分類	所見	Sub-type
Stage 0	正常	
Stage 1	近位面slit損傷 または線維化	
Stage 2	橈尺靱帯部分損傷	a：dorsal, b：palmar
Stage 3	橈尺靱帯弛緩	
Stage 4	橈骨尺靱帯完全断裂	

鑑別疾患

尺骨突き上げ症候群，尺側手根伸筋腱腱鞘炎，豆状三角骨間関節症，有鉤骨鉤骨折などがあります．画像診断や解剖学的圧痛部位が鑑別に重要です．

治療・予後

外傷性損傷には受傷後3週間の手関節掌側ギプスシーネ固定を行い，さらに手関節固定装具を3カ月間装着させて，運動負荷をかけないように指導します（図36）．なお，3カ月間の保存的治療にもかかわらず疼痛が持続する場合，または早期復帰を強く望む場合には手術を選択します．

92　　手関節

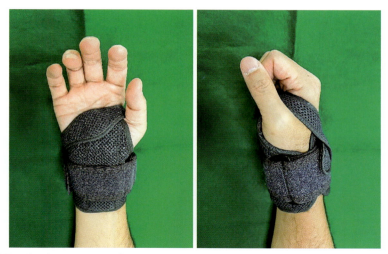

図36 TFCC装具．装具を用いることで指の動きを制限せずに，手関節の屈曲・伸展や回内外での尺骨頭の安定性が得られる

　本症の診断をかねて手関節鏡を実施します．病態を把握して，まずは関節鏡視下手術としてTFCC切除術や，TFCC縫合術を行います．TFCC実質部損傷では，同部が「無血管で神経分布が乏しいこと」「関節運動時の痛み」「引っかかり」「クリック」などの症状を生じることから，鏡視下に実質部の切除を行います．

　またTFCC縫合術は，橈尺靱帯の浅層が関節包から剝脱している場合に，その橈尺靱帯の浅層と関節包とを鏡視下に縫合することで実施します．なお背側，尺側遠位のslit損傷や水平断裂にも縫合の適応があります．縫合法には「capsular suture法」と「trans-osseous suture法」があります．capsular suture法はoutside-inまたはinside-outのアプローチで損傷したTFCCを関節包に縫着する方法です．trans-osseous法は尺骨尺側からoutside-inのアプローチで尺骨を通してTFCCを縫合する方法で，TFCC小窩部損傷に適応があります（図37）．小窩から剝脱している橈尺靱帯に水平マットレス縫合を2カ所かけて尺骨尺側にpull-out縫合するか，suture anchorを用いて修復します．

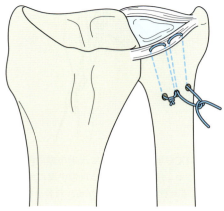

図37 TFCC修復術（trans-osseous suture法）

三角線維軟骨複合体損傷　93

手術としてもう1つ、尺骨短縮骨切り術があります。尺骨手根関節の除圧とTFCCの緊張増加による支持性向上を目的とした手術です。TFCCの変性損傷や遠位橈尺関節の不安定性のある症例、ulnar plus varianceの症例に適応があります。尺骨の遠位骨幹端に骨切りを行い5mm程度切除します。骨切り部に牽引力が働くために偽関節を生じやすく、最近では尺骨短縮用のプレートが開発され、骨切り部に圧着をかけられるように工夫されています（図38）。

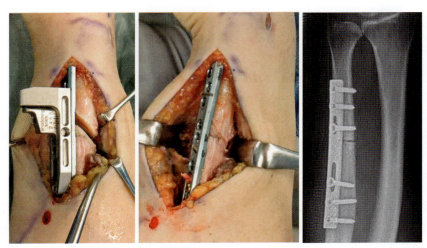

図38　尺骨短縮骨切り術．尺骨の遠位骨幹端部を斜め方向に5mmの骨切除を行い、器械を用いて骨折部に圧着をかけてスクリューで固定する

さらに、橈尺靱帯の変性がすすみ、直接縫合ができない症例に対しては、尺側手根伸筋（extensor carpi ulnaris：ECU）半裁腱を用いて尺骨小窩に再固定するTFCC再建法が行われます（図39）[7]。

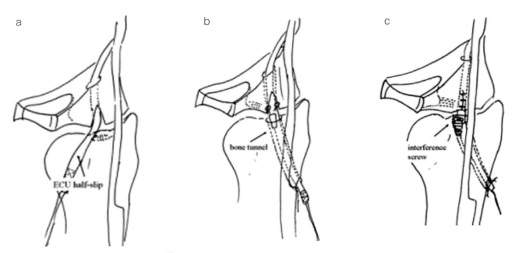

図39　TFCC再建法（Nakamura法）[7]．ECU半裁腱を用いて尺骨小窩に再固定する再建手術．a：ECU半裁腱をTFCCの尺骨縁から尺骨窩まで挿入する．b：尺骨遠位部から尺骨小窩に作製した2.5mmの骨トンネルを作製して、半裁腱を近位尺骨皮質まで通す．c：半裁腱を緊張させながら、尺骨小窩部に小さな骨釘を挿入して、interference screwで固定する

【合併症】

　鏡視下手術の合併症は尺骨神経背側知覚枝障害が4〜46％，縫合糸の刺激が18〜27％，ECU腱炎が11〜26％と報告されています[8]．

専門医紹介のタイミング

　手関節掌側シーネや手関節固定装具で1〜2カ月間固定を行い，疼痛が軽快しない場合は保存的治療による症状の軽減が困難であるため専門医に紹介して，手術の適応を検討してください．

リハビリテーション診療

　保存的治療を行う場合，受傷後3〜6週間の手関節の外固定を行い，運動制限を指示します．特に回内外を制限するのが重要です．患部の状態をみながらすすめていくことになりますが，目安としては術後2カ月から日常生活動作の制限を解除し，3カ月から軽作業を開始，6カ月で重労働やスポーツ復帰を目指します．

　鏡視下TFCC部分切除術では術後早期より除痛が得られるので，抜糸後から可動域訓練を開始し，同時に筋力増強訓練も行います．2〜4週で競技復帰を目指します．

　尺骨短縮術の場合には2週間のsugar tongs splintを行い，3週間の手関節掌側のシーネ固定ののち，自動可動域訓練を開始し，術後7週から他動可動域訓練を開始します．尺骨短縮部に仮骨形成をみてから筋力増強訓練に移行し，術後4〜6カ月で完全復帰を目指します．

　鏡視下TFCC縫合術，直視下TFCC縫合術では尺骨短縮術と同様のギプス固定，自動可動域訓練を行い，術後4〜6カ月でスポーツ完全復帰可能です．

　TFCC再建術の場合にはギプス固定期間は鏡視下TFCC縫合術と同じでよいですが，骨孔の開大を生じると成績が不良となるので，骨孔の安定化がみられる術後6カ月でスポーツに部分復帰し，術後9カ月で完全復帰を目指します．

ピットフォール

　TFCCは年齢に伴い変性が生じるので，外傷によるものか変性によるものかの判断が難しいことが少なくありません．身体所見も必ずしも感度，特異度が高くなく，MRIなどの画像診断を駆使しても診断に苦慮します．診断のゴールドスタンダードは関節鏡です．治療は，急性期であれば装具などの外固定が有効なことが多いですが，十分に安静が得られない場合に手術を要することがあります．また，慢性化した場合は疼痛が持続することがあるので，適切な診断・治療が重要です．

患者説明

　手関節尺側部痛は手関節を捻っただけと患者から軽視されることも少なくありませんが，適切な

三角線維軟骨複合体損傷　　95

治療を行わなければなかなか症状の改善が得られず，疼痛が遷延することも少なくありません．若年者であっても手関節尺側部痛を生じた場合は，早めに専門医に診察してもらい，適切な治療を行うことが重要です．

Ⅳ．Kienböck病（月状骨軟化症）

定 義

　Kienböck病は月状骨の無腐性壊死疾患で，1910年にRobert Kienböckにより月状骨軟化症としてはじめて報告されました．手関節痛を主訴に発症し，明らかな感染等の所見はなく月状骨の骨折・圧潰変形が緩徐に進行し，次第に握力の低下や手関節の可動域制限を生じます．当初は単純X線検査で明らかな変形等を認めずにMRIで血流不全の所見のみ認めることもありますが，徐々に進行して月状骨が骨折・圧潰変形し，分節化していきます．進行すると手関節の変形性関節症を惹起し，さらに可動域制限と疼痛の悪化を生じる進行性の疾患です．原因については明らかにされておらず，繰り返し動作などが誘因となるとされます．病状の進行を食い止めるために，手術を含む様々な治療が行われています．

特 徴

　20～40歳に多く，30歳代が好発年齢です．男女比は2：1と男性に多く，修理工や大工など手をよく使う職業やスポーツ選手に多く，利き手側に多く発生します．

　直接的な原因は不明ですが，手をよく使う仕事やスポーツをする男性に多いことから，手関節への頻回のストレスによる月状骨への血行障害や微小骨折などの多元的原因によるものと考えられています．強いストレスや繰り返しの力が月状骨に負荷されると骨内の内圧上昇が生じて，間質の浮腫や骨髄の脂肪細胞の肥大を生じ，脂肪細胞やマクロファージによる骨破壊が進行します．内圧の上昇が血流障害を生じて虚血に陥り，骨壊死を惹起し骨圧潰がすすんでいきます．Kienböck病発生の誘因として手関節の骨形態の影響が挙げられています．すなわち，手関節における尺骨と橈骨の解剖学的なバランス異常です．手関節単純X線像で「橈骨遠位部の関節面」の高さと「尺骨頭の関節面」の高さのどちらが高いかをulnar varianceと呼称し，尺骨が高い場合を「ulnar plus variance」，橈骨が高い場合を「ulnar minus variance」，同じ高さの場合を「ulnar zero variance」と呼びます（図29）．

　ulnar minus varianceは月状骨への圧力が強くなることからKienböck病の危険因子と考えられています．ただし，欧米ではulnar minus varianceが74％存在する一方，本邦では20％前後であり，決定的な原因とまでは言えません．近年の報告では，月状骨の手根中央関節面の形態に内側（有鉤骨）窩の有無で2種類のタイプがあり，内側窩があるほうが発症しやすいとされています（図40）[9]．さらに，月状骨の形態によっても3種類に分類され，Type Ⅰの形態が月状骨への負荷が大きく最も発症しやすいことも報告されています（図41）[9]．また，月状骨の血流パターンにはY型やX型，Ⅰ型の3種類があり，Ⅰ型で血流障害が生じると，月状骨全域が壊死を起こすため発症の危険性が高

いと言われています（図42）[9]．近年は高齢女性の発症も増えており，特に骨粗鬆症の関与も指摘されています．そのほかに，家族性や動脈内膜炎，鎌状赤血球貧血，ダイバーの減圧症，脳性麻痺，ステロイド薬の内服なども関与するとの報告があります．

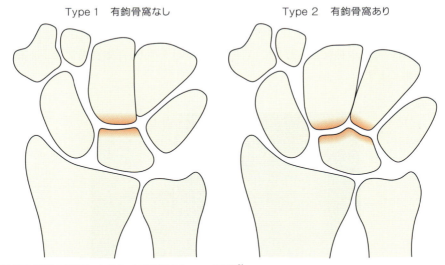

図40　月状骨内側窩の形態によるタイプ分類（Viegas分類）[9]

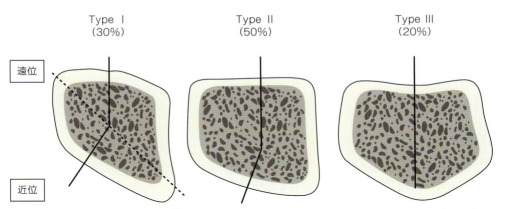

図41　月状骨の形態による分類（Zapico）[9]．TypeⅠのように近位関節面が急峻な場合にKienböck病を発症しやすい

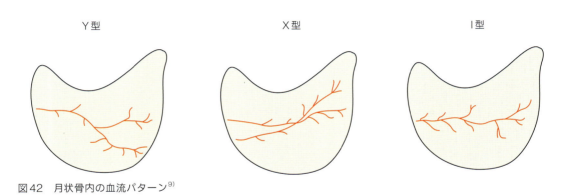

図42　月状骨内の血流パターン[9]

> 検査・診断のポイント

　自覚症状では手関節痛を訴え，手関節中央部背側に圧痛があります．初期には自覚症状がなく，単純X線検査やMRIで発見されることもあります（図43）．起床直後の手関節の「こわばり」や「使用後の疲労感」から始まり，「最大背屈，掌屈時の運動時痛」へと移行します．やがて手関節の「掌屈・背屈可動域制限」や「握力低下」「夜間痛」や「安静時痛」に進行します．さらに分節化した月状骨の骨片が手根管内で正中神経を圧迫して「正中神経麻痺」を生じ，「知覚異常」，「母指球の筋力低下や筋萎縮」を生じます．

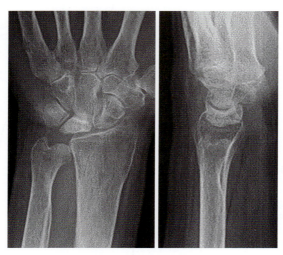

図43　Kienböck病の単純X線像．月状骨は変形し，骨硬化像を認める

【単純X線像】

　単純X線像を用いLichtman分類による病期分類を行います（図44）．本分類は治療に直結する分類として広く用いられています．また単純X線像を用いた分類として，月状骨の圧潰の程度を示すcarpal height ratioを算出する方法があります（図45）．さらに，側面像を用いて，月状骨の高さと前後方向の比率で計算するStåhl indexもよく用いられています（図46）．

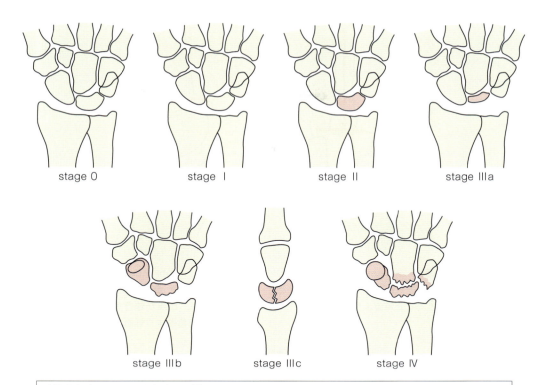

図44 Lichtman分類

病期分類（Lichtman分類（1977））
Stage I ：手関節の疼痛や違和感，可動域制限を認め，単純X線像では線上骨折を認める程度である．異常を認めないことも多い．しかしMRIでは描出されることが多い
Stage II ：単純X線像で骨硬化像を認める．形態の変化はなく，圧潰は認められない
Stage III ：月状骨の圧潰が著明で，手根骨の高さが減じ，有頭骨の近位への移動を認める
Stage IIIa：舟状骨の回旋を認めないもの
Stage IIIb：舟状骨の掌側回旋を認めるもの
Stage IIIc：冠状断の骨折のあるもの
Stage IV ：手関節全体へ関節症変化が波及したもの

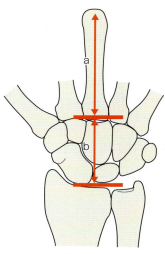
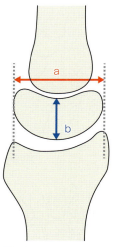

図45 carpal height ratio(b/a)（正常：0.51-0.57）．圧潰が進行すると正常値より低値となる

図46 Ståhl index＝b/a（正常値：0.50-0.56）．圧潰が進行すると正常値より低値となる

【CT】

CT検査は骨壊死，骨折，分節化，圧潰の程度を微細に観察できるとともに，周囲の関節症性変化の評価にも有効です（図47）．

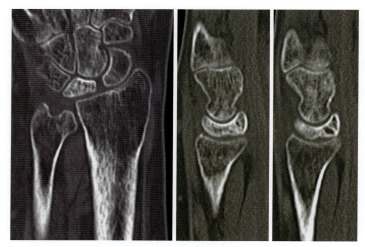

図47 Kienböck病のCT像．月状骨の骨硬化がすすみ，骨嚢胞を形成する

【MRI】

MRIは骨破壊の始まる前の初期段階での評価で特に有効で（図48），プロトン強調像高速スピン・エコー像や，T1強調像脂肪抑制像が軟骨変性や軟骨下骨圧潰の評価に有効です．血流の評価にはガドリニウム造影MRIが有効です．

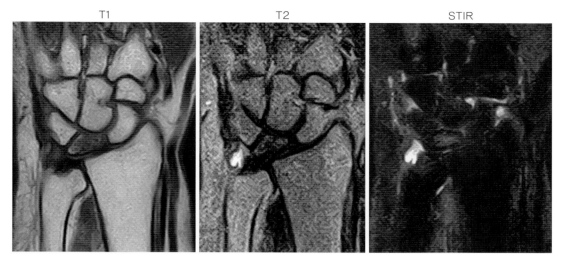

図48 Kienböck病のMRI．T1，T2強調像で低信号，STIRで高信号の骨壊死の所見

【関節鏡】

関節表面の弾力性や靱帯損傷の評価が可能です．軟骨表面の変性のある領域によってBainとBeggは本症の関節鏡視分類をしています（図49）[9]．

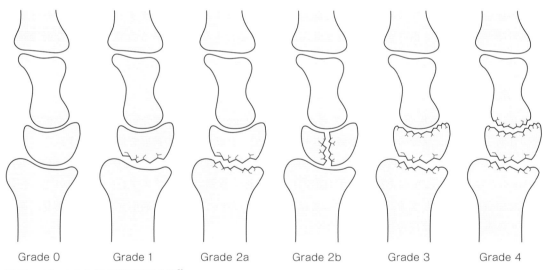

図49 Kienböck病の関節鏡視分類[9]

診断のポイントは，手をよく使う青壮年の男性の手関節痛に本症を疑い，単純X線検査やMRI検査を実施することです．単純X線検査で所見を認めた場合は，Lichtman分類にしたがって病期を判断します．

鑑別疾患

変形性関節症は橈骨手根関節，手根中央関節，手根骨間関節，母指CM関節と周囲関節に発生し，同様の手関節痛を生じるので，Kienböck病との鑑別が重要です．丁寧に圧痛部位を確認し，画像診断を駆使して鑑別します．

また，手関節背側部痛の原因となる病態として，舟状月状骨間離解もあります．こちらも画像診断で鑑別します．舟状骨の無腐性壊死をPreiser病といい，本症と似た病態です．骨折・変形部位の画像診断で鑑別します．また，月状骨周囲脱臼は外傷後に見逃されていることも少なくありません．鑑別に挙げて詳細な観察が重要です．

治療・予後

すべての病期において疼痛改善を目標とします．また，Lichtman分類による各病期の治療方針は，Lichtman分類 Stage Ⅰ～Ⅲaでは月状骨の圧潰防止，手関節の変性防止のための治療を選択します．Lichman分類Stage Ⅲb～Ⅳでは月状骨の再建を，月状骨の再建不能例には運動機能手術を，再建不能例にはサルベージ手術を行います．

【保存的治療】

Lichtman分類 Stage Ⅰに対してはギプス固定や装具療法による保存的治療を行います．手を使う職業の患者で，数カ月間の保存的治療で改善しない場合は手術を考慮します．高齢者で活動性の低い患者は，必ずしも手術の適応となりません．病期が進行することがあるので，継続的な経過観察が必要です．

【手　術】

術式はLichtmanの病期分類に応じて考慮します．Stage ⅡとⅢでは橈骨短縮骨切り術や橈骨楔状骨切り術を行い，月状骨の圧迫力を減少させることで，月状骨壊死の進展を防止します．

橈骨短縮骨切り術は掌側アプローチで展開して，橈骨骨幹端部に骨切りを行い，ulnar zero varianceとなる長さに短縮を行います（図50）．その後，掌側ロッキングプレートを用いて，骨切り部を圧着させ固定します．施設によってはStage Ⅳにおいても本法を適応することがあり，適応に関する意見の一致は得られていません．

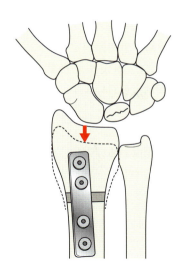

図50　橈骨短縮骨切り術

　橈骨楔状骨切り術は，ulnar zero variance またはulnar plus varianceに対して行います．橈骨関節面（radial inclination）が15°減少するように閉鎖式楔状骨切り術を行い，その後，橈骨短縮骨切り術と同じく掌側ロッキングプレートを用いて固定します．

　ほかの術式として有頭骨短縮骨切り術は，月状骨の遠位部の有頭骨を短縮して月状骨への圧力を減少させる手技です．有頭骨中央部を骨切りし，ヘッドレス・スクリューを用いて短縮固定します（図51）．血管柄付き骨移植術など血行再建術を併用する方法もあります．橈骨遠位部の背側から血管柄付きで橈骨遠位部を挙上して，月状骨に血管柄付き骨移植を行い，血行再建を行います．

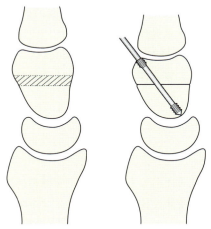

図51　有頭骨短縮骨切り術．有頭骨中央部を骨切り後，ヘッドレス・スクリューを用いて短縮固定し，月状骨にかかる負荷を減弱させる

　Stage Ⅲb～Stage Ⅳでは，月状骨を摘出して腱球などの代替物置換術を行います．腱球は長掌筋腱を丸めて，摘出した月状骨部に挿入し，周囲の靱帯と縫合して固定します．近年ではセラミック

Kienböck病（月状骨軟化症）

製の人工月状骨が開発され臨床応用されています．なお，Stage IVで関節症性変化の強い場合には「近位手根列切除術」「部分手関節固定術」「手関節固定術」などの適応となります．部分手関節固定術は舟状有頭骨間（scapho capitate：SC）固定や，舟状-大菱形-小菱形骨間（scapho-trapezio-trapezoid：STT）固定，有頭-有鉤骨間固定を行います．

【予 後】

放置すると単純X線上，月状骨の硬化像から分節化，圧潰，さらには関節症へと進行します．しかし，それらの画像所見は臨床症状と必ずしも一致しませんので注意が必要です．手術の成績は一般に良好であり，月状骨の修復は発症後3〜4年を経てから生じると言われています．

専門医紹介のタイミング

手関節痛を訴え，単純X線検査，CT，MRIなどの画像診断で本症を疑う場合は，迷わず専門医へ紹介しましょう．月状骨の圧潰が進行する前に手術を含めた治療法を検討し，病期の進行を防止する対策をとる必要があるからです．治療法も様々であり，専門医による包括的な治療体系の説明を行い，適切な治療と継続的なフォローアップが必要となります．

リハビリテーション診療

手術法によりリハビリテーション治療は異なります．

橈骨短縮骨切り術では術後1〜2週間sugar tongs splintを行い，手関節の掌背屈や前腕の回内外を制限します．安定していれば手関節掌側固定を経て外固定を終了し，自動可動域訓練を開始します．

有頭骨短縮骨切り術では，固定が安定していれば外固定は行いません．骨癒合が得られるまでは手にかかる負荷を減らして，日常生活動作を許可します．

月状骨摘出，代替物置換術では術後3〜4週間sugar tongsによる外固定を行い，その後慎重に自動可動域訓練を実施します．十分に安定性が得られてから運動負荷を緩徐にかけていくことが重要です．

ピットフォール

橈骨短縮骨切り術は，短縮しようとしても術前の軟部組織の構造から牽引力が働き，骨癒合しにくいため注意が必要です．特に手をよく使う仕事やスポーツをする患者が多いので，慎重に運動制限を指示する必要があります．また，いずれの治療を行っても月状骨は元の状態には戻りません．手術や術後の固定のため，手関節の可動域制限を生じることが多く，治療後の患者満足度に影響する場合もあります．何らかの運動制限が残ることを十分に説明してから手術を行うべきです．

患者説明

手関節に負担のかかる職業，スポーツ，趣味に関連して生じやすい疾患です．月状骨の壊死により変形（圧潰）を生じ，徐々に進行する疾患で，手関節の疼痛や可動域制限を生じます．進行する前に装具療法や手術治療を含めた対策をとるほうがよいと考えられます．手関節に負担がかかることで生じやすいので，負担を軽減する対策をとることが重要です．進行すると手術が必要となってきますが，手術後も病状の進行や可動域制限が残存することも少なくありません．

コラム：月状骨周囲脱臼

月状骨周囲脱臼は，手根骨間や手根骨手関節間の靱帯断裂を生じて，月状骨に対して周囲の手根骨が背側または掌側に脱臼するまれな外傷です．高所からの転落や交通事故などの高エネルギー外傷で生じます．舟状骨骨折や橈骨茎状突起骨折を合併することもあります．月状骨周囲脱臼が自然に整復されようとして，月状骨を押し出して月状骨だけが脱臼した状態を月状骨脱臼と称します．

手関節の腫脹，疼痛を生じるが単純X線正面像で，橈骨手根関節や手根中央関節の手根骨の骨皮質の並びの異常（図52a）や，側面像で月状骨に対して有頭骨の位置関係の異常で診断されます（図52b）．疑わしい場合はCT画像で評価します．

治療は麻酔下に手関節を軽度伸展位で牽引して，月状骨周囲を押えながら掌屈させて行います．整復後に手根骨間の離開や易脱臼性などの不安定性があれば，舟状月状骨間や舟状有頭骨間のKirschner鋼線による固定を行います．舟状骨骨折を伴う場合はheadless screwなどを用いて骨折部の強固な固定が可能です．術後は手部から肘上までの外固定を2週，肘下までの外固定を4週行い，術後2～3カ月で鋼線を抜去します．本脱臼を見逃して放置すると，二次性変形性手関節症が進行するので，早期に整復，固定を行うことが重要です．

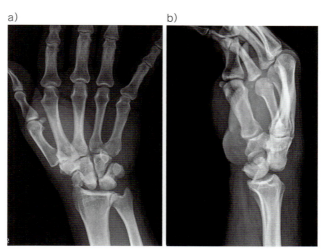

図52 月状骨周囲脱臼の単純X線像（正面，側面）．a) 正面像で手根中央関節のラインが月状骨の遠位部で途絶えている．b) 側面像では有頭骨が月状骨の背側に脱臼している

● 文　献

〈橈骨遠位端骨折〉
参考図書
・日本整形外科学会診療ガイドライン委員会，橈骨遠位端骨折診療ガイドライン策定委員会編．橈骨遠位端骨折診療ガイドライン2017（改訂第2版）．南江堂．2017.
・田嶋光：橈骨遠位端骨折，In：冨士川恭輔，鳥巣岳彦編：骨折・脱臼　改訂5版．南山堂．2023.
・酒井昭典．軽んじてはいけない橈骨遠位端骨折：その先にある重症骨粗鬆症への進展予防の観点から．関節外科．2023；42(12)：1366-71.

参考文献
1）Chen CW, Huang TL, et al. Incidence of subsequent hip fractures is significantly increased within the first month after distal radius fracture in patients older than 60 years. J Trauma Acute Care Surg. 2013; 74(1): 317-21.
2）川崎恵吉，久保和俊，他．橈骨遠位端骨折の治療戦略．初心者から手外科医までの橈骨遠位端骨折に対する掌側ロッキングプレート固定術-合併症をいかに予防するか-．日整会誌．2023；97(10)：865-73.
3）三浦靖樹．橈骨遠位端骨折に対するロッキングプレート固定術後リハビリテーション．関節外科．2019；38(8)：849-55.

〈舟状骨骨折/偽関節〉
参考文献
4）Lee SK. Fractures of the carpal bones. In：Wolfe SW. Pederson WC, et al.（eds）. Green's Operative Hand Surgery 8th Edition. Elsevier. pp.677-753. 2021.

〈三角線維軟骨複合体（TFCC）損傷〉
参考図書
・中村俊康．三角線維軟骨複合体（TFCC）損傷．関節外科．2022；41(12)：89-96.

参考文献
5）中村俊康．疾患別解説　手関節三角線維軟骨複合体（TFCC）．臨床画像．2019；35(10)：52-61.
6）Leversegde FJ, The distal radioulnar joint. In: Wolfe W. et al.（eds）. Green's Operative Hand Surgery 8th Edition. Elsevier. pp.563-600, 2021.
7）Nakamura T. Anatomical Reattachment of the TFCC to the Ulnar Fovea Using an ECU Half-Slip. J Wrist Surg. 2015; 4(1): 15-21.
8）富田一誠，他．TFCC損傷の診断と治療．日手会誌．2022；38(6)：819-28.

〈Kienböck病（月状骨軟化症）〉
参考図書
・岩崎倫政，三浪明男．Kienböck病に対する橈骨短縮骨切り術の有用性．日整会誌．2008；82(1)：11-4.

参考文献
9）Lee SK, Fractures of the carpal bones. In: Wolfe W. et al.（eds）. Green's Operative Hand Surgery 8th Edition. Elsevier. pp.677-753, 2021.

第5章 腱

本章では，腱鞘炎（非感染性・感染性）および腱損傷（外傷性・非外傷性）について概説します．

I．手指屈筋腱狭窄性腱鞘炎（ばね指）

定　義

　屈筋腱の靱帯性腱鞘（主にA1腱鞘：図1a，b）での腱自体の肥厚および腱鞘滑膜の肥厚などによって腱の円滑な走行が障害された状態（絞扼性腱障害）を「狭窄性腱鞘炎」と称し，走行障害によって弾発現象（ばね現象）を伴った病態を「ばね指（または弾発指）」と称します．ときに小児に生じることがあり，特に乳幼児の母指に発症したものを「強剛母指」と称します．

　手指の反復使用による機械的刺激に加えて，閉経・妊娠などのホルモン不均衡によって発症すると考えられ，成人例では靱帯性腱鞘の肥厚・狭小化，腱滑膜の肥厚，腱自体の肥大・硬化によって屈筋腱の通過障害が生じ，弾発現象をきたすと考えられています．一方，小児例は成人例と異なり，靱帯性腱鞘に変化はみられず，屈筋腱の一部が腫瘤状に肥大することによって靱帯性腱鞘の通過障害をきたすと考えられています．弾発現象は指屈曲位から伸展位にする際に発症し，起床時に自覚することが多いとされています．

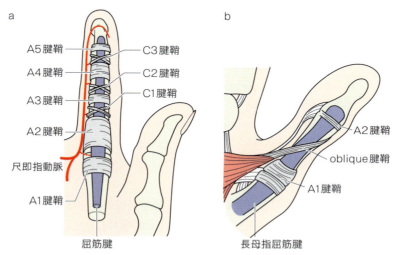

図1　屈筋腱・腱鞘の構造．a：2〜5指の腱鞘構造．b：母指の腱鞘構造

特　徴

　女性に多く（男女比 1：2〜6），更年期および周産期に好発します．また，手指作業者にも好発します．右側に好発し，母指・中指・環指の順に多く，示指・小指発症例は比較的まれです．代表的な併存疾患として糖尿病が挙げられ，糖尿病罹患例では多数指発症例が多いとされています．また，滑膜炎を生じる関節リウマチなどの疾患にも併発します．

検査・診断のポイント

【身体所見】

　患者の多くは『指がカクカクする』『動かしづらい』などの主訴で外来を受診します．また，急性期は疼痛を伴うことが多いのに対し，罹病期間が長くなるとかえって疼痛はあまり訴えなくなり，PIP関節（母指はIP関節）の疼痛・可動域制限や屈曲位でのロッキング症状を訴えることが多くなります．なお，小児例では患指を伸展できない（＝屈曲位でのロッキング）ことに親が気づいて受診することがほとんどです．

　成人例の理学所見では患指を屈曲位から伸展位にする際にばね現象が再現できれば，容易に診断することができます．また，患指基部のA1腱鞘に一致した部位での腫脹・圧痛も診断に有用です．

　臨床的な重症度を示す分類として「Quinnellの分類」が頻用されています（表1）．小児例でも同様にばね現象が再現できれば診断は容易で，患指基部A1腱鞘近位の腱腫大部が容易に触知できます．

表1　Quinnellの分類

grade Ⅰ	疼痛・引っかかり感を訴えるが，診察時再現性はない A1腱鞘上に圧痛がある
Ⅱ	診察時に引っかかりを認める 指を屈曲位から自動伸展できる
ⅢA	診察時に引っかかりを認める 指を屈曲位から自動伸展できず，他動的に伸展しなければならない
ⅢB	診察時に引っかかりを認める 指を自動屈曲できない
Ⅳ	診察時に引っかかりを認める PIP関節は屈曲拘縮を呈する

【画像診断】

　成人例・小児例とも超音波検査が有用であり，MP関節掌側短軸像では高エコーを示す屈筋腱の腫大，および成人例では周囲の無〜低エコーを示す腱鞘の肥厚が容易に確認できます（図2a）．また，成人例ではドプラ法で腱鞘周囲の血流信号も確認できます．長軸像でも同様に，屈筋腱の腫大・成人例での腱鞘の肥厚が確認でき（図2b），動的観察では屈筋腱滑走障害がリアルタイムで確認できます．

　なお，単純X線は必須ではないものの，ときに後述する骨関節疾患の除外を目的に撮像されるこ

とがあります.

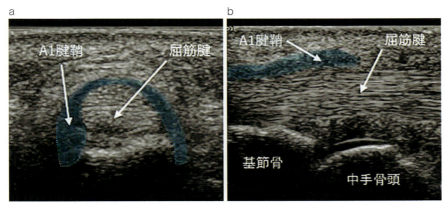

図2　腱鞘・屈筋腱の超音波検査所見．a：A1腱鞘の超音波短軸像．b：A1腱鞘の超音波長軸像

鑑別診断

診断は容易ではあるものの，PIP関節の伸展障害を伴う例ではBouchard結節などの骨関節疾患の鑑別が必要となります．

治療・予後

【保存的治療】
● 理学療法

　成人例で最も重要なのは『できるだけ機械的刺激を避ける』ことです．指の動きが悪くなると，患者は指を一生懸命自動運動させてしまい，かえって機械的刺激が増加することになります．まずは患指の安静を厳命し，必要に応じて患指安静目的の外固定（副子や装具）を併用します．また，ストレッチ（図3a-d）も有効とされており，可動域制限に対しては非罹患側や第3者による可動域訓練のみを指導します．

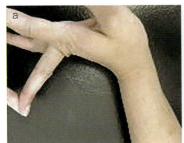
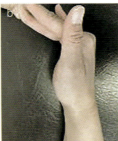
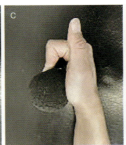
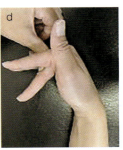

図3　ばね指に対するストレッチ．a：屈筋腱のストレッチ．手関節背屈・MP関節他動伸展．b：A1腱鞘のストレッチ①；抵抗下MP関節屈曲．c：A1腱鞘のストレッチ②；DIP関節伸展位でMP・PIP関節抵抗下自動屈曲．d：A1腱鞘のストレッチ③；MP関節他動深屈曲

●薬物療法

　非ステロイド性消炎鎮痛薬（内服・外用）の併用も軽傷例に対しては有効です．それでも症状が軽快しない場合は腱鞘内注射を行います．古くは水溶性ステロイド薬と局所麻酔薬を盲目的に腱鞘内へ注射していましたが，近年は懸濁性ステロイド薬を使用することで比較的長期にわたって症状が軽快することが知られるようになりました．筆者はトリアムシノロンアセトニド（ケナコルト-A®筋注・関節腔内用）2〜8 mg＋1％キシロカイン0.5 mLおよび27 G注射針・1 mLのシリンジを使用し，超音波短軸像で屈筋腱・腱鞘を描出して直交法で腱鞘内へ注射針を刺入し，確実に腱鞘内へ注射することにしています（図4a，b）．疼痛に過敏な患者へは側方からの刺入を選択してもよいでしょう[1]．なお，トリアムシノロンアセトニドの大量（≧20 mg/回）投与・頻回投与は屈筋腱断裂やA2腱鞘断裂の誘因になるため，避けるべきです．筆者はトリアムシノロンアセトニドの半減期が約3カ月であることを考慮して腱鞘内注射は3カ月おきに3回までとし，短期間に再発する例や3回注射しても再発する例に対しては手術を勧めます．

　なお，小児例では通常腱鞘内注射を行わず，患部のマッサージや伸展位外固定（副子や装具）のみにとどめます．

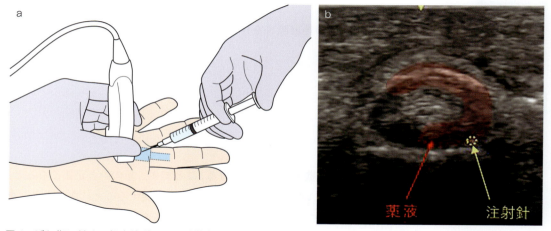

図4　ばね指に対する超音波ガイド下腱鞘内注射．a：超音波ガイド下腱鞘内注射の実際．b：超音波ガイド下腱鞘内注射時の超音波短軸像

【手　術】

　前述の保存的治療が奏功しない成人例に対しては，局所麻酔下に腱鞘切開術を行います．近年，麻酔に10万倍エピネフリン含有キシロカイン（1％キシロカインE®）を使用できるようになりましたが，筆者は1％キシロカインを約5 mL使用し，駆血帯は使用せずに手術を行っています．皮膚切開は，母指では手掌指節皮線上の横切開，示指〜小指ではA1腱鞘直上の斜切開あるいは縦切開（いずれも約1.5 cm）を用いています（図5a）．

　古典的には示指〜小指でも横切開が勧められていましたが，①長軸方向の展開に劣ること，②指神経損傷のリスクがあることから，近年は皮線を越えない縦切開を推奨するようになってきています．皮下を鈍的に展開し，橈尺側の神経血管束を保護しつつA1腱鞘を露出し，A1腱鞘を橈尺側の

中央でメス・ハサミ・切腱刀（図5b）などを用いて全長にわたって切離します（図5c）．腱鞘切開後は患指の自動運動でばね現象の消失・スムーズな屈筋腱の滑走を確認します．

近位でのばね現象が残存する場合はPA腱鞘と称する腱鞘様構造の切離を，遠位でのばね現象が残存する場合はA2腱鞘近位部の切離を要します（図5c）．A1＋A2腱鞘の全切離はbowstring現象の原因となるため避けなければなりません．腱鞘を切離したら，腱鞘内部を走行する浅指屈筋腱・深指屈筋腱を引き出して癒着を剥離します（図5d）．それでも通過障害が改善しない場合は，浅指屈筋腱のhalf slipを切除します．患指の自動屈曲・伸展がスムーズにできることを確認し，皮膚を閉創します．

小児例では就学前の手術が推奨され，全身麻酔下にA1腱鞘の切離のみを施行します．なお，小児例は成人例と比較して腱鞘が薄く同定しにくいため，ロッキング状態で腱鞘近位の腱腫大部を同定して遠位のA1腱鞘を切離し，ばね現象なく他動伸展が可能になることを確認して閉創し，手術を終了します．

なお，（超音波ガイド下）皮下腱鞘切開や鏡視下腱鞘切開なども報告されていますが，直視下法と比較して難易度が高く，成否は術者の技量に依存します．

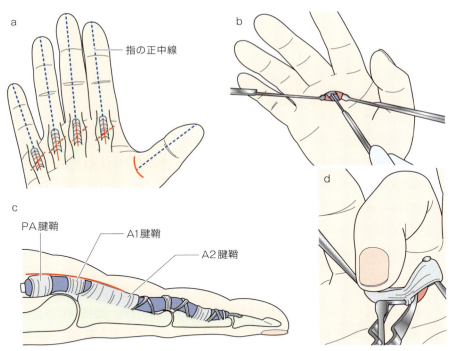

図5　ばね指の手術．a：皮膚切開；母指は皮線に沿った横切開，他指は皮線を越えない縦切開（実線）または斜切開（点線）．b：切腱刀を用いたA1腱鞘切開の実際．c：腱鞘の切離範囲；A2腱鞘切離は近位3/4以下に留める．d：腱の癒着剥離

専門医受診のタイミング

PIPまたはIP関節伸展制限が著明な成人例はすでに関節拘縮になっている可能性があり，腱鞘切開のみでは可動域制限の残存が予想されますので専門医受診が望ましいでしょう．また，小児の保存的治療無効例はしかるべきタイミングで小児全身麻酔が可能な施設に紹介すべきです．他動伸展ができない場合は，手術を勧めるのがよいと思います．

リハビリテーション診療

小児例および術前にPIPまたはIP関節可動域制限がない成人例では，特別な術前後のリハビリテーション治療は必要としません．一方，術前すでにPIPまたはIP関節可動域制限を生じている成人例では，術前および術後にPIP（IP）関節他動可動域訓練を指導します．なお，他動運動で改善しない可動域制限は，自動運動がスムーズになっても改善する可能性がほとんどないことを肝に銘じておかなければなりません．

ピットフォール

【腱鞘内注射のピットフォール】

薬液が腱鞘外に漏出したとしても抗炎症効果は期待できますが，皮膚障害（炎症・脂肪組織萎縮・色素沈着）を生じる可能性があります．

【手術のピットフォール】

腱鞘の橈尺側には神経血管束が走行しており．特に母指橈側指神経はA1腱鞘に近接しているため損傷には注意が必要です．

患者説明

【成人ばね指】

前述のように本疾患はoveruseによる疾患でありながら，患者は悪くなった動きを改善しようと一生懸命自動運動に励んでしまうという悪循環が生じます．そのため，患指の安静が重要であることを十分説明する必要があります．また，糖尿病などの基礎疾患がある場合は基礎疾患のコントロールも重要であることを説明します．

手術の際には隣接する神経血管束損傷の可能性を説明しておきます．

【小児ばね指】

成長とともに軽快していく例が多いため，家族へは勇気を持った経過観察を勧めます．一方で，手術は関節性拘縮が起こる前に行う必要があることも説明する必要があります．

Ⅱ. de Quervain病

定　義

　伸筋腱第1区画に発症した狭窄性腱鞘炎を詳細に報告したスイス人外科医の名を冠してde Quervain病と称します．伸筋腱第1区画には長母指外転筋（abductor pollicis longus：APL）腱および短母指伸筋（extensor pollicis brevis：EPB）腱が走行しており，本症はもっぱらEPB腱・腱鞘間の絞扼が主因とされていますが，APL腱の関与を否定するものではありません．

特　徴

　更年期および周産期の女性に好発し，男女比は1：7とされています．手，特に母指の酷使が発症の要因と考えられています．

検査・診断のポイント

【身体所見】

　患者は手関節橈側部，特に橈骨茎状突起部の疼痛を主訴に来院し，多くの例で同部位の圧痛・腫脹を呈します．本症には特徴的な疼痛誘発テストがいくつかあり，いずれも診断に有用です．

　Eichhoffテストは母指を他指で握り込んだ状態で手関節を尺屈強制します（図6a）．Finkelsteinテストは母指を把持して手関節を急激に尺屈します（図6b）．Brunelliテストは手関節を橈屈位に保持して母指を橈側外転させる（図6c）ことで疼痛が誘発されます．また，本邦でも岩原-野末徴候（手関節最大掌屈位で母指を自動で橈側外転する：図6d）や麻生テスト（手関節最大背屈位で母指を自動で橈側外転する：図6e）などが報告されています．

de Quervain病　　113

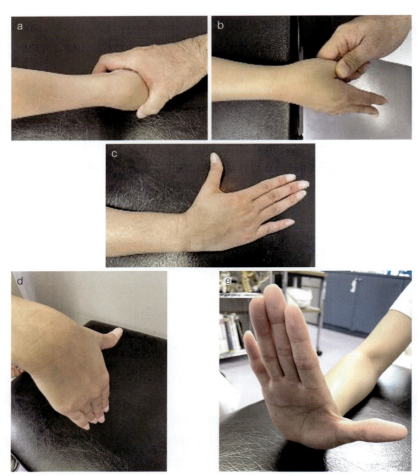

図6 de Quervain病の誘発テスト．a) Eichhoffテスト．b) Finkelsteinテスト．c) Brunelliテスト．d) 岩原-野末徴候．e) 麻生テスト

【画像診断】

　ばね指と同様に超音波検査が有用であり，橈骨茎状突起部短軸像では腱周囲の無〜低エコーを示す腱鞘の肥厚を容易に確認することができます．また，APL腱・EPB腱間の中隔の存在が発症に強く関与しているとされ，中隔は両腱間の無エコー域として描出されます（図7）．さらに，ドプラ法で腱鞘周囲の血流信号を確認することができます．

　単純X線はやはり必須ではないものの，後述する骨関節疾患の除外を目的として撮像されます．

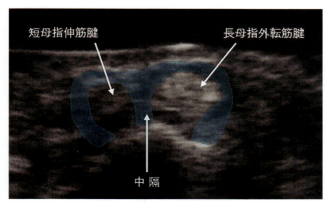

図7 de Quervain病の超音波検査所見

鑑別診断

ほかの手関節橈側〜母指基部痛を生じる疾患，特に母指CM関節症・STT（舟状大菱形小菱形骨間）関節症や橈骨手根関節症を鑑別する必要があります．

治療・予後

【保存的治療】

ばね指と同様，最も重要なのは機械的刺激を避けることです．副子や装具による患肢の安静や非ステロイド性消炎鎮痛薬（内服・外用）の投与を行います．これらの治療で軽快しない場合は，ステロイド薬を腱鞘内へ注射します．伸筋腱第1区画は皮膚の直下にあり，懸濁性ステロイド薬が皮下に漏出すると皮下組織の萎縮・皮膚炎や皮膚色素沈着・脱出をきたしやすいため注意が必要です．また，腱鞘内に中隔が存在する場合は確実なEPB腱鞘内注射が要求されることから，超音波ガイド下腱鞘内注射が望ましいでしょう．

筆者はトリアムシノロンアセトニド（ケナコルト-A®筋注・関節腔内用）2〜8 mg＋1％キシロカイン0.8〜0.9 mLおよび27 G注射針・1 mLのシリンジを使用し，超音波短軸像でAPL腱・EPB腱および腱鞘を描出して直交法でEPB腱鞘内へ注射針を刺入し，確実に腱鞘内へ注射するようにしています（図8a，b）．また，投与間隔・回数はばね指と同様に3カ月おきに3回までと説明しています．

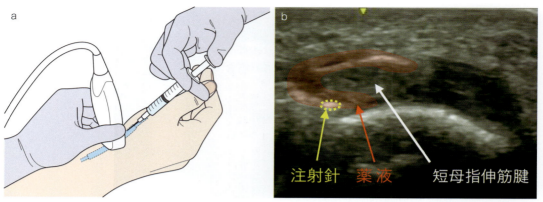

図8 de Quervain病に対する超音波ガイド下腱鞘内注射．a：超音波ガイド下腱鞘内注射の実際．b：超音波ガイド下腱鞘内注射時の超音波短軸像

【手術】

　前述の保存的治療が奏功しない成人例には局所麻酔下に腱鞘切開術を行います．麻酔は10万倍エピネフリン含有キシロカイン（1％キシロカインE®）約5 mLを伸筋腱第1区画部の皮下に注射します．麻酔後十分に時間を置くことでエアータニケットを使用することなく手術が可能となります．

　皮膚切開は伸筋腱第1区画上の横切開（約1.5 cm）が整容面で優れてはいるものの，展開がよくないこと，腱鞘上に存在する橈骨神経浅枝損傷の可能性があることから選択には慎重を期すべきであり，筆者は約2 cmの"く"の字状切開を使用しています（図9a）．橈骨神経浅枝（図9b）を同定・保護したのち，中枢または末梢でAPL腱・EPB腱を同定し，伸筋腱第1区画の腱鞘を部分切除します．特に中隔が存在する例では腱鞘をT字に部分切除します（図9c）．ただし，腱鞘を全切除すると術後に腱が掌側へ脱臼して疼痛を訴える例があるため，腱鞘の橈尺側部は残しておくのが適切です．母指の自動伸展・外転を確認後に洗浄・閉創します．

　なお，腱鞘形成（腱鞘をZ状に切開してゆるく縫い直すなど）の報告もありますが，筆者には経験がありません．

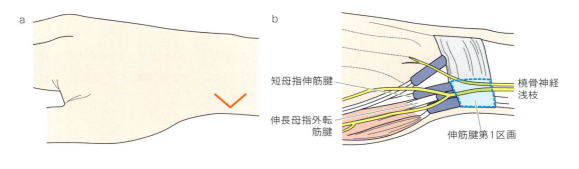
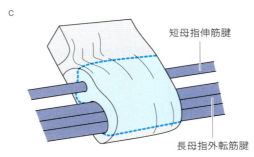

図9 de Quervain病の手術．a：皮膚切開．b：伸筋腱第1区画部．c：伸筋支帯・隔壁の切除範囲

専門医受診のタイミング

　前述のように手術では橈骨神経浅枝損傷のリスクがあり，不幸にも橈骨神経浅枝損傷を合併してしまうと術後に手背橈側のしびれを訴え，患者は疼痛が軽快しているのにも関わらず『よくならない』と主張するようになってしまいます．したがって，本手術は専門医によって行われるべきと考えています．

リハビリテーション診療

　特別な外固定・術後リハビリテーション治療は必要としません．

ピットフォール

①腱鞘内注射のピットフォール
　　薬液が腱鞘外に漏出した場合は，ばね指と比較して高率に皮膚障害（炎症・脂肪組織萎縮・色素沈着）をきたすため，確実に腱鞘内へ投与する必要があります．

②手術のピットフォール
　　伸筋腱第1区画上には必ずといっていいほど橈骨神経浅枝が走行しているため，皮膚切開時に円刃を深く入れることは避け，皮下の剝離は長軸方向へ鈍的に行い，必ず同定・保護しておきましょう．

患者説明

ばね指と同様に手関節・母指の安静が重要であることを強調して伝えます．腱鞘内注射の際は，前述の皮膚合併症について必ず説明しておかなければなりません．また，手術前には橈骨神経浅枝損傷に伴う手背橈側の感覚障害発症の可能性を説明しておきます．

Ⅲ．尺側手根伸筋腱腱鞘炎

定義

伸筋腱第6区画で発症する有痛性尺側手根伸筋（extensor carpi ulnaris：ECU）腱障害と定義されています．

特徴

伸筋腱第6区画を構成する伸筋支帯および尺骨茎状突起とECU腱による絞扼性腱障害が大半を占め，多くの例が前腕回内外運動の反復に起因します．また，前腕回外，手関節尺屈・掌屈負荷によりECU下層腱鞘（subsheath：図10）が破綻してECU腱が掌側へ脱臼するようになり，脱臼を反復することによって腱鞘炎に至る例も少ないながら存在します．

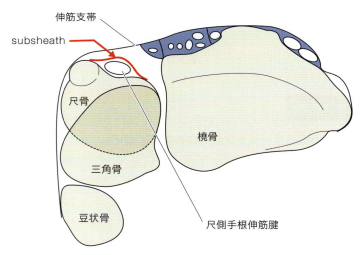

図10　尺側手根伸筋腱・腱鞘の構造

検査・診断のポイント

【身体所見】

絞扼性腱障害の例ではもっぱら手関節尺側部痛を訴えて来院します．加えて，ECU腱脱臼に起因する例では前腕回内外時のECU腱の脱臼感を訴えます．

誘発テストとして，carpal supination test（肘関節屈曲90°・前腕回外位で手部過回外を強制する：図11a），synergy test（肘関節屈曲90°・前腕回外位で母指-示指間に抵抗を加える：図11b），合掌回外テスト（手関節背屈位で手掌を合わせて前腕を回外する：図11c），二見テスト（手関節掌屈位で前腕回内外する：図11d）が報告されています．

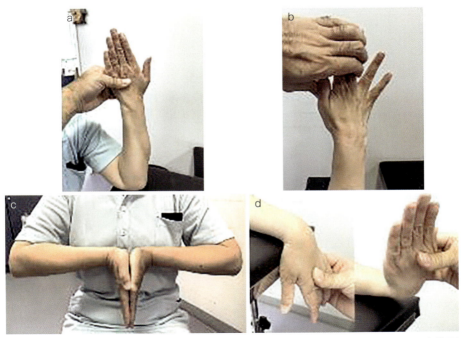

図11 尺側手根伸筋腱腱鞘炎の誘発テスト．a：carpal supination test．b：synergy test．c：合掌回外テスト．d：二見テスト

【画像診断】

超音波検査・MRIによるECU腱の腫大・腱鞘内の水腫所見が確認できます（図12a, b）．また，ECU腱脱臼を伴う例ではsubsheathの非薄化・内径の拡大および超音波動的観察で容易に腱脱臼を視認することができます．外傷歴のある例では尺骨茎状突起骨折変形治癒などをチェックする目的で手関節単純X線を撮像します．

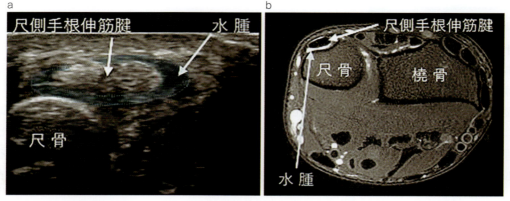

図12　尺側手根伸筋腱腱鞘炎の画像所見．a：超音波短軸像．b：MRI（T2強調）

鑑別診断

　手関節尺側部痛をきたす可能性のある三角線維軟骨複合体（TFCC）損傷・尺骨突き上げ症候群との鑑別を要します．特にTFCC損傷は合併していることも少なくないため，注意が必要です（第4章参照）．

治療・予後

【保存的治療】

　他疾患同様overuseを避ける生活指導はもちろん重要ですが，本疾患は腱鞘内注射が極めて有効であり，ほかの腱鞘内注射と同様に超音波ガイド下注射により簡便かつ正確な注入が可能になります．筆者はトリアムシノロンアセトニド（ケナコルト-A®筋注・関節腔内用）2～8 mg＋1％キシロカイン0.8～0.9 mLおよび27 G注射針・1 mLのシリンジを使用し，超音波短軸像でECU腱のsubsheathを描出して直交法でsubsheath内へ注射針を刺入して確実に腱鞘内へ注射しています（図13）．なお，投与間隔・回数は他疾患と同様に3カ月おきに3回までとしています．

【手　術】

　骨性要素（尺骨茎状突起変形など）に起因する絞扼例や腱脱臼合併例には手術加療が考慮されます．絞扼例では腱鞘形成（腱鞘をZ状に切開してゆるく縫い直す）やsubsheath遠位部部分切開，骨性要素の除去を施行します．なお，腱脱臼合併例では伸筋支帯によるsubsheath再建などが報告されていますが，いずれも頻度は高くありません．詳細は文献を参照ください．

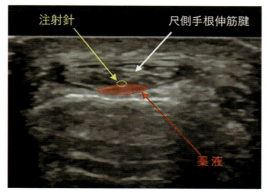

図13　尺側手根伸筋腱腱鞘炎に対する超音波ガイド下subsheath内注射

専門医受診のタイミング

腱脱臼合併例，腱鞘内注射無効例や短期間で再発する例は専門医受診を勧めます．

リハビリテーション診療

手術例は一定期間のsugar-tong splint，および除去後の関節可動域訓練を行います．

ピットフォール

腱鞘内注射を遠位から行うとTFCCへの誤注入が危惧されるとともに，TFCC損傷症状もマスクされてしまうため，注意を要します．

患者説明

炎症に対しては注射が著効すると思われますが，ECU腱脱臼は治らないことを説明します．

IV. 感染性腱鞘炎

定　義

　細菌感染による腱鞘炎を指します．伸筋腱に生じることはまれで，ほとんどが屈筋腱腱鞘発症とされています．刺創・切創などによって病原菌が屈筋腱腱鞘へ侵入し，滑液包（図14）に沿って感染が波及する病態を「化膿性屈筋腱腱鞘炎」と称します．本項では化膿性屈筋腱腱鞘炎について解説します．

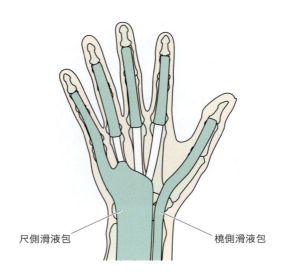

図14　手指屈筋腱滑液包

特　徴

　示指・中指・環指罹患例が多いとされています．滑液包の解剖学的特徴から，感染の波及は患指に留まることが多いとされていますが，一方，母指からの感染は手掌部を介して小指へ，小指からの感染は母指へ波及し，いわゆる馬蹄形膿瘍（horseshoe abscess）を呈します．滑液包の内圧が30 mmHgを超えると血行不良に陥り，屈筋腱を含んだ周囲組織の壊死に至ります．また，感染の遷延が指骨に達すると化膿性骨髄炎に発展することもあります．したがって，早期発見・早期治療が最も重要です．

　起因菌は黄色ブドウ球菌が大半を占め（50〜80％），グラム陰性桿菌，レンサ球菌が続き，急性発症が特徴的であるのに対し，起因菌が結核菌や非結核性抗酸菌（水生のMycobacterium marinumの報告例が多い）の場合は比較的緩徐に進行するとされています．

検査・診断のポイント

【身体所見】
　感染性炎症に特徴的な発赤・腫脹・熱感を呈するのはもちろんのこと，本疾患で特徴的なのはKanavel徴候，すなわち，

①患指屈筋腱腱鞘に沿った圧痛
②患指の対称性あるいは紡錘状腫脹（図15）
③患指の安静時軽度屈曲位（図15）
④患指他動伸展時の腱に沿った疼痛

です．ただし，本徴候の感度は高い（91〜97％）のに対して特異度は低い（51〜69％）ことには注

意を要します．発熱は全体の1/4にのみ生じるとされ，結核菌・非定型抗酸菌による本症では，無痛性腫脹を呈するとされています．

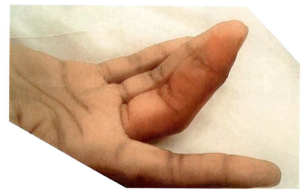

図15　中指化膿性屈筋腱腱鞘炎における患指軽度屈曲位・紡錘状腫脹

【画像診断】

　超音波・MRIで腱鞘内の膿瘍所見の確認および病巣範囲の推定が可能であり，特に緩徐進行例では有用です．膿瘍の存在が疑われた場合は治療前に細菌培養（膿汁・血液）を行い，起因菌同定に努めます．結核菌・非定型抗酸菌の関与が疑われた場合は抗酸菌培養，あるいはPCR検査，手術時に採取した病的滑膜の病理組織学的検査を追加します．

鑑別診断

　知識があれば診断は比較的容易です．

治療・予後

【保存的治療】

　適応は発症後48時間以内に限定されます．起因菌同定までの間は第1世代セフェム系（CEZ）・ペニシリン系やLVFXなどを点滴静注します．ただし，咬傷例・免疫不全（糖尿病罹患や担癌）例の場合は最初から広域スペクトラムの抗生物質を選択します．投与開始後24時間以内に症状が改善しなければ早急に手術へ移行します．

【手　術】

　切開排膿だけでなく，病的腱鞘滑膜を含めた病巣の徹底的なdébridementおよび十分な洗浄が必要です．加えて，本邦では持続洗浄療法を併用する報告が多くなされています．詳細は文献を参照ください．また，結核菌・非定型抗酸菌による本症を疑った場合は手術加療を選択し，長期にわたる抗結核菌薬投与を行う必要があります．

専門医受診のタイミング

本疾患が疑われたら可及的速やかに専門医へ紹介すべきです.

リハビリテーション診療

治療開始後より患肢挙上・手指自動運動を励行して屈筋腱癒着の防止を図ります. 機能的予後は決して良好とはいえず, 感染が鎮静化してもなお罹患腱の癒着に伴う腱剝離術を要することも少なくありません.

ピットフォール

咬傷例はヒト・犬・猫に限らず複数菌による混合感染が多く, 経過も不良であることが多いとされています.

患者説明

本疾患は複数回の手術・長期間に及ぶ抗生物質投与を要する可能性が高く, 入院が長期に及ぶこと, 機能予後が不良である可能性が極めて高いことを十分に説明しなければなりません.

V. 屈筋腱損傷

定 義

本項では, 開放性損傷に伴う屈筋腱の連続性喪失を屈筋腱損傷と定義します.

特 徴

損傷腱が浅指屈筋(flexor digitorum superficialis:FDS)腱の場合は手指PIP関節の, 深指屈筋(flexor digitorum profundus:FDP)腱の場合は手指DIP関節の屈曲障害を呈します. また, 長母指屈筋(flexor pollicis longus:FPL)腱断裂の場合は母指IP関節が屈曲不能となります. ただし, 部分損傷などの場合は多少の屈曲が可能になるため, 注意を要します.

検査・診断のポイント

受傷時の肢位によっては開放創と断裂腱の部位が異なることがあるため, まずは受傷時の肢位を聴取する必要があります.

【身体所見】

　理学所見ではまず創の位置および安静時外観をチェックし，損傷指は健常指と比較して伸展位を呈していることを確認します．次いで，損傷腱の同定を行います．患指のMP関節・PIP関節を伸展位に保持してDIPの自動屈曲が不能であればFDP腱断裂（FDPテスト，図16a），隣接指を伸展位に保持して患指PIP関節の自動屈曲が制限されていればFDS腱断裂と診断することができます（FDSテスト，図16b）．

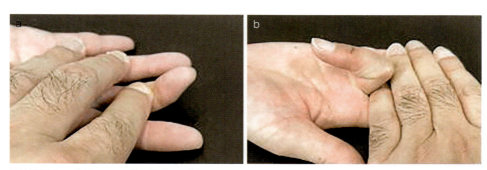

図16　屈筋腱損傷の診断．a：深指屈筋（FDP）テスト．b：浅指屈筋（FDS）テスト

【画像診断】

　超音波検査で断裂腱および腱断端の位置の同定をリアルタイムで行うことができます（図17）．また，MRIやCT再構成画像でも腱断裂を確認することが可能です．

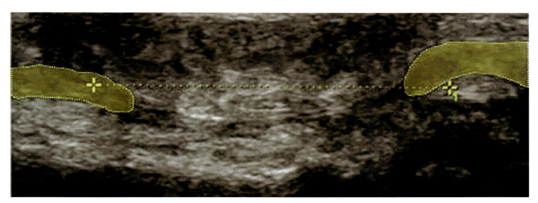

図17　屈筋腱損傷の超音波長軸像

鑑別診断

　屈筋腱損傷自体の診断は容易ですが，合併損傷（隣接する神経・血管・骨関節）には十分注意を払わなければなりません．

治療・予後

【手術】

　原則として可及的速やかな手術による解剖学的修復（＝損傷腱の端々縫合）を実施します．受傷後8時間以内であれば創処置と同時に腱縫合が可能であり，受傷後8～24時間の場合は創部感染リスクを勘案して洗浄後に創閉鎖および腱縫合を同時に行うか，創閉鎖のみに留めて抗生物質を投与しつつ待機手術にするかを判断します．受傷後24時間以降の場合は洗浄・創閉鎖のみを行い，抗生物質投与にて創部感染がないことを確認したうえで，原則として受傷後1週間以降の待機手術を計画します．なお，陳旧例で損傷腱の端々縫合が不可能な場合は遊離腱移植術・腱移行術などを考慮する必要があります．本項では新鮮屈筋腱損傷に対する屈筋腱端々縫合について記載していきます．

　屈筋腱損傷は国際分類により損傷部位を区域（zone）として以下のように区分されています（図18）．

> zone Ⅰ：FDS腱終止部より末梢
> zone Ⅱ：A1腱鞘中枢縁～FDS腱終止部
> zone Ⅲ：手根管末梢縁～A1腱鞘中枢縁
> zone Ⅳ：手根管内
> zone Ⅴ：筋腱移行部～手根管中枢縁

　なお，母指については他指とは別に以下のように区分が定義されています（図18）．

> zone T_I：長母指屈筋（FPL）腱終止部より末梢
> zone T_{II}：A1腱鞘中枢縁～FPL腱終止部
> zone T_{III}：手根管末梢縁～A1腱鞘中枢縁

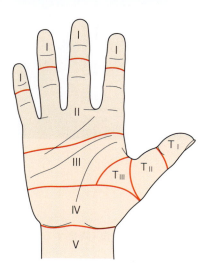

図18　屈筋腱損傷の国際zone分類

古くからzone Ⅱでの屈筋腱損傷は他部位と比較して治療成績が不良であったことから"no man's land"と呼称されてきましたが，近年は強固な腱縫合法の開発と臨床応用に加え，術後リハビリテーション治療法の確立によりその治療成績は向上し，他部位に劣らない成績を得ることができるようになってきています．

　麻酔は全身麻酔あるいは上肢伝達麻酔が主に選択されますが，zone Ⅰ～Ⅱに限っては局所麻酔＋指神経ブロックでも施行可能です．手関節以遠は原則として開放創を含んだ掌側ジグザグ切開で進入します（図19）．損傷部の腱鞘を展開・同定し，遠位断端を同定します．遠位断端がみつからない場合は，損傷部より遠位の関節を屈曲することによって容易に同定および損傷部への誘導が可能となります．

　屈筋腱完全断裂の場合は損傷腱が近位の筋肉の収縮に伴って近位へ引き込まれます．まずは手関節を屈曲して近位でのミルキング操作を行います．近位断端が同定できない場合は，損傷部腱鞘へ有鉤モスキート鉗子を挿入して近位断端把持を試みます．数回施行しても近位断端を損傷部へ引き出せない場合は，近位に補助切開を追加して近位断端を同定，縫合糸をかけて縫合糸を損傷部へ誘導・牽引して損傷部へ引き出します．

　両断端を損傷部へ引き出せたら，近位・遠位の健常腱鞘と損傷腱を23G注射針で固定して再退縮を防止します（図20）．健常腱鞘の切開が必要な場合は，原則としてA2・A4腱鞘を温存し，同腱鞘が損傷し修復が困難と予想される場合は隣接腱鞘を可能な限り温存してbowstring（浮き上がり現象，図21）を防止する必要があります．

　近位断端・遠位断端の断面を確認し，切創によるclean cutの場合はそのまま腱縫合を行います．ただし，裂創に伴うblunt cutの場合は断端のdébridementを要しますが，最小限にとどめるべきです．

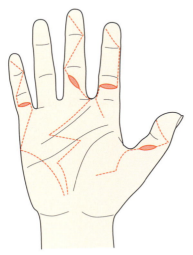

図19　屈筋腱損傷手術の皮切

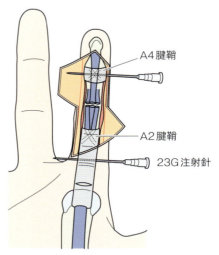

図20　損傷腱の退縮防止

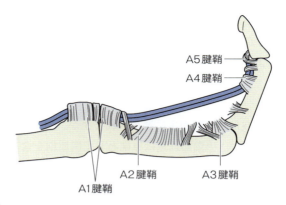

図21　屈筋腱のbowstring

　腱の縫合は断裂部を通過する縫合糸の本数（strandと称する）が多いほど，縫合部の抗張力が強くなります．これまでに様々な腱縫合法（core suture）が報告されており（図22a-c），近年は後述する早期自動運動を目的として6-strand（図22c）＋補助縫合（peripheral suture，図23）が選択される傾向にあります．FDS腱・FDP腱のいずれも断裂している場合は，握力低下を避けるため両腱の縫合が原則となりますが，最低でもFDP腱は確実かつ強固に縫合する必要があります．

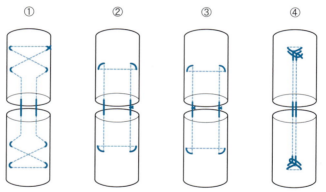

図22a　屈筋腱縫合における2-strand core suture．①Bunnell法．②Kessler変法．③Kesler-Tajima法．④Tsuge法（津下式ループ針要）

128　腱

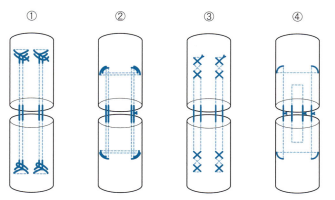

図22b　屈筋腱縫合における4-strand core suture．①double Tsuge法（津下式ループ針要）．②吉津II法（吉津式二重両端針要）．③Becker変法．④Indiana法

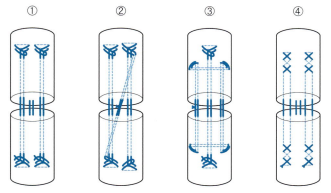

図22c　屈筋腱縫合における6-strand core suture．①triple Tsuge法（津下式ループ針要）．②Lim ＆ Tsai法（津下式ループ針要）．③吉津I法（吉津式二重両端針要）．④Savage法

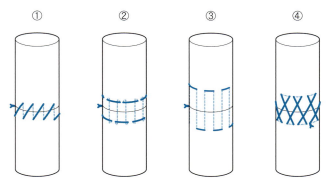

図23　屈筋腱縫合におけるperipheral suture．①連続縫合．②running locking suture．③Halsted法．④cross-stitch

屈筋腱損傷　129

縫合糸は縫合法に応じて主に4-0ナイロンのループ針や二重両端針を使用します．近年は，core sutureにFiberWire®などのいわゆるstrong sutureを使用した報告も散見されますが，強度が担保される反面，撚り糸であるが故に滑走性に劣ることから，使用には注意を要します．筆者は結紮数をなるべく少なくしたいと考えており，core sutureとして4-0ループ針のみを用いた比較的簡便なtriple-Tsuge法，あるいはLim & Tsai法を選択し，補助縫合として6-0ナイロンによるcross-stitch法を追加することにしています．

　なお，zone I損傷で遠位断端が腱縫合に十分な長さを有していない場合やFDP腱終止部剥脱損傷の場合は，原則としてC3・A5腱鞘を切開し，末節骨へのpull-outやanchorによる末節骨への縫着を行います（図24a, b）．筆者は強度を優先してstrong suture糸を有するanchor（Jugger Knot®など）を使用し，近位はBunnell法で結紮するようにしています．また，zone IIでのFDP腱縫合部がFDS腱交叉部で滑走障害を呈している場合はFDS腱のhalf slipを切除し，それでも滑走障害が改善しない場合はFDS腱を全切除します．zone IV・Vでの複数腱損傷の場合は長掌筋腱以外のすべての腱を可能な限り縫合すべきではありますが，困難な場合は最低でもFPL腱・FDP腱・FCU腱は縫合しなければなりません．

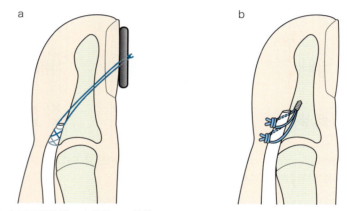

図24　zone I損傷における屈筋腱の末節骨への縫着．a：pull-out法による縫着．b：anchorを使用した縫着

　腱縫合が終了したら，腱を固定していた注射針を除去して患指を他動屈伸し，縫合部の滑走障害がないこと，縫合部に離開傾向がないことを確認し，可能な限り腱鞘を修復して閉創します．また，小児例などで早期自動運動が困難と予想される場合には，後述するKleinert法を行うために患指爪先端に穴を穿ち，太いナイロン糸をかけてループ状にしておきます．あるいは，ループ状の太いナイロン糸を瞬間接着剤で爪に固定してもよいでしょう．手関節軽度屈曲位・MP関節30°屈曲位で前腕から手全体に背側よりギプスシーネ固定として手術を終了します．

専門医受診のタイミング

　可能であれば速やかな専門医への転医が望ましいと考えています．

> リハビリテーション診療

　屈筋腱損傷では術後のリハビリテーション治療が治療成績に直結します．自動運動に十分な強度が担保されたと判断できた場合は，ハンドセラピスト介入にて術翌日より他動屈曲・自動保持訓練を開始し，術後3日以降は自動屈曲訓練を追加します．患指伸展はDuran法に準じてDIP関節・MP関節屈曲保持-PIP関節他動伸展およびPIP関節屈曲保持-DIP関節他動伸展を行います（図25a，b）．

　なお，早期自動運動が困難と判断される場合（小児例，精神疾患合併例，理解力に欠ける例など）はKleinert変法に準じて前腕橈側と爪先端のナイロン糸を輪ゴムでつなぎ，他動屈曲・自動伸展訓練を開始します（図26）．また，可能ならハンドセラピスト介入下でDuran法も追加します．ギプスシーネは術後4〜6週で除去し，6週以降に運動制限を解除します．

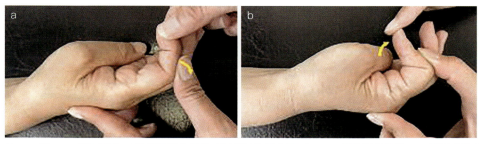

図25　Duran法．a：DIP関節・MP関節屈曲保持-PIP関節他動伸展．b：PIP関節屈曲保持-DIP関節他動伸展

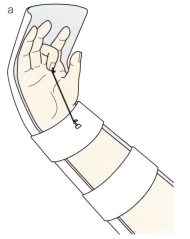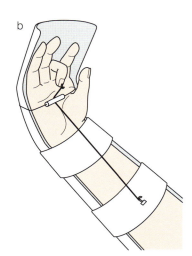

図26　Kleinert法．a：原法．b：変法

屈筋腱損傷　　131

ピットフォール

①小指FDS腱は低形成のこともまれではなく，断裂がなくてもFDSテストが陽性になることがあるので注意が必要です．超音波検査でも確認しておくのが望ましいでしょう．

②腱縫合の際にきつく縫合しすぎると断端部が盛り上がって滑走障害に繋がります．

③術後に自動可動域が徐々に減じてきた場合は縫合部のgap形成が疑われます．このときも超音波検査などで評価し，再手術を検討します．

患者説明

　屈筋腱損傷の診療にあたってインフォームドコンセントが最も重要であるといっても過言ではありません．リハビリテーション治療の重要性や，過度にリハビリテーション治療を行った場合の縫合部gap形成や再断裂，またリハビリテーション治療をさぼった場合の関節拘縮などの説明を口酸っぱく説明しなければなりません．

Ⅵ．伸筋腱損傷

定　義

　本項では，開放性損傷に伴う伸筋腱の連続性喪失を伸筋腱損傷と定義します．

特　徴

　手指部の伸展機構（図27）は構造が複雑であり，特に示〜小指は外在筋（手関節より近位で起始する筋肉：総指伸筋，固有示指伸筋，固有小指伸筋）と内在筋（手関節より遠位で起始する筋肉：虫様筋）が関与しています．したがって，開放性損傷の部位によって機能不全に陥る筋が変わり，それに伴って後述するような特徴的な肢位をとります．ただし，部分損傷ではその限りではありませんので注意が必要です．

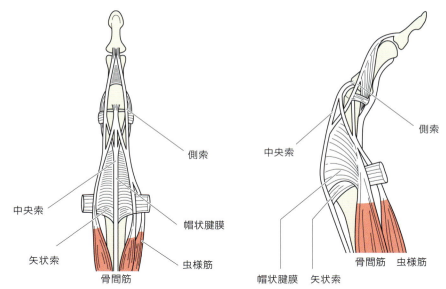

図27　手指の伸展機構

検査・診断のポイント

DIP関節部での外傷例ではDIP関節伸展不全によるマレット変形，あるいはスワンネック変形（図28a）を，PIP関節部ではPIP関節伸展不全を呈します．中央索損傷のみの場合はボタン穴変形を呈しますが（図28b），中央索・側索の完全損傷ではDIP関節も伸展不全となります．また，MP関節部より近位の外傷例では下垂指変形を呈します（図28c）．屈筋腱損傷とは異なり断裂腱は退縮しないことが多く，皮膚と断裂部の距離が近いことから，ほとんどの例で創部から腱断端を目視することができます．

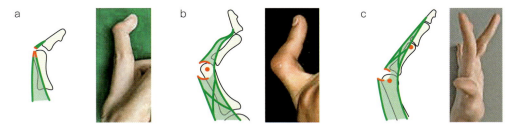

図28　伸筋腱損傷に伴う手指変形．a：DIP関節部伸筋腱損傷によるマレット変形・スワンネック変形．b：PIP関節部中央索損傷によるボタン穴変形．c：手背部伸筋腱損傷による下垂指変形

鑑別診断

前述のように診断は比較的容易です．

伸筋腱損傷

治療・予後

新鮮例は原則として手術的な腱縫合の適応となります．

伸筋腱損傷は屈筋腱損傷と同様，国際分類により損傷部位を区域（zone）として規定しています．

> zone Ⅰ：終止伸筋腱停止部
> zone Ⅱ：中節骨部
> zone Ⅲ：PIP関節部
> zone Ⅳ：基節骨部
> zone Ⅴ：MP関節部
> zone Ⅵ：手背部
> zone Ⅶ：伸筋支帯部
> zone Ⅷ：前腕部

なお，母指は他指とは別に，

> zone T_I：長母指伸筋（EPL）腱終止部
> zone T_{II}：基節骨部
> zone T_{III}：MP関節部
> zone T_{IV}：手背部
> zone T_V：伸筋支帯部

と定義されています（図29）．

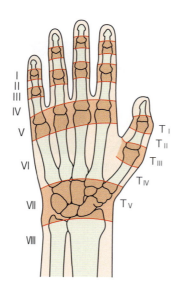

図29　伸筋腱損傷の国際zone分類

zone I〜IVでは伸筋腱が薄く強固な腱縫合は困難であることから，断裂腱の幅に応じて4-0〜6-0ナイロン糸での水平マットレス縫合，あるいは結節縫合を行います．zone Vよりも近位であれば，腱の断面積に応じてループ針での4-strand core suture＋補助縫合も可能になります．なお，長母指伸筋（extensor pollicis longus：EPL）腱は他指と比較して厚く，zone T_1部の損傷でも4-strand core suture＋補助縫合が可能なことも少なくありません．

専門医受診のタイミング

屈筋腱断裂と同様，可能であれば速やかに専門医への転医が望ましいと考えます．また，陳旧例に伴うスワンネック変形やボタン穴変形も専門医への紹介を考慮します．

リハビリテーション診療

屈筋腱損傷と比較して癒着を起こしにくいことから，術後4週間程度の外固定を追加し，外固定除去後に他動屈曲訓練を開始します．

zone I・IIの損傷ではDIP関節のみを伸展位固定とし，PIP関節は自動屈伸するよう指導します．外固定除去後にDIP関節を他動屈曲させる際には，PIP関節も屈曲させて訓練を行います．また，PIP関節を伸展位に保持してのDIP関節の自動運動も励行します．

zone III・IVの損傷ではMP関節軽度屈曲位，PIP関節伸展位で外固定を追加し，外固定除去後に自動屈曲を開始します．PIP関節は屈曲拘縮をきたしやすいため，外固定除去後も装具による伸展位保持を行うとよいでしょう．

zone Vより近位の損傷では手関節軽度背屈，MP関節軽度屈曲，PIP・DIP関節伸展位での外固定を追加し，その後自動屈伸を開始します．術後8週程度は強い握り込みを禁じることが望ましいでしょう．

ピットフォール

①zone IVの損傷は腱癒着のリスクが高く，生じた場合は腱剝離術を要することも少なくありません．新鮮損傷時から説明しておくべきです．

②zone VIIの損傷では伸筋支帯の開放を要します．可能な限り修復することが望ましいですが，困難な場合はZ状に切開してゆるめに再縫合することで，腱の浮き上がりを防止することができます．

③zone VIIIでの伸筋腱複数指断裂では中枢側の腱の識別が困難なことも少なくありませんが，総指伸筋は分離運動をしないことから，自然な並び順で腱縫合すれば問題になりません．

④屈筋腱損傷と異なり強固な腱縫合が困難なことから，外固定期間の短縮は好ましくありません．

伸筋腱損傷　　135

患者説明

　屈筋腱損傷ほどではないものの，伸筋腱損傷の診療においてもインフォームドコンセントは重要です．外固定期間の順守，その後のリハビリテーションスケジュールなどを十分に説明しておく必要があります．

VII. 腱皮下断裂

定　義

　開放性損傷以外の原因［閉鎖性外傷，腱鞘炎に対するステロイド注射，基礎疾患（関節リウマチ，変形性遠位橈尺関節症・豆状三角骨間関節症，Kienböck病，人工透析など）］による閉鎖性腱断裂を腱皮下断裂と称します．

特　徴

　屈筋腱皮下断裂の場合は患指の屈曲障害，伸筋腱皮下断裂の場合は患指の伸展障害が主訴となります．

検査・診断のポイント

　病歴聴取が重要なのはいうまでもなく，前述の屈筋腱損傷・伸筋腱損傷の診断手順に準じて診断をすすめていきます．外傷例と比較して腫脹は軽度ですが，ときに断裂腱遠位断端部に限局した腫脹を認めます．画像診断は開放性腱損傷と同様に，超音波検査・MRI・CT再構成画像が有用です．また，原疾患がある場合は原疾患に起因した臨床所見・画像所見を呈します．

鑑別診断

　FPL腱・示指FDP腱の皮下断裂は前骨間神経麻痺と，関節リウマチや変形性遠位橈尺関節症に伴う伸筋腱断裂は後骨間神経麻痺との鑑別を要します．

治療・予後

　屈筋腱皮下断裂では保存的治療は期待できず，手術加療を要します．腱の変性・摩耗による断裂かつ陳旧例が多く，損傷腱の端々縫合は不可能な例がほとんどであることから，遊離腱移植術や腱移行術の適応となります．

　伸筋腱断裂では，腱性マレット指や中央索損傷に伴うボタン穴変形などの手指部の伸筋腱皮下断裂は保存的治療での良好な成績が期待できます．一方，関節リウマチや変形性遠位橈尺関節症に伴

うzone Ⅶでの伸筋腱皮下断裂では，遊離腱移植や腱移行術などの手術加療が必要になります．手術の際は，可能ならば基礎疾患の治療も考慮したほうがよいでしょう．

専門医受診のタイミング

手術加療が必要と思われる例は，専門医に紹介すべきでしょう．

リハビリテーション診療

腱移行術実施例の多くは編み込み縫合（interlacing suture，図30）が可能なことが多く，かつ縫合部が1カ所であることから，減張位テーピング（図31）を用いた早期自動運動が可能となります．一方で，腱移植術実施例は縫合部が2カ所になることから，より慎重な対応を要します．また，原疾患の治療を併施した場合は，その後療法にも準じる必要があります．詳細は第8章を参照ください．

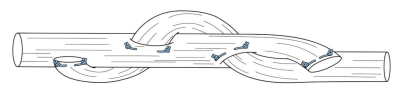

図30　interlacing suture

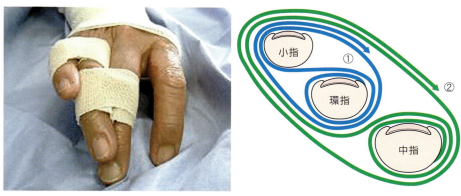

図31　減張位テーピング

ピットフォール

鑑別診断でも述べたように，神経麻痺との鑑別が重要となります．第7章もあわせて参照ください．

腱皮下断裂

> **患者説明**

　特に腱移行術実施側では健常機能を損失する可能性があること，新鮮腱断裂の端々縫合とは異なり緊張度の決定が困難であることなどを十分に説明する必要があります．

コラム　伸筋腱脱臼

　手背MP関節部は伸筋腱のレリーフがよくみえる部位ではありますが，ときに伸筋腱が尺側に"ずれる"症例を目にすることがあります．中指に多く，特徴的な原因として，いわゆる"デコピン"や，手拳部での殴打などがあります．また，関節リウマチなどの疾患では多数指に発症することがよく知られています．

　解剖学的には同部位で伸筋腱を支えている矢状索の損傷が原因です．患部の腫脹がなければ診断は容易ですが，腫脹が強い場合は超音波検査，特に動的観察が診断に有用になります．新鮮例では患部伸展位固定による保存的治療が有用ですが，陳旧例や基礎疾患による例には手術を要することも少なくありません．

● 文　献

〈ばね指（手指屈筋腱狭窄性腱鞘炎）〉

参考図書

・中島祐子，砂川融，他．狭窄性腱鞘炎-ドケルバン病・弾発指-．MB Orthop. 29(11)：37-44，2016．
・洪淑貴，大塚純子．ばね指，ドゥ・ケルバン腱鞘炎の診断と治療．MB Orthop. 35(4)：1-6，2022．

参考文献

1）上原浩介．狭窄性屈筋腱腱鞘炎に対するストレッチング．整・災外．65(4)：451-5，2022．

〈de Quervain病〉

参考図書

・堀内行雄，伊藤恵康，他．経験と考察 De Quervain病手術例の検討．整形外科．40(2)：199-203，1989．
・麻生邦一．de Quervain病の診断 徒手診断法の有用性．臨整外．41(2)：103-8，2006．
・吉田健治，平井良昌，他．APL・EPB両腱に対する腱鞘切開術．臨整外．41(2)：123-9，2006．

〈尺側手根伸筋腱腱鞘炎〉

参考図書

・森友寿夫．スポーツ復帰を早める尺側手根伸筋腱鞘炎の治療．MB Orthop. 30(4)：73-80，2017．

〈感染性腱鞘炎〉

参考図書

・尼子雅敏，有野浩司，他．手指化膿性腱鞘炎の診断と治療．日本医事新報．4440，56-9，2009．

〈屈筋腱損傷〉

参考図書

・永竿智久．誰でもわかる手の外科の基本-アンチ丸暗記・虎の巻-No.6 浅指屈筋（FDS）腱と深指屈筋（FDP）腱．形成外科．66(11)：1324-9，2023．

・森谷浩治, 吉津孝衛：深部組織損傷の治療（開放性・閉鎖性損傷）. In：牧裕, 金谷文則, 他編. 手外科診療ハンドブック 改訂 第3版. 南江堂, pp.122-49, 2022.
・森谷浩治. 指屈筋腱断裂に対する吉津1法と早期自動運動療法. In：長尾聡哉編. 新 執刀医のためのサージカルテクニック 上肢. メジカルビュー, pp.234-46, 2019.
・坪川直人. 手・肘関節における縫合. MB Orthop. 2021；34(9)：53-64.

〈伸筋腱損傷〉
参考図書
・永竿智久. 誰でもわかる手の外科の基本-アンチ丸暗記・虎の巻-No.9 伸筋システム-正中索と側索の構造. 形成外科. 2024；67(5)：511-9.
・大井宏之. 伸筋腱損傷（皮下断裂・腱脱臼を含む）. In：面川 庄平 監修. 整形外科SURGICAL TECHNIQUE BOOKS 6 手・手指外傷の診断・保存的治療・手術. メディカ出版. pp.138-46, 2019.
・南野光彦. 切創に伴う手指伸筋腱断裂に対する腱縫合術. In：長尾聡哉編. 新 執刀医のためのサージカルテクニック 上肢. メジカルビュー. pp.247-54, 2019.

〈腱皮下断裂〉
参考図書
・石黒隆. 手指伸筋腱皮下断裂に対する再建法-減張位早期運動について-. 日手会誌. 1989；6：509-12.
・森谷浩治. 屈筋腱損傷後の腱移植術. In：面川庄平監. 整形外科 SURGICAL TECHNIQUE BOOKS 6 手・手指外傷の診断・保存的治療・手術. メディカ出版. pp.129-37, 2019.

第6章　変形性関節症

I. はじめに

　手・指の変形性関節症（osteoarthritis：OA）は臨床上よく出会う疾患です．75歳以上の女性では1/3，男性では1/8程度の有病率とされており，あらゆる変形性関節症の中で最も頻度の高い疾患です．

　しかし画像上は変形があっても，疼痛性障害や可動域制限などによるADLの障害がないことも多く，その場合には積極的に治療を行う必要性は乏しいです．

　年齢に相関して有病率が上昇することが知られており，社会の高齢化に伴い近年手術数は増加しています．このため母指CM関節症などは，内科的治療の進歩により減少しているリウマチ性疾患の手術に変わり，最も多く行われる外傷以外の手部関節疾患の手術となりつつあります．

　診察では罹患部位の掌側，背側を含めた視診，触診が特に重要であり，局所の疼痛や腫脹，圧痛などから診断を行っていく必要があります．また，骨増殖性の変化を呈し，屈曲拘縮を起こす例が多いのも，この疾患の特徴です．

　手・指の変形性関節症における画像評価では単純X線像の正面像や側面像が最も一般的に用いられています．また，評価にはKellegren-Lawrence（K-L）分類（表1)[1]を用いることが一般的です．

　MCP関節を撮影する場合にはMCP関節を60°程度屈曲してカセッテに押し付けて撮影するBrewton viewを用いる場合もあります．

　CTでは骨形態，MRIでは滑膜炎，軟骨の状態などの評価が可能です．

　変形性関節症の亜型にerosive OAがあり，骨びらんを伴った変形を呈し滑膜炎を伴いますが，全身の症状は乏しく，女性に多いことを特徴とします．なお，最終的に骨性強直に至る場合もあります（図1）．また関節リウマチとの鑑別を要し，罹患関節はDIPが最も多いものの，有症状となるのはPIP関節が多いことが知られています．

　手・指のOAではホルモンとの関連が注目されていますが，現時点では関連性についての結論がまだはっきりとはしていません．また手外科領域では近年，エクオールの内服による症状の改善などが注目されていますが，高いevidence levelで手・指のOAに対する有効性を示す報告はなく，結論が出ていないのが現状です．

表1 Kellgren-Lawrence分類[1]

Grade		
0	None	正常
1	Doubtful	1個以上の骨棘形成があり関節裂隙の狭小化などはない
2	Minimal	2個以上の骨棘形成があり軽度の関節裂隙の狭小化
3	Moderate	著明な骨棘形成があり変形や裂隙の狭小化を認める
4	Severe	著明な骨棘形成があり変形や裂隙の消失

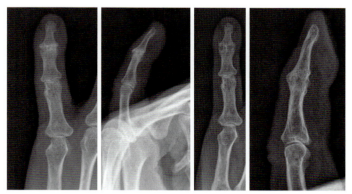

図1 骨びらんを伴う小指DIP関節のerosive OA．関節破壊が進行し最終的に骨性強直に至った

Ⅱ．Heberden結節

特徴

　中年以降の女性に好発するDIP関節の変形性関節症で，関節の硬結や腫脹，変形を症状とします．経過は緩徐であり，炎症性変化の経過の最中に発赤，熱感，腫脹などが生じ，疼痛を有することがあります．大半の症例では炎症は自然に消退しますが，消退後も骨性隆起や橈屈，もしくは尺屈などの変形を残す場合があります(図2)．なお，疼痛は一過性の場合が多くリウマチ性関節炎(rheumatoid arthritis：RA)に近い滑膜炎を呈するerosive OAなどを除いて，疼痛により手術加療に至る場合は少ないです．また経過中，DIPに多発する例も散見されます．なかには可動域制限を残す例もありますが，骨性強直に至る例はまれです．DIP関節背側から爪床にかけて粘液嚢腫が生じる場合があり，皮膚から透見できる場合や爪甲の変形を呈する例もみられます．このような粘液嚢腫をmucous cystと呼びます(図3)．要因としては農作業などの手を酷使する労働者に多いという報告があるほか，多因子による遺伝性も指摘されています．

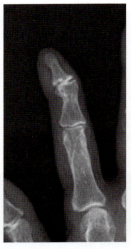
図2　橈屈変形を呈した
Heberden 結節例

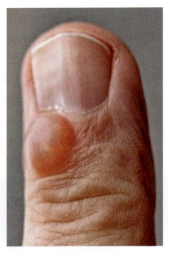
図3　Mucous cyst

診　断

　診断は中高年の女性に生じたDIP関節の腫脹と単純X線像でのDIP関節の変形などがあれば本疾患を疑います．特にerosive OAなどではリウマチ性関節炎との鑑別を要します．採血ではリウマチ因子や抗CCP抗体は陰性の場合が多く，鑑別には有用であるものの，CRPやESRは陽性を示す例もあります．

　画像検査としては単純X線正面，側面像による関節の変形の評価が必須であり場合によりCTなどを追加します．変形の評価には一般的にK-L分類が用いられます（表1）．画像所見としては関節裂隙の狭小化や骨棘の形成などの骨増殖性変化，橈屈もしくは尺屈変形などが挙げられます．

鑑別診断 （表2）

- **リウマチ性関節炎（RA）**

　疾患頻度からはRAなどが第一に挙げられますが，本疾患が「骨増殖性」の変化を呈するのに対し，RAは「骨吸収性」変化を特徴とすることや，RAではPIP，MPの変形が多く，DIPの単独の罹患はまれであることなどから診断をすすめていきます．必要に応じRAの一般的な血液検査などを追加します（詳細は第8章参照）．

表2　Heberden 結節の鑑別診断

	変形性関節症	リウマチ性関節炎	乾癬性関節炎	痛風性関節炎
発症時罹患関節	左右非対称性	対称性	左右非対称性	左右非対称性
罹患関節数	単関節or少数	多関節	2〜4関節程度	単関節or少数
手部での罹患部位	DIP＞PIP関節	近位関節主体	DIP関節	DIP＞PIP関節

乾癬性関節炎診療ガイドライン2019より改変

- **乾癬性関節炎**

　乾癬性関節炎はDIPの関節症を呈することが多く，非対称性の関節炎を生じ臨床像がやや似ているため，Heberden結節を疑った際に鑑別を要します．ただし，乾癬では皮膚病変や爪の病変があることが多くなっています（図4）．乾癬を疑う場合には膠原病内科や皮膚科と連携して診断・治療にあたります．

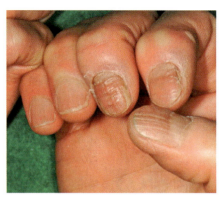

図4　尋常性乾癬の手指の爪症状．本症例では主に爪甲剥離や点状陥凹を認める（東京医科大学皮膚科学分野　森美穂先生ご提供）

- **痛風発作**

　痛風による急性炎症がDIPに生じ変形を呈する場合もあるため，採血などによる鑑別を必要とします．

- **化膿性関節炎**

　関節の腫脹や疼痛などの症状がHeberden結節に類似しているため注意が必要です．感染が進行すれば骨融解を伴う変化を呈し，診断の参考となります．またHeberden結節に合併したmucous cystにより皮膚が菲薄化，自壊し，同部位から化膿性関節炎を併発する場合もあります．

治　療

【保存的治療】

　まずは保存的治療を行うことが第一選択です．また，炎症が沈静化すれば疼痛も治まることが多く，屈曲拘縮を起こしたとしても，DIP関節の可動域制限によるADL障害は限定的であるため，手術に至る例は多くはありません．

- **外固定**

　アルフェンスシーネなどによる外固定や，テーピングを行うことが一般的です．また，専用の金属製の装具やテープも市販されています．

- 外用薬

　塗り薬などのNSAID外用薬は侵襲も少なく，内服薬よりも胃腸障害や腎障害などの副作用も生じにくいため，保存的治療を行う際には第一選択となります．

- 内服薬

　アセトアミノフェン，NSAID，トラマドールなどが選択肢となり得ます．疼痛性障害が強い場合にはこれらを組み合わせて用いますが，副作用にも注意を要します．

【関節内注射】

　関節裂隙が狭いため超音波などで確認しながら行う必要があります．トリアムシノロンとリドカインなどを混注することが多いです．現時点では，長期成績や可動域などへの有効性を示す報告はなされていません．

【手　術】

　保存的治療に抵抗性の場合や高度な変形を有する場合には手術が選択される場合があります．術式としては関節固定術が最も一般的ですが，「骨棘切除」や「関節形成術」に留める場合もあります．これらの場合のDIP関節へのアプローチは，背側のY字型もしくはH型の皮切で行うことが多くなっています（図5）．

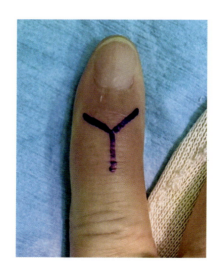

図5　Y字型の皮切デザイン

- 関節形成術

　関節形成術の場合は関節の適合性が比較的維持されている場合に骨棘切除術が行われることが多いです．可動性をある程度温存できますが，疼痛・変形は残存する場合があります．

144　　変形性関節症

● 関節固定術

関節固定の場合は関節軟骨を搔破した後にK-wireでの固定を行う方法や（図6），Herbert（headless compression）screwでの固定を行う方法，tension band wiring法を行う方法など固定法は様々です．

関節の固定角度は一般的には軽度屈曲位とすることが多く，示指は0〜5°，中指は5〜10°，環指10〜15°，小指は15〜20°程度を目安とします．また，患者の背景によっても適切な角度が変わる場合があるため，患者との事前の十分な検討が必要です．

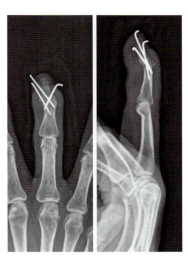

図6　K-wireによるPIP関節の関節固定術例

ピットフォール

自壊や感染を伴わない例では，mucous cystがあっても包帯やテーピングなどの圧迫である程度改善する場合が多く，まずは保存的に加療を行うことが基本となります．ただし，mucous cystではcyst表層の皮膚が菲薄化しており，自壊して感染を生じる場合もあります．また爪母周囲に生じる場合があり，手術時には爪母を損傷しないよう注意を要します．

切除を行う際はcystの切除だけでは再発の可能性が高いため，終止伸筋腱の両側の「関節包」「背側骨棘」「関節滑膜」の切除まで行う必要があります．このとき，終止伸筋腱を損傷しないように注意を払います．また皮膚の菲薄化が著明な場合には局所皮弁を用いる場合もあります．感染を併発している場合には，関節内の搔破と関節固定を行います．

検査・診断のポイント

中高年の女性に生じた単発のDIP関節の疼痛や腫脹であれば，比較的容易に診断はつきますが，前述の鑑別疾患は除外しなければなりません．朝のこわばりや多発関節炎，皮膚病変がある場合など，膠原病も疑われる場合には採血を施行し，診断が難しい場合には膠原病内科などとも連携する必要があります．

専門医紹介のタイミング

3〜6カ月程度の保存的治療で効果がみられず，患者が手術を希望する場合は専門医への紹介のタイミングとなります．また感染性関節炎を併発する場合にも紹介を考慮します．なお，mucous cystを切除する場合は通常のガングリオンとは手術の考え方が異なるため手外科専門医への相談が望ましいでしょう．

リハビリテーション診療

保存的治療を行う場合はDIP関節の安静が求められます．リハビリテーション治療では周囲の腱や靱帯のリラクゼーション，愛護的なROM訓練などを行います．また，PIP関節の拘縮などを生じる場合もありDIP関節以外の関節の可動域訓練も積極的に行っていく必要があります．

患者説明

急性期で疼痛を有する場合は安静が第一であり，装具などの使用について説明します．このとき，炎症や疼痛は一定期間で鎮静化されることが多いことに加え，変形が残存する可能性があることを忘れずに説明する必要があります．

Ⅲ．Bouchard結節

特　徴

PIP関節に生じる変形性関節症で，関節の変形，腫脹，疼痛や屈曲制限を中心とする可動域制限などを生じます．PIP関節は単純な屈曲，伸展を行う蝶番関節で伸筋腱，側副靱帯，掌側板などにより制動されます．好発年齢は中年以上で，特に女性に多いもののHeberden結節に比べると頻度は低くなります．またBouchard結節にはHeberden結節を合併する場合が多くみられます（図7）．Heberden結節同様に多因子による遺伝性が指摘されています．

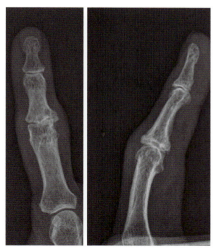

図7 Heberden結節を伴うBouchard結節例

検査・診断のポイント

　中高年女性のPIP関節の疼痛ではまず疑うべき疾患です．急性炎症症状を伴う場合は関節周囲の発赤，腫脹，疼痛を伴います（図8）．Heberden結節同様に単純X線正面，側面像による変形の評価が重要です．骨増殖性の変形を呈する場合が多く関節裂隙の狭小化と骨棘形成を特徴とします．なお，変形の評価にはK-L分類を用いることが一般的です（表1）．CTやMRIの有用性は限定的であるものの，CTは関節の変形などの詳細な確認に有用であり，造影MRIは早期の滑膜炎の評価などに有用であるとされますが実際にはあまり行われていません．

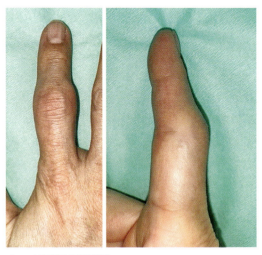

図8 急性炎症を伴う示指Bouchard結節の肉眼所見

鑑別診断

● 関節リウマチ

関節リウマチ（RA）ではPIP関節の単関節炎が生じることがあり，鑑別が重要となります．画像所見，検査所見などから鑑別を行います．

● 乾癬性関節炎

DIP関節炎が多いため，Heberden結節に比べると鑑別疾患としての重要度はやや低いです．

● 全身性エリテマトーデス

全身性エリテマトーデスでは顔面の発赤など全身症状を有する場合が多く，抗核抗体および抗DNA抗体陽性は特徴的な所見です．

● 化膿性関節炎・結核性関節炎

画像上は骨破壊性の病変を呈します．また，局所の熱感や腫脹などを呈する場合もあります．採血や培養により鑑別を行いますが，末梢の関節では採血上の炎症反応が上がらない場合もあるため注意を要します．なお，結核菌を疑う場合は抗酸菌培養に加え，PCR法などによる検査も有用です．

● 痛風性関節炎

高尿酸結晶がある場合には鑑別疾患として考慮する必要があります．

治 療

保存的治療が第一選択となります．内服や注射，局所安静などはHeberden結節とほぼ同様です．ただし，Heberden結節に比べて専用の装具が少なく，アルフェンスシーネやテーピングなどによる局所安静を選択する場合もあります（図9）．あるいは，大きなサイズのHeberden結節用の装具を使用する場合もあります．

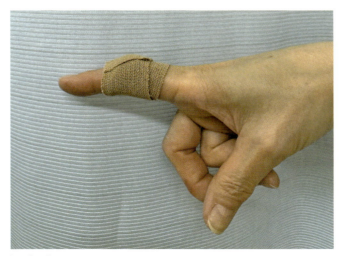

図9 PIP関節のテーピング固定

【手術】

Heberden結節と同様に関節固定，関節形成術，関節固定術が行われるほか人工関節置換術も行われます．人工関節置換術の成績の安定化に伴い，近年症例数が増加しています．

● 人工関節置換術

Bouchard結節ではHeberden結節と異なり，人工関節置換術が選択される場合が多くなっています．疼痛の改善に加え，可動域もある程度得られますが，術前の可動域に依存するため事前に十分説明する必要があります．アプローチは掌側進入と，背側進入が主流であり，側方進入などの報告もされています．インプラントはシリコン製，金属製の表面置換型などがあり，どちらも本邦での使用が可能です．長期の合併症としてインプラントの破損，感染などの可能性があるため，長期の経過観察が望まれます（図10）．また，示指は長期予後が不安定とされています．

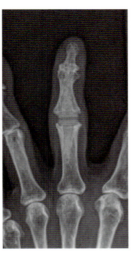

図10 Bouchard結節例に行った人工関節置換術

● 関節固定術

　人工関節に比して可動域は得られないものの，強いピンチを要求される職業などでは選択される場合があります．固定角度は示指で40°，中指45°，環指50°，小指55°と尺側に向かって5°ずつ屈曲を強めるのがよいとされています．

専門医紹介のタイミング

　Heberden結節と同様ではありますが，保存的治療に抵抗する疼痛のある場合や，ADLの障害がある場合は専門医への紹介が望まれます．腫脹が遷延し感染や膠原病などとの鑑別が難しい場合にも紹介が必要です．

Ⅳ．母指CM関節症

特　徴

　母指CM関節は大菱形骨と第一中手骨によって形成される鞍状関節で正面，側面ともに凹凸が噛み合う形で形成される関節です．母指対立運動のkey jointであり，多方向の可動性を有しています．運動方向は屈曲伸展，内外転に加え回旋方向にも可能です．なお，これを可能にするため骨性の制動は弱く複雑な靭帯組織と腱により制動されています．実際の運動では靭帯組織により周囲に固定された大菱形骨に対し，第1中手骨が動くと考えられています．CM関節の安定に寄与するのは7つの主要な靭帯（図11）であると考えられており，その中で最も重要な靭帯はanterior oblique ligament（AOL），dorsal-radial ligament（DRL）などであるとの報告が多くなされています．骨性の制動に乏しい母指CM関節では，これらの靭帯の機能不全が不安定性を誘発し変形性関節症に進行していくと考えられています．

　変形性関節症は中年以降の女性に好発し，つまみなどの力作業による過度な負荷がリスクファクターとして注目されています．

診　断

【身体所見】
● 自覚所見

　自覚所見としては第1中手骨基部の腫脹，疼痛，変形やつまみ，握り動作などでの疼痛が生じることが多いです．進行例では母指CM関節の背側亜脱臼が生じ，母指MP関節過伸展，IP関節屈曲位が生じスワンネック変形を呈する場合もあります（図11）．

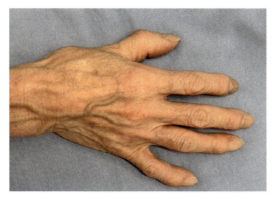

図11 スワンネック変形をきたした母指CM関節症の外観

● 他覚所見

　他覚所見としては母指CM関節の圧痛や場合により不安定性などを認め，徒手検査法として母指CM関節に圧迫，回旋を加え疼痛の誘発をみるgrind test, lever testなどが有用です．またつまみ動作の評価として2 point pinch testなども有用です．なお，この際にはCM関節症に30％程度合併するとされる手根管症候群にも注意が必要です．

【画像所見】

　単純X線による評価が基本であり関節裂隙の狭小化，骨棘形成，骨囊胞の形成などを評価します．病期分類として単純X線によるEaton-Glinckel分類（以下，Eaton分類，表3）[2]が最も一般的に用いられ，手術方法の決定にも用いられます．しかし画像上の変形と疼痛などの症状が一致しない場合も多くあるため，患者の状態に応じた治療を選択していく必要があります．図12にEaton-Glinkel分類stage 2例を示します．

表3　Eaton-Glickel分類[2]

Stage	
Stage 1	関節形態は正常もしくは関節裂隙の軽度の開大（滑膜炎などによる）がある
Stage 2	軽度の関節裂隙の狭小，2 mm以下の骨棘形成
Stage 3	関節裂隙の著明な狭小化，2 mm以上の骨棘形成
Stage 4	Stage3の変化に加えてSTT関節の関節症変化がある

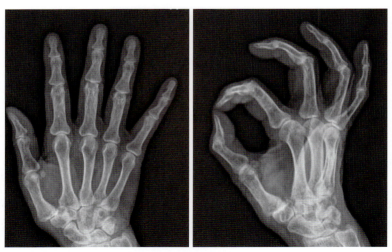

図12　CM関節症　単純X線正面像　側面像（Eaton分類stage2）

鑑別診断

- **de Quervain病**

　Grind testなどの母指CM関節症の徒手検査に加え de Quervain病で陽性となるEichhoffテストなどが鑑別の一助となります．圧痛の部位も重要な鑑別法となり，キシロカインテストを行う場合もあります．

- **STT関節症**

　母指CM関節症に合併する場合もありますが，STT関節の変形が主座の場合もあり，画像所見や圧痛部をしっかりと確認して診断をすすめる必要があります（図13）．また舟状骨の偽関節なども混在している場合があり注意を要します．

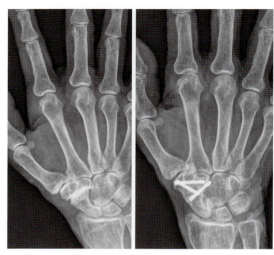

図13　STT関節症の単純X線像．関節固定術を施行した

治療

【保存的治療】

まずは保存的治療を行うことが基本となります．保存的治療としては局所の安静や，母指CM関節装具，消炎鎮痛薬の内服，外用薬や関節内への局所麻酔薬やトリアムシノロンアセテートなどの注射があります．CM関節装具は母指の可動を制限するタイプや手関節まで制動するタイプがあります．材質もプラスチック製やシリコン製，布製，金属の支柱が入ったものなど様々です．仕事の内容によっては使用できない場合もあり，患者と相談しながら適切な装具を選択する必要があります．可能な限り長い時間，できない場合は夜間だけでも装具を装用してもらいコンプライアンスを高めることが重要になります．

関節内への注射も効果が示されていますが，ブラインドでの注射は，関節が小さく，また変形もあるため難しい場合があります．ただし，超音波ガイド下に穿刺するとより正確に注入することができます．

これらの保存的治療に抵抗する場合には手術が考慮されますが，手術適応は患者の疼痛の程度や日常生活，仕事への障害によって決定されるべきです．

【手　術】

術式としては「靱帯再建術」「関節固定術」「関節形成術」「母指基節骨外反骨切り術」などが挙げられます．

● 靱帯再建術

関節面に変形のないEaton分類stage1の症例で，CM関節の不安定性が強い場合に行われます．CM関節を制動することで疼痛の改善や変形の進行を防ぐ目的で行われます．

● 関節固定術

Eaton分類で少なくともStage 3までの症例で選択されますが，STT関節の変形がある場合には適応となりません．可動域が制限されるためpush upなどは難しい場合があり，事前の説明を要します．農業や肉体労働など母指に負荷がかかる職業などではとくに有用な術式です（図14）．

母指CM関節症　　153

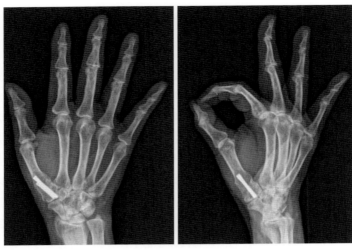

図14　CM関節症に対して関節固定術を施行した例

● 関節形成術

　従来より様々な方法が報告されており，大菱形骨の切除（部分切除も含む）後に基節骨に骨孔を作成し，第一中手骨を吊り上げるEaton法やTompson法，橈側手根屈筋腱を半切し長母指外転筋に巻きつけるWeilby法（図15）などの報告が多いものの，近年ではMini Tight Rope®（Arthlex, Inc）などのsuture buttonを用いた関節形成術の報告も増加しており，長期成績の報告が待たれています．

　また近年，関節鏡視下に関節形成を行う報告も散見されます．なお，どの関節形成術も大菱形骨を切除するため，強い力を要する作業には弱く，患者の生活における要求の内容を考慮して術式を選択する必要があります．

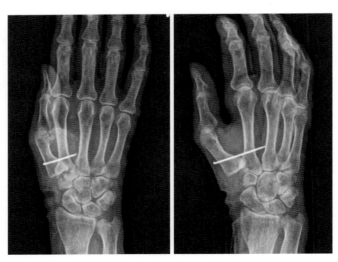

図15　Webly法を用いて行ったsuspension plasty

● **母指基節骨外反骨切り術**

CM関節の圧を減圧すると考えられ，関節面がある程度保たれた比較的変形の軽い症例に用いられます．

専門医紹介のタイミング

Eaton分類では，Stage 1であっても疼痛や不安定性が強い場合もあれば，Stage 4でスワンネック変形を呈していても疼痛やADLへの障害は軽度の場合もあります．このため，保存的治療に抵抗する疼痛があり，患者が手術を希望する場合には画像所見にはとらわれず専門医に相談する必要があります．

Ⅴ．変形性手関節症

特　徴

本邦において手関節の変形性関節症は外傷などによる二次性が多くを占めており，明らかな原因のない一次性関節症は多くありません．

SLAC（scapholunate advanced collapse）やSNAC（scaphoid nonunion advanced collapse）がよく知られており，どちらもDISI変形の進行とそれに応じて，関節症性変化が進行していく病態であることは共通しています．SLACでは舟状月状骨解離などの手根不安定症によって生じることが知られておりSNACは舟状骨偽関節による手根骨不安定症が原因となります．本邦ではSNACが多いとされています．関節症性変化の進行の分類としてはSLAC wristの分類（図16）[3]がよく知られています．Stage1では橈骨茎状突起と舟状骨間の変形が生じ，Stage 2では橈骨舟状骨間全体の変形，Stage 3では月状有頭骨間にOAが生じる状態と定義されています．一般的に月状骨と橈骨の関節は保たれることが多いとされていますがまれに変形が生じる場合もあります．

SLAC，SNAC以外の変形性手関節症原因として橈骨遠位端骨折の変形治癒やKienböck病などの遺残による変形などがあります（Kienböck病については第4章参照）．

検査・診断のポイント

単純X線正面，側面像による評価が最も重要です．また画像で変形がある部分と疼痛部が一致し，変形が原因の疼痛なのかの診断が重要であり，筆者は触診による圧痛点の確認などがとても重要と考えています．単純CTではより詳細な変形の部位や程度の確認が可能となりますので手術などを考慮する場合には必須の検査になります．

SLAC wristの分類

stage 1 　関節症変化が舟状骨遠位と，橈骨茎状突起間に限局するもの
stage 2 　関節症変化が橈骨・舟状骨関節全体に及んでいるもの
stage 3 　関節症変化が手根中央関節に広がるもの

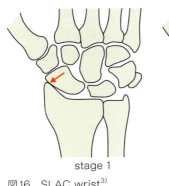 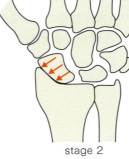 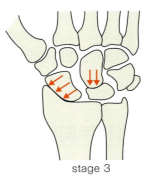

図16　SLAC wrist[3]

鑑別診断

● **関節リウマチ**

　関節リウマチ（RA）ではDIP関節とPIP関節にまず変形が生じることが多いことに加え，変形性関節症では骨増殖性疾患であり鑑別は比較的容易です．

治　療

【保存的治療】

　保存的治療が第一選択となります．NSAIDの内服や外用，装具による可及的外固定や，手関節への局所麻酔＋トリアムシノロン注射などを数カ月程度行い，ADLの維持が困難な場合には手術を考えます．

【手　術】

　手術としてはStage1では橈骨茎状突起の切除などが行われます．切除量が多いと橈骨手根靱帯の機能不全となり手関節の不安定性をきたす可能性があるので注意が必要です．SNACでは関節症性変化がまだすすんでいない場合に偽関節手術を行い，骨癒合を獲得しにくいこともあります．またSNACのStage1〜2の症例では舟状骨偽関節の遠位骨片の切除を行う場合もあります．

　変形が強い場合には近位手根列切除や手関節部分固定（four corner fusionなど），手関節全固定術，人工手関節置換術などのsalvage手術を行います．

専門医紹介のタイミング

　数カ月の保存的治療に抵抗する疼痛があり，ADLに障害が出る場合は専門医に紹介するタイミングになります．

VI. 遠位橈尺関節症

　遠位橈尺関節（distal radioulnar joint：DRUJ）は手関節を構成する関節の1つで，橈骨と尺骨，三角線維軟骨複合体（triangular fibrocartilage complex：TFCC）で構成されます．主な機能は前腕の回内外で，変形性関節症としては一次性と二次性に大別されます．一次性では尺骨切痕の背側傾斜が強いために尺骨が背側に変位し伸筋腱断裂を生じる場合が多くみられます．二次性では橈骨遠位端骨折後の変形治癒により適合性が悪くなり，尺骨頭が月状骨に干渉することで疼痛を生じます．

検査・診断のポイント

　単純X線正面，側面像による評価が最も重要です．DRUJ自体の関節症性変化に加え尺骨健側との比較，ulnar varianceの計測も必要です．
　MRIによるTFCCの評価も重要であり，尺骨突き上げ症候群では月状骨の輝度変化なども診断に寄与します．

治療法

【保存的治療】

　他疾患と同様，保存的治療が第一選択となります．手関節の制動装具などによる固定や，短期間のギブス固定などによる局所の安静が重要であり，NSAIDの内服や外用薬投与，DRUJや局所への注射も行うことがあります．数カ月の保存的治療に抵抗する場合には手術が考慮されます．

【手　術】

　Ulner plus variantがあり変形が高度でない場合は尺骨の短縮骨切りなどを行います（第4章参照）．変形が強い場合などはSauve-Kapandji法やDarrach法による関節形成術を行います．
　変形により伸筋腱断裂などが生じている場合には別途再建術を行う必要があります．

コラム　ガングリオン

手関節周囲，特に背側SL靱帯発生が多く（図17），関節周囲に生じる腫瘤です．手指にも発生し，Heberden結節に合併したものを特にmucous cystと呼びます．単純MRIでは，T1WIで低信号，T2WIで高信号の均一な腫瘤として描出され，辺縁は明瞭です．画像上，関節と連続する場合が多いですが，連続しない場合もあります．またA1プーリーに生じ，ばね指などの原因となることもあります．

前述の画像所見などから比較的容易に診断可能であり，穿刺を行うと無色透明なゼリー状の内容物を引くことができます．穿刺のみで消失することはまれであり，根治には基本的に手術加療を要します．手術を行う際，関節と連続する場合は関節包のcheck bulbまで摘出，もしくは破壊することが重要であり，この操作が十分でない場合は再発が多いと考えられています．手関節発生例では関節鏡で関節内からbulbの破壊などを行う術式も報告されています．

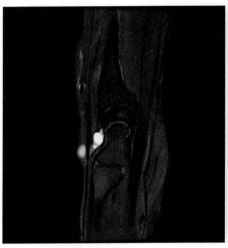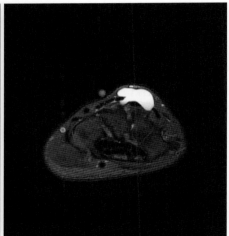

図17　ガングリオンのMRI像

● 文　献

1) Kellgren JH, Lawrence JS, et al. radiological assessment of osteo-arthrosis. Ann Rheum Dis. 1957; 16(4): 494-502.
2) Eaton RG, Glickel SZ. Trapeziometacarpal osteoarthritis. Staging as a rationale for treatment. Hand Clin. 1987; 3(4): 455-71.
3) Watson HK, Ballet FL. The SLAC wrist: scapholunate advanced collapse pattern of degenerative arthritis. J Hand Surg Am. 1984; 9(3): 358-65.

第7章　絞扼性神経障害

　末梢神経が靱帯，腱，筋肉，骨などで囲まれた部位を通過するとき，あるいはその中で走向を変えるときに何らかの機械的な刺激が加わり神経に局所的な障害が発生します[1]．このような状態を絞扼性神経障害と呼びます．上肢には「橈骨神経」「尺骨神経」「正中神経」が分布しており，これらの神経が関節近傍や筋膜を通過する部位において何らかの異常刺激が加わるとそれぞれの絞扼性神経障害を生じます．

I. 肘部管症候群

定　義

　肘部管症候群（cubital tunnel syndrome）は，肘関節の内側にある尺骨神経が圧迫または牽引されることによって引き起こされる絞扼性神経障害です．尺骨神経は，肘関節部で内側上顆の後方に位置し，Osborne band と言われる前腕内側の線維性結合織の下を通過します．この周辺で，何らかの理由により尺骨神経に異常刺激が加わることで発症します．肘部管症候群は絞扼性神経障害のなかで手根管症候群に続いて多い病態とされています[2]．尺骨神経の支配領域である「環指・小指のしびれ」「感覚障害」を生じ，特に肘を長時間屈曲位で保持することで悪化することがあります．進行すると主に手の内在筋の筋力低下をきたします．

特　徴

　肘部管症候群の病因は多岐にわたっており，その病態は十分に解明されていない部分もあります．肘部管の底部は，肘関節の関節包および内側側副靱帯の後斜走線維によって形成され，それをOsborne band と言われる前腕内側の線維性結合織が覆う構造になっています（図1）．解剖学的には，尺骨神経は肘関節の内側上顆後方を通り，この肘部管を通過します．尺骨神経はこの肘部管で比較的制約された経路をたどるため，肘関節の運動に伴い尺骨神経は伸びたり滑ったりする必要があります．この肘部管において尺骨神経の滑動制限や関節の変形に伴う物理的圧迫などを生じると肘部管症候群を発症します．

肘部管症候群　　159

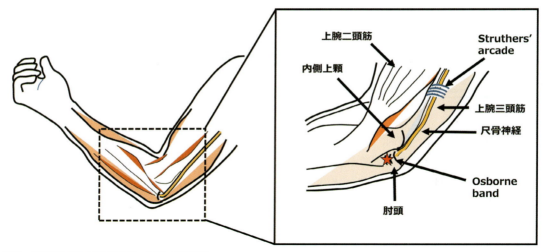

図1 肘部管周辺の局所解剖．★印：肘部管

　肘部管症候群の主な原因には変形性肘関節症，関節リウマチに伴う滑膜炎，小児期の骨折に伴う変形治癒（外反肘），ガングリオンなどの占拠性病変があります．肘関節の正常可動域は0〜145°とされており，尺骨神経に加わる動的な負荷が原因となる場合もあります．そのためスポーツや作業労働に伴う肘関節の反復的屈曲伸展運動は危険因子とされています[3,4]．また肘関節屈曲時に尺骨神経が内側上顆に乗り上げる習慣性脱臼もその一因です．より上位のStruthers' arcadeと言われる上腕骨内側上顆より近位の筋膜様トンネルや内側筋間中隔で絞扼を受ける場合もあります．

　臨床症状における特徴としては，「手の尺骨神経支配領域（環指橈側半分と小指）のしびれ」「感覚障害」（図2）「手の内在筋（特に背側骨間筋と小指外転筋）の筋力低下と萎縮」．進行すると「鉤爪変形」と呼ばれる変形がみられることがあります．また特徴的な臨床徴候として「Froment徴候」がみられることがあります（図3）．これは被験者に手の母指尺側と示指中手部で紙などの薄く平坦なものをはさんで把持してもらい，検者がそれを引っ張った際に，尺骨神経麻痺が疑われる側の母指IP関節が屈曲してくるかどうかを確認するものです．尺骨神経が麻痺すると，骨間筋の機能が損なわれるために，代償的に母指の屈筋を利用してサイドピンチを代償するために起きる現象です．また小指の内転機能をつかさどる掌側骨間筋の筋力低下および橈骨神経支配の固有小指伸筋，総指伸筋の拮抗作用により，小指の外転がやや大きくなるWartenberg徴候を認めることもあります．

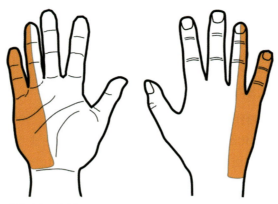

図2 肘部管症候群における感覚障害の領域

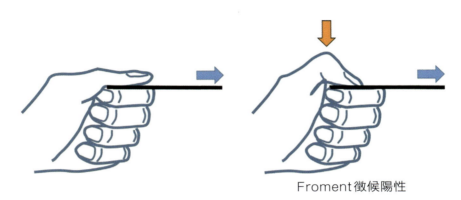

Froment徴候陽性

図3 Froment徴候．オレンジ矢印：母指IP関節の屈曲

検査・診断のポイント

肘部管症候群の検査・診断においては，特徴的症候，神経障害の程度の評価，およびほかの原因の除外が重要です．

【病歴と臨床所見】

患者の主訴，症状の発生時期，痛みやしびれの具体的な部位，日常活動や特定の姿勢での症状の変化を聴取します．特に肘関節の酷使や圧迫の有無に関しての病歴を確認します．特徴的臨床所見として「Tinel徴候」を認めることがあります．肘部管部を叩打した際に尺骨神経の支配領域への放散痛を認める徴候です．肘を屈曲した状態を保持させ，症状出現の有無を評価すること（肘屈曲テスト）もあります．感覚障害の範囲を表在性感覚について触圧覚（Semmes-Weinstein：SW test），痛覚（pin prick），温度覚で評価します．また識別覚について二点識別覚計を用いて評価します．表在感覚については体表に地図を書くように評価することで感覚障害の範囲のみで障害されている神経高位が特定できる場合もあります．また筋力に関しては代表的な手の内在筋である小指外転筋，第一背側骨間筋の筋力低下の有無を評価します．同時に正中神経支配の短母指外転筋の筋力も評価することで正中神経障害や頚胸椎神経根（C8・T1）障害との鑑別が可能です．

【臨床検査】

「神経伝導速度検査」と「画像検査」があります．

● 神経伝導速度検査

　神経伝導速度検査は，神経の生理学的機能を評価する検査です．神経の障害がある部位で伝導速度の遅延や導出波形の変化がみられることで診断がつきます．またほかの神経障害（例：頸椎症，多発神経炎など）との鑑別にも役立ちます．

　肘部管症候群では肘部管の近位と遠位で導出波形の変化や同部位の伝導速度の遅延が確認されます．また絞扼が疑われる部位で，2〜3 cm単位で位置を変えて電気刺激を行いその導出波形の変化を観察する「インチング法」と言われる方法もあります（図4）．一般的には45〜65 m/sが正常値とされていますが，これは年齢，性別，計測環境によっても変化することがあるので，健側やほかの神経の伝導速度も同時に計測して比較する必要があります．

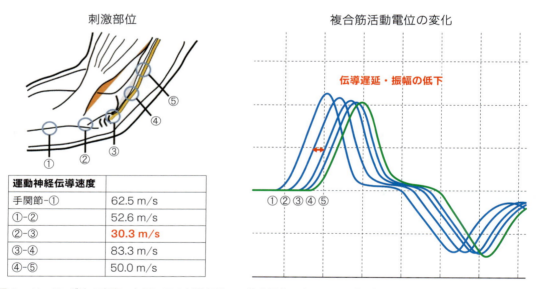

図4　インチング法の実際．左図に示す刺激部位での導出電位を右に示す．②-③間での運動神経伝導速度がほかの部位に比べて遅延していることがわかる（赤両矢印）

● 画像検査

　画像検査としては「単純X線検査」「MRI」「超音波検査」などが行われます．

　単純X線検査では，関節のアライメント異常（肘の内反・外反の有無），関節面の変形，骨棘の有無を評価します．肘部管での骨棘の評価には，通常の正面像，側面像に加えて肘部管撮影という肘関節を屈曲して撮影する方法を行うと骨棘の有無をより明確に評価できることがあります（図5）．

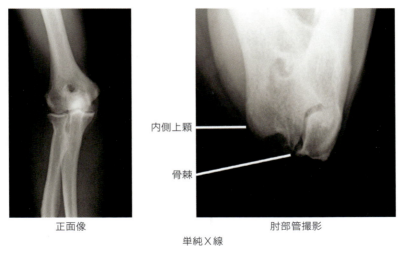

正面像　　　　　肘部管撮影
単純X線

図5　肘部管症候群における単純X線所見．右の肘部管撮影にて骨棘が確認できる

　MRIでは，尺骨神経周囲の炎症所見や神経の浮腫，腫瘍性病変，関節滑膜の増生などの所見を確認します（図6）．
　超音波検査は尺骨神経の浮腫や腫大を確認したり，肘の屈曲伸展を行った際の尺骨神経脱臼の有無を確認することに適しています．

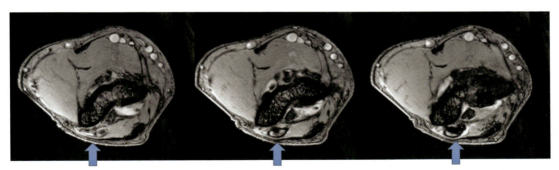

図6　肘部管症候群におけるMRI画像．T2強調画像軸断像．矢印：神経実質部とその周辺の浮腫により高信号領域を確認できる

　特徴的な臨床所見と画像や神経伝導速度検査などの客観的所見の整合性が得られれば診断を確定できます．

鑑別診断

　肘部管症候群と似た症状を示す次のような疾患との鑑別が必要です．

1) 頚椎疾患

　頚椎椎間板ヘルニアや頚部脊柱管狭窄症などの頚椎疾患は，肩や腕，手へ放散する痛みやしびれを引き起こすことがあります．特に頚椎の第8神経根障害は肘部管症候群と類似した臨床症状を示すことがあり，頚椎神経根圧迫によるものか尺骨神経圧迫によるものかを鑑別する必要があります．

2) 手根管症候群

　手根管症候群は，手関節部で正中神経が圧迫されることにより生じます．主に母指から環指橈側半分のしびれ・感覚障害を生じますが，ときに小指にもしびれが現れる場合があり筋力低下のパターンや神経伝導速度検査による鑑別が必要です．

3) ギヨン管症候群

　ギヨン管症候群（Guyon's canal syndrome）は，手関節部において尺骨神経が掌側手根靱帯と手根骨で囲まれる尺骨神経管を通過する際に生じる絞扼性神経障害です．尺骨神経は手関節の近位で手背尺側へ感覚枝を分岐してから尺骨動静脈とともに尺骨神経管に入るため，本疾患では原則として手背尺側の感覚障害がないことが肘部管症候群との鑑別点となります．

4) 上腕二頭筋腱炎や変形性肘関節症

　上腕二頭筋腱炎や変形性肘関節症などに伴う肘関節周辺の疼痛や不快感も肘部管症候群と鑑別を要します．尺骨神経の支配領域の感覚・運動障害がないことで鑑別できます．なお変形性肘関節症の場合には二次的に肘部管症候群を併発することがあるため注意が必要です．

5) 上腕骨内側上顆炎

　肘の内側にある上腕骨内側上顆に付着する前腕の屈筋群の腱付着部炎です．肘関節内側上顆部の圧痛や手関節を屈曲する動作を繰り返すことで疼痛が誘発されます．手指の感覚・運動障害がないことで鑑別できます．

治療・予後

　肘部管症候群の治療は，重症度，原因などに基づいて判断します．治療の目的は，尺骨神経の生理学的機能の回復です．

【保存的治療】

●肘関節運動の制限・局所安静

　作業労働などによって肘を酷使する患者の場合には一定期間そのような作業を控えることによって症状が改善する場合があります．また睡眠中に肘が曲がらないようにして，尺骨神経へのストレスを回避するためのスプリントや装具を使用することもあります．

- 薬物治療

　非ステロイド性消炎鎮痛薬（ロキソプロフェン，セレコキシブ）や神経障害性疼痛治療薬（ミロガバリン，プレガバリン）を処方することで，神経障害に伴う痛みや炎症を軽減することができます．また神経障害に伴うしびれの改善のためにビタミンB12が有効な場合があります．著しい痛みを生じている場合には神経ブロックを行うこともあります．神経ブロックの適応については専門医に相談することが望ましいです．

【手術】

保存的治療に抵抗性の場合や，進行性の病態で筋力低下を伴う場合には手術が検討されます．手術の主な目的は尺骨神経の圧迫の解除です．

- 肘部管開放術

　肘部管を形成するOsborne bandを切開し，神経への圧迫を解除する手術です（図7）．神経周辺の癒着や滑膜炎を伴う場合にはそれらを剝離，除去することもあります．変形性関節症に伴う骨棘によって神経が圧迫を受けている場合には，骨棘も切除します．

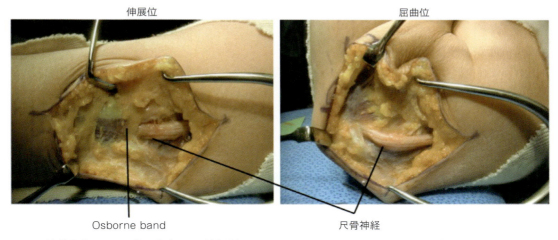

図7　肘部管開放術．肘関節屈曲時に尺骨神経絞扼の原因となっていたOsborne bandを切開した

- 内側上顆部分切除術

　肘の内側上顆の一部を除去することで，神経への圧迫を減少させます．肘部管開放術と併用することで，より神経の除圧を確実にします．

- 前方移行術

　外反肘などに伴い肘屈曲時に尺骨神経が前方に脱臼する傾向のある患者には前方移行術を行います．神経を内側上顆の前方に移行して肘屈曲時に神経に加わる緊張を除去する方法です．

肘部管症候群

● 神経移行術

　最近の治療として前腕に分布するほかの神経の分枝を神経障害部位の遠位において神経移行する術式が報告されています[5]．それにより麻痺した筋肉の早期回復が得られることがあります．

【予　後】

　初期の場合には保存的治療で症状の改善がみられます．しかし，作業労働の再開やスプリントの使用をやめたあとに症状が再発することもあります．手術を受けた患者の回復には個人差があり，感覚や筋力の完全な回復には数カ月以上かかることがあります．また，重度の神経障害があり尺骨神経の支配領域の筋肉の脂肪変性を伴うような症例では，回復は限定的となる場合があります．

専門医紹介のタイミング

　肘部管症候群の専門医への紹介のタイミングは，症状の重症度，持続期間，および初期治療の効果によって判断します．以下のようなタイミングで専門医への紹介を検討します．

● 症状の持続または悪化

　臨床症状が数週間にわたって持続し，特にしびれ，痛み，手の筋力低下に悪化傾向がある場合．

● 鑑別診断が困難な場合

　肘部管症候群と鑑別を要するほかの疾患と区別がつかない場合には，専門医の診察と臨床検査による評価が必要です．

● 重度の障害

　強い痛み，感覚の脱失，または手の筋力低下が初期から存在する場合，これらの症状は絞扼部における神経圧迫が強いことが考えられ，神経障害が恒久的になるリスクがあります．

● 初期治療の効果不十分

　保存的治療（スプリントの使用，日常生活指導，理学療法など）を数週間から数カ月試みても症状の改善がみられない場合，または症状が再発する場合．

ピットフォール

　肘部管症候群におけるピットフォールには以下のようなことが挙げられます．

1) 初期診断の遅れ

　初期症状がほかの疾患（例えば，頚椎症，手根管症候群）と鑑別しにくいことがあります．患者の病歴と臨床症状に基づいた詳細な評価，必要に応じて神経伝導速度検査や画像診断の実施が重要です．

2）保存的治療の選択

　患者の職業・生活様式に応じて保存的治療を選択します．肘関節を酷使する作業に従事していない場合にも症状を呈する場合があり，そのような場合には症状の誘因を特定する必要があります．個々の患者にあわせた日常生活指導や治療計画が求められます．

3）手術適応の判断

　重度の症状や神経機能の顕著な低下がみられるにもかかわらず，漫然と保存的治療を行っていると手術による回復時期を逸することがあります．特に神経障害に伴う筋力低下などが明らかな場合や進行性の場合には，より積極的な介入が求められます．

Ⅱ．前骨間神経麻痺

定　義

　前骨間神経麻痺（anterior interosseous nerve syndrome：AINS）は，手指の運動機能障害を特徴とする神経障害です．前骨間神経は肘関節の遠位部で正中神経から分枝し，示指・中指の深指屈筋腱および長母指屈筋腱，および方形回内筋を支配します．前骨間神経が圧迫や特発性炎症などによって麻痺すると生じる病態が前骨間神経麻痺です．

特　徴

　前骨間神経は示指・中指の深指屈筋，長母指屈筋，方形回内筋などを支配しているためこれらの麻痺による症状を呈し，患者は「OK」サインを作る際に，親指と人差し指の先端で円を作ることができなくなります（図8）．方形回内筋は前腕の回内動作に作用しますが，前腕の回内は円回内筋や橈側手根屈筋などで代償されるため，この筋肉の麻痺は臨床的に目立たないことが多いです．

　前骨間神経は唯一の知覚枝として掌側手関節の関節包に終末枝を出していますが，これは臨床的には明らかでなく，一般的に感覚障害は明らかではありません．

前骨間神経麻痺　　167

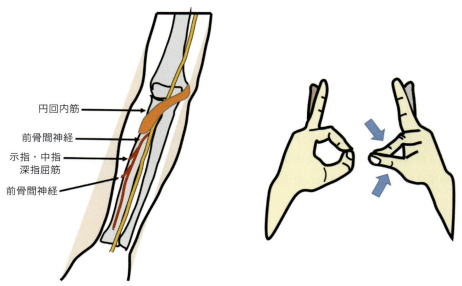

図8 前骨間神経の解剖と前骨間神経麻痺による特徴的肢位．右図の患側矢印部において示指のDIP関節と母指のIP関節の屈曲が困難となる

　前骨間神経麻痺発症の原因として，前腕への直接的な衝撃や外傷，圧迫，軟部腫瘍などが考えられます．外傷性の原因には，上腕・前腕の骨折，刺し傷や切り傷，ギプス固定，静脈穿刺などがあります．こういった誘因がなく特発性に症状を生じる場合も多いとされています[6]．前骨間神経麻痺の起こりやすい部位は円回内筋の腱辺縁です．発生は上肢の末梢神経障害の1%以下とされており[7,8]，比較的まれな神経障害です．

検査・診断のポイント

【臨床所見】

　臨床所見としては，感覚障害のない母指・示指の屈曲機能障害がみられます．患者にOKサインを作るように指示し，母指と示指で円を作ることができない場合は，前骨間神経障害の可能性を示唆しています．発症様式は前駆症状なく突然発症するもの，数週間の経過を経て発症するものなどで一定の様式はないとされています．

【臨床検査】

- 画像検査

　画像検査としては，MRIが有効な場合があります．軸断像において神経の絞扼部に一致した浮腫や周辺の筋群の炎症像，軟部組織腫瘍などを確認できることがあります．また神経の走向にそった矢状断像において神経のくびれを確認できることがあります．

　超音波検査も診断に有用な場合があります．正中神経を上腕から前腕にかけて連続的に観察することで神経の絞扼部位が明らかになる場合があります．

● 生理学的機能検査

　生理学的機能検査として神経伝導速度も行われます．神経伝導速度では正中神経の伝導遅延がみられることもありますが，長母指屈筋や深指屈筋の筋活動電位を単独で導出することは困難なため確定診断は難しい場合がありますが，障害高位を同定するうえで必要な検査です．

　また筋電図検査が有用な場合があります．正中神経の支配領域で長母指屈筋や方形回内筋に脱神経所見を呈していて，ほかの正中神経支配筋に脱神経所見がみられない場合には診断的意義があると考えられます．

鑑別診断

前骨間神経麻痺の診断には次のような疾患との鑑別が必要です．

1）屈筋腱損傷

屈筋腱の断裂や損傷も，前骨間神経麻痺に類似した症状を示すことがあります．腱損傷は外傷の既往があることが多く，局所的な疼痛や腫脹の有無により鑑別できます．また超音波検査やMRIなどの画像検査も有用です．

2）回内筋症候群，高位正中神経麻痺

　回内筋症候群は正中神経が回内筋部を通過する際に生じる神経障害です．肘関節前面の疼痛，正中神経支配領域にしびれを生じます．前骨間神経単独の麻痺と比べて筋力低下の領域が広く，感覚障害も認めることが特徴です．正中神経は主に前腕の屈筋群を支配しているため手関節や指の屈曲機能障害と前腕～手指掌側の感覚障害を生じます．筋力低下の生じている筋肉の評価と感覚障害の有無によって鑑別できます．

3）尺骨神経障害

　尺骨神経は肘部管やギヨン管で圧迫されることがあり，特に手内在筋の筋力に影響を与えます．前骨間神経が支配する筋群とは筋力低下のパターンが異なるため鑑別することができます．

4）頚椎疾患

　頚椎椎間板ヘルニアや頚部脊柱管狭窄症など，頚椎疾患は，肩や腕，手へ放散する痛みやしびれを引き起こすことがあります．手指の屈筋群を支配する神経根として特にC7，8，T1神経根は指の屈曲に係る浅・深指屈筋，虫様筋を支配しており鑑別が必要です．多くの場合，前骨間神経麻痺には感覚障害がないことから診断がつきます．

5）運動ニューロン疾患・筋疾患

　運動ニューロン疾患は筋活動に作用する神経細胞が進行性に変性することを特徴とします．また筋ジストロフィーや筋炎などの疾患は，一般に広い範囲で「筋力低下」を引き起こすため，前骨間神経麻痺に特有の局所的な症状とは異なります．

治療・予後

　前骨間神経麻痺に対しての定型的な治療指針は確立していません．症状とその程度に応じて治療を選択する必要があります．

【保存的治療】

● 安静

　初期段階では，神経の炎症を鎮静化するために患部の安静を保つようにします．

● 作業療法

　手機能を改善し，筋力を回復させるための作業療法が行われます．

● 薬物療法

　痛みや炎症を軽減するために非ステロイド性消炎鎮痛薬（ロキソプロフェン，セレコキシブ）や神経障害性疼痛治療薬（ミロガバリン，プレガバリン）が使用されることがあります．また神経障害の回復のためにビタミンB12が投与されることがあります．

【手　術】

　症状が重度である場合や，保存的治療による改善がみられない場合，手術的介入が必要になることがあります．手術の目的は，圧迫されている神経を解放し，神経機能を回復させることです．肘関節の周辺で正中神経を展開し，前骨間神経に至る部位を確認し，筋膜切開や神経剥離を行います．腫瘍等の占拠性病変があればそれを切除します．また神経剥離で効果が不十分な場合には腱移行術を施行する場合があります[9]．

【予後】

　前骨間神経麻痺の予後は，障害の原因と麻痺発生からの期間に依存します．神経障害の原因が明らかで早期に適切な治療が開始されれば，多くの患者は良好な回復を呈します．しかし，神経障害が重度である場合や，神経麻痺が長期間におよび支配筋の変性を生じた場合は，完全な回復が難しいことがあり患者の30%に恒久的な筋力低下または麻痺の残存を認めるという報告もあります[10]．

専門医紹介のタイミング

　次のような場合に専門医への紹介が考慮されます．

● 初期診断時

　前骨間神経麻痺が疑われる症状がある場合，正確な診断と治療計画を立てるために，初期段階で専門医への紹介を考慮します．専門医による神経学的評価や画像診断などによって，原因を特定できることがあります．また感覚障害が明らかでない場合，筋原性疾患や運動ニューロン疾患

などの鑑別のため，神経内科医などの診察を要する場合もあります．

● **保存的治療の効果が十分でない場合**

　保存的治療（安静，作業療法，薬物療法など）による改善がみられない，または症状が悪化する場合，専門医による評価が必要です．患者が手術を必要とするかどうかを判断するためにも重要です．

● **専門的治療技術が必要な場合**

　神経剝離や腱移行など特定の治療技術や手術が必要な場合，専門医に紹介することが推奨されます．

ピットフォール

前骨間神経麻痺におけるピットフォールには次のようなことが挙げられます．

● **診断の遅れ**

　前骨間神経麻痺は比較的まれな病態であり，感覚障害がないことで神経障害を疑われることなく経過してしまう場合があります．特に屈筋腱断裂と鑑別が難しい場合があり，臨床所見と電気生理学的検査，画像検査をもとに判断する必要があります．

● **治療選択**

　先述のように，保存的治療の効果が不十分であれば，手術を考慮する場合があります．具体的には，発症から3カ月以上経過しても回復がみられない場合には神経剝離などを考慮します．神経麻痺が持続すると筋肉の脂肪変性を招き，神経の生理学的な回復は得られても機能回復が得られない場合があります．

● **リハビリテーション治療による評価と介入**

　適切な理学療法や作業療法は，神経障害の回復過程において重要です．リハビリテーション治療を適切な時期に開始しないことは，機能回復を妨げる要因になることがあります．患者がリハビリテーション治療に積極的に取り組めるよう，病状やリハビリテーション治療の重要性などをしっかりと伝えることが大切です．

Ⅲ．後骨間神経麻痺

定　義

　後骨間神経麻痺は，橈骨神経が肘関節の部位で「浅枝（知覚枝）」と「深枝（運動枝）」に分岐する部位で運動枝が障害される病態です．橈骨神経の運動枝は後骨間神経と呼ばれ，短橈側手根伸筋に運

後骨間神経麻痺　　171

動枝を送ったあとに回外筋を通過して橈骨頚部を回って下降します．回外筋の入り口部はarcade of Frohseと呼ばれ後骨間神経麻痺の好発部位になっています（図9）．

なお，後骨間神経は感覚機能を伴わないため，臨床症状は運動障害のみ呈します．「下垂指」と言われる麻痺を特徴としており，「総指伸筋」「長母指伸筋」「長母指外転筋」などの麻痺により「指の伸展」「母指の伸展・外転」が困難となります．尺側手根伸筋の麻痺も生じますが，橈側手根伸筋が維持されているため手関節の背屈は可能です．なお，一部の患者では，神経の圧迫に伴う痛みや不快感を生じることがあります．

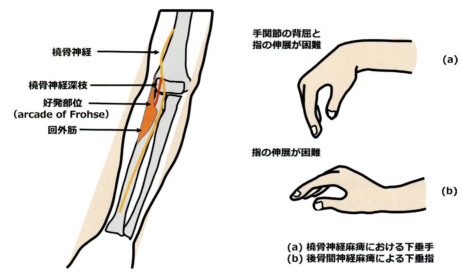

図9　後骨間神経麻痺の好発部位，橈骨神経麻痺による下垂手と後骨間神経麻痺による下垂指の違い

特　徴

後骨間神経麻痺の臨床症状の主な特徴は，指の伸展障害によって生じる，いわゆる「下垂指」と言われる肢位です．ただし，高位での橈骨神経麻痺における「下垂手」とは異なり，橈側手根伸筋の麻痺を伴わないため手関節の背屈は可能です．

急性にも慢性にも発症する可能性があり，慢性の場合には繰り返す前腕の回旋運動が誘因となることがあります．前腕への直接的な外力や骨折，脱臼などによる神経損傷やリウマチ性の滑膜炎などの炎症性疾患や軟部腫瘍が原因で発症する場合もあります．

診断は，病歴聴取や身体所見および神経伝導速度検査や画像検査（MRIや超音波）によって行われます．神経麻痺の原因が明らかであれば，それに対しての治療を行いますが，明らかな原因が特定できないことも多い病態です．

検査・診断のポイント

後骨間神経麻痺の診断において重要なポイントは，臨床的評価，患者の症状の特定，そして必要

に応じた臨床検査です.

【病歴と臨床所見】

まずは患者の病歴,症状の発生時期,活動や外傷の有無など,発症の要因を確認します.臨床所見としては手関節や指の伸展筋力の評価を行い,下垂指や筋力低下がみられるかを評価します.前述のように「総指伸筋」「長母指伸筋」「長母指外転筋」に筋力低下がみられるか,またその他の前腕筋群に筋力低下があるか徒手筋力検査で評価します.

手指の伸展時に痛みを伴うかどうか,触診により神経に沿った圧痛があるかも確認します.後骨間神経麻痺では感覚障害を伴わないことが多いですが,橈骨神経の浅枝と深枝の分岐部に近い部位で障害されている場合は橈骨神経の支配領域(前腕〜示指・母指背側)に感覚障害がみられることがあります.また橈骨神経にそって叩打することでTinel徴候を認める場合があります.

【臨床検査】

● 電気生理学的検査①

神経伝導速度検査は神経に沿ってその近位部と遠位部で刺激を加え,誘発される筋活動電位から障害高位を特定する検査です.後骨間神経の支配筋である総指伸筋,長母指伸筋,長母指外転筋を単独で導出することが困難であるため,後骨間神経麻痺における診断的意義は限定的です[11].

● 電気生理学的検査②

針筋電図検査は障害を受けた筋肉の脱神経電位の有無を確認できます.筋力障害のある筋とない筋の分布を調べることで神経障害の高位を判断することができます.

● 画像診断

単純X線検査の診断的意義は低いと考えられています.ただし,外傷などによって肘関節〜前腕部の変形をきたすような病態を鑑別するために撮影することはあります.

MRIや超音波検査は,神経の圧迫や損傷,腫瘍,その他の構造的異常を確認するために有用と考えられています.神経そのものの浮腫やくびれなどの形態的変化の有無を評価します.神経周辺の占拠性病変(ガングリオンや軟部腫瘍),滑膜炎などの所見を確認できることがあります.

これらの臨床症状と検査所見の整合性を確認して総合的に診断します.

鑑別診断

1) 橈骨神経麻痺

Saturday night palsyに代表される一過性の圧迫障害が代表的ですが,上腕骨骨折などの外傷でも発生します.後骨間神経が分岐する前の橈骨神経に障害を生じると後骨間神経支配領域に加え,長橈側手根伸筋や腕橈骨筋などにも筋力低下が生じます.また前腕〜手関節背側や橈骨神経の固有支配領域と言われる母指-示指間の背側部に感覚障害を生じます.

後骨間神経麻痺　　173

2) 頚椎神経根症

　特にC7神経根が関与する場合，手指の伸展筋力低下を生じることがあるため鑑別が必要です．頚椎神経根症の多くの場合，前腕部のしびれや感覚障害を生じます．

3) 多発神経炎

　全身の神経が炎症を起こし，複数の部位で筋力低下や感覚障害を引き起こす病態です．局所的な神経障害として現れることもあります．内科的疾患の合併症として生じていることもあり，全身的な評価や採血などで鑑別を行います．

4) 伸筋腱の変性断裂

　手関節部における伸筋腱の変性断裂によっても，感覚障害のない手指の伸展障害が生じます．変形性手関節症や遠位橈尺関節不安定症，関節リウマチに続発します．

　伸筋腱の連続性を鑑別する方法として患者に手指の力を抜いてもらった状態で手関節を他動的に伸展・屈曲します．腱の連続性がある場合には手関節を屈曲した際に指のMP関節が手関節を伸展している状態のときより伸びていることがわかります．一方，伸筋腱断裂がある場合には手関節を屈曲しても指のMP関節の伸展がみられないため腱の連続性の有無を判別することができます．

5) 運動ニューロン疾患・筋疾患

　前骨間神経麻痺と同様に感覚障害を伴わない運動麻痺のため，運動ニューロン疾患や筋原性疾患との鑑別が必要になります．多くの場合，進行性であるため後骨間神経支配筋以外にも筋力低下を生じることで鑑別できます．運動ニューロン疾患と絞扼性神経障害を区別することが必要です．前者では，より長い観察期間が必要です．これに対して後者では，特に進行性の筋力低下を示す場合，手術などの積極的治療が考慮されます．しかし，両者の区別が必ずしも明確でない場合もあります．

治療・予後

【保存的治療】

● 理学療法

　筋力の強化と関節可動域を維持するために理学療法を行います．麻痺によって可動しなくなった関節が拘縮しないように関節可動域訓練を行います．筋電図を用いたバイオフィードバックにより麻痺筋の筋収縮を促すこともあります．ストレッチや電気刺激により筋萎縮の低減をはかることもあります．

● 装具療法

　安静や薬物療法などによって回復傾向がみられる場合には，指伸展保持のための装具を用いることで神経麻痺の回復までの手指機能を維持します．MP関節の伸展位を保持するような装具を使用することにより最低限の機能を保持します．

● 薬物療法

　痛みの管理に非ステロイド性消炎鎮痛薬（ロキソプロフェン，セレコキシブ）や神経障害性疼痛治療薬（ミロガバリン，プレガバリン）を使用することがあります．発症早期において神経周辺の炎症や浮腫による疼痛が著しい場合には投与を考慮します．また神経障害の回復を期待してビタミンB12製剤を使用することがあります．

【手　術】

● 神経剝離

　arcade of Frohseの部位での後骨間神経に対する圧迫が明らかであれば神経剝離を行います（図10）．これには，腱膜の切離と神経周辺の剝離，骨の突出部の切除が含まれます．

　また，まれに神経周辺のガングリオンなどが圧迫の原因になっていることがあり，その場合はガングリオンを切除します．

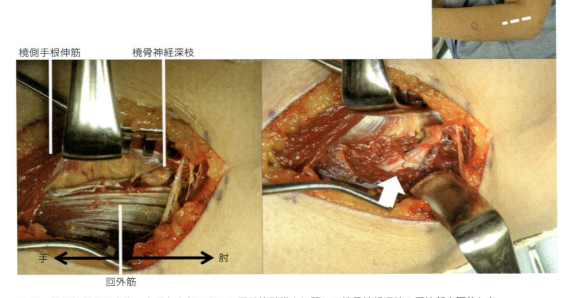

図10　神経剝離術の実際．右図矢印部において回外筋腱膜を切開して橈骨神経深枝の圧迫部を開放した

● 神経移行術

　最近の治療として前腕に分布するほかの神経の分枝を神経障害部位の遠位において神経移行する術式が報告されています[12-14]．それにより麻痺した筋肉の早期回復が得られることがあります．

● 腱移行術

　重度の機能障害や長期間の神経麻痺により筋力障害が不可逆的になった場合，手指の伸展機能をほかの筋肉で代償するために腱移行術を行うことがあります．腱移行の手術時期に関しての明

確な基準はありません．神経麻痺に伴う筋肉の変性がすすむ発症6カ月以降には考慮すべき術式と考えられます．指伸展機能の主な力源として橈側手根屈筋腱，長・短橈側手根伸筋腱などがあります．

【予　後】

後骨間神経麻痺は原因が明らかでないことも多い病態ですが，漫然と経過観察をするだけでなく原因を特定するための積極的アプローチが必要です．保存的治療で改善してくる場合も多くみられますが，2〜3カ月改善がみられない場合には，手術も検討されます．筋力麻痺の状態が長く続くと神経剝離術を行っても神経機能の回復が不十分になる可能性があります．

専門医紹介のタイミング

以下のようなタイミングで専門医への紹介を検討します．

●初期診断時

臨床症状や検査所見から鑑別診断に挙げたような疾患と区別できない場合には，専門医による確定診断が必要です．感覚障害を伴わない神経障害であるため，特に迅速な処置が必要な腱断裂や運動ニューロン疾患との鑑別は重要です．

●保存的治療で改善がみられない場合

軽度の症状であれば，局所の安静や消炎鎮痛薬，ビタミン剤の投与で回復がみられます．しかし，数週間経過しても症状が改善しない，または悪化する場合は，専門医の診断が必要です．特に発症から3週間を経過すると神経障害のある筋肉で筋電図上の神経原性変化がみられることがあり，その時点で回復兆候がなければ専門医に紹介することを検討します．

末梢神経障害による麻痺であった場合，6カ月以上経過すると支配筋の変性により神経障害が回復したとしても機能的な回復が得られないことがあります．診断が不確定な場合には発症後1カ月以内の早期に，また診断が確定している場合でも麻痺症状の回復がみられない場合には6週間以内に手術的な治療を検討すべきとの報告もあり[15]，これらを考慮して専門医への紹介を検討する必要があります．

ピットフォール

後骨間神経麻痺のピットフォールには以下のようなものがあります．

●診断の遅れ

後骨間神経麻痺は初期段階では症状が軽微であることがあり，神経障害を疑われることなく経過してしまう場合があります．ときに，肘関節部での痛みのために上腕骨外側上顆炎と診断されて治療を受けていることもあります．

- **不十分な治療効果判定**

　治療効果を正確に判定するためにも定期的な評価が必要です．特に徒手筋力検査の結果を記録に残しておくことは重要で，「同一の筋肉」を「同一検者」が定期的に評価することにより回復の有無を正しく判断できます．治療的介入を行っているにもかかわらず症状が進行する場合には，ほかの治療法の選択を検討する必要があります．

- **患者教育とフォローアップの欠如**

　後骨間神経麻痺の症状は時間とともに変化することがあります．定期的なフォローアップを通じて症状の変化を観察することが重要です．患者自身にも神経麻痺の進行に伴う症状や麻痺の回復までには長期の経過観察が必要であることを十分に説明して理解を得る必要があります．また患者自身の生活習慣による圧迫が原因になっていることもあり，発症過程における患者背景から神経圧迫をきたし得る状況を回避することも重要です．

Ⅳ．手根管症候群

定 義

　手根管は手関節部において背側でアーチ状に配列する手根骨と手根骨の辺縁をつなぐ横手根靱帯（屈筋支帯）によって形成される管腔です（図11）．手根管内において何らかの原因により圧が亢進し，正中神経が圧迫されて生じる神経障害を手根管症候群といいます．

　手根管症候群は絞扼性神経障害のなかで最も多いとされています[16,17]．手根管症候群の主な症状は手指の母指から環指の橈側半分にかけてのしびれと感覚障害，短母指外転筋の麻痺による母指対立機能障害です．手根管内の占拠性病変や，外傷後の変形や滑膜炎などによって生じる二次性のものもありますが，多くは原因が明らかでない特発性です．局所の安静やビタミン剤，手根管内のステロイド注射，手根管開放術などによって治療します．

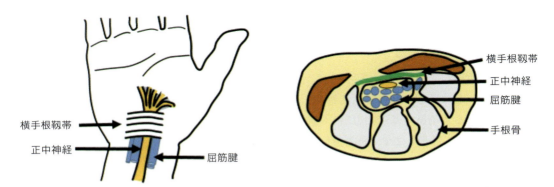

図11　手根管の局所解剖．正中神経は手関節部において手根骨と横手根靱帯によって形成される手根管を通過する

特　徴

　手根管症候群の特徴的な症状は，手指における正中神経の感覚支配領域（母指，示指，中指，環指の橈側）のしびれと感覚障害です（図12）．このしびれや痛みは夜間に増悪することがあります．多くの場合は両側性ですが，発症時期が同じでないこともあり，片側の症状が改善したあとに反対側の症状が生じる場合もあります．進行すると短母指外転筋の麻痺により母指球が萎縮し母指の対立運動が困難になります．初期段階では，症状は間欠的であることが多いですが，進行するにつれて症状が持続的かつ強くなります．手関節部の掌側で正中神経の部位を叩打するとその支配領域にしびれや痛みが放散するTinel徴候がみられることがあります．また手関節を掌屈することによってしびれや痛みが誘発されるPhalenテストが診断に有効です（図13）[18]．手根管症候群は繰り返しの手関節運動や手指を強く握るような作業を行う人に発症しやすいと考えられています．

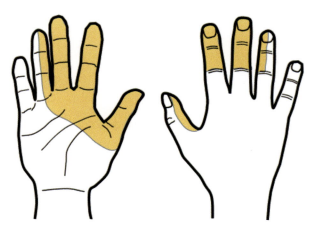

図12　手根管症候群における感覚障害の範囲

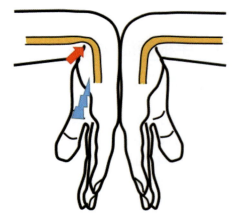

図13　Phalenテスト．前腕を垂直に保持して両手関節を掌屈位に保持することで矢印の位置での正中神経の圧迫が強まり，手の正中神経支配領域のしびれあるいはチクチクとした痛みが誘発される

検査・診断のポイント

【病歴と臨床所見】

　患者の症状，発生時期，職業や生活習慣，および症状が増悪する活動や状況について確認します．また外傷歴や手術歴，基礎疾患（例：糖尿病，慢性腎不全，リウマチ性疾患）など潜在的なリスク要因についても評価します．橈骨遠位端骨折後の変形に伴う二次性の手根管症候群もあり，外傷歴の聴取は重要です．体表感覚についても評価し，前述の神経支配領域における感覚異常の有無を評価します．手，手関節，肘，上腕および頸椎の可動性を確認し，上位の筋肉から徒手筋力検査を行います．徒手筋力検査は両側で行い，筋力低下の有無を評価します．誘発テストとしてTinel徴候の有無，Phalenテストによる症状の再現を確認します．CTS-6と言われる6つの項目の病歴と臨床所見に基づく手根管症候群の診断指標が示されています（表1）[19]．

表1　CTS-6[19)]

◎病歴と症状	配点
1. 正中神経支配領域でのしびれ	3.5
2. 夜間のしびれ	4
◎身体所見	
3. 母指球の萎縮および/または筋力低下	5
4. Phalenテスト陽性	5
5. 2点識別覚の低下 　（5 mm以下の距離の2点識別困難）	4.5
6. Tinel徴候陽性	4
合計	26

上記の病歴，症状，身体所見の項目の合計点が12点以上となれば80％の確率で手根管症候群とされている．

【臨床検査】

● 神経伝導速度検査

　正中神経の生理学的機能を評価するための検査です．神経障害が疑われる部位をはさんで神経伝導速度を計測することで障害部位を確認することができます．

　運動神経伝導速度検査では短母指外転筋に記録電極を置き，手関節部と肘関節部において正中神経を電気的に刺激します．手関節部の刺激で得られた複合筋活動電位の終末潜時が遷延している場合には手根管症候群を疑います．

　また感覚神経伝導速度検査では，順行法の場合，示指または中指に刺激電極を置き，手関節と肘関節部において知覚神経活動電位を導出します．逆行法の場合，刺激電極と記録電極を入れ替えて中枢で刺激して末梢で記録します．遠位潜時と刺激電極から記録部までの距離を計測し，知覚神経伝導速度を算出します．一般的に短母指外転筋の終末潜時4.0 ms以上，知覚神経伝導速度45 m/s以下の場合には伝導障害があると考えられます（図14，15）．

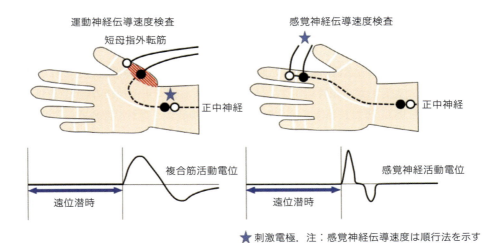

図14　神経伝導速度検査の実際

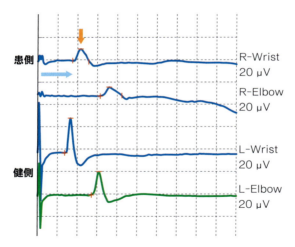

図15 手根管症候群における感覚神経活動電位の変化．青矢印：潜時の延長，橙矢印：振幅の低下．症状が進行するとこれらの活動電位が導出できなくなる

● 筋電図検査

　病期が進行すると神経に軸索変性を伴う伝導障害が生じ，神経伝導速度検査で波形を導出できない場合があります．その場合，麻痺した筋肉の筋活動電位を観察することで神経に由来する障害か，その他の疾患に由来するのかを鑑別できることがあります．

　手関節以遠で正中神経の支配筋である短母指外転筋に針電極を刺して筋電図を評価します．またほかの神経（尺骨神経や橈骨神経）支配筋の筋電図も同時に観察することで多発神経炎などを鑑別できることがあります．

● 画像検査

　単純X線，超音波検査，またはMRIなどを手根管の構造的異常や周囲の組織の状態を評価するために行います．

　単純X線検査では過去の外傷などによる手関節部の変形などを評価します．特に橈骨遠位端骨折の既往があり，手関節部に変形を生じている場合には二次的に手根管症候群を発症する可能性があるため橈骨と手根骨の関係を注意して観察します．

　超音波検査は手関節の掌側部において正中神経の状態や，周辺の滑膜増生の有無を確認するために有用です．進行した手根管症候群では手根管の短軸像で正中神経の腫大（仮性神経腫）が確認できます（図16）．また長軸像では手根管の部位で神経にくびれを認めることがあります．正中神経の横断面積の計測が手根管症候群診断に有用とされていますが，計測のカットオフ値には個体差があるので各個人の正常部位を観察して評価する必要があります．正中神経の横断面積は手根管の遠位部や近位部よりも中央部のほうが小さいことから，手根管症候群の症例では正中神経が砂時計のような形をしているとされています（図17）．

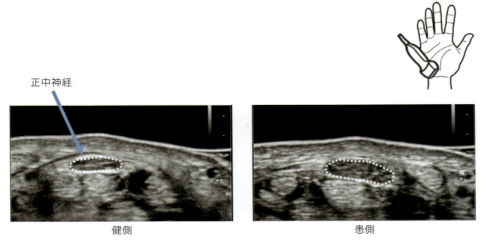

図16 手根管症候群における超音波画像．手関節部における短軸像．片側性の場合には健側と比較することで正中神経の腫大を確認できる

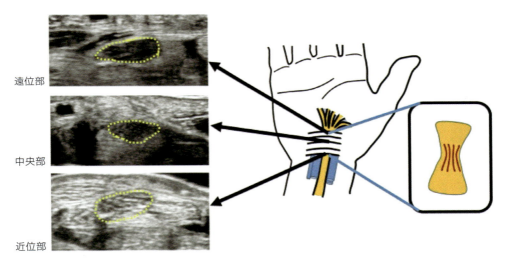

図17 手根管症候群における正中神経の形態変化．手根管中央部では正中神経の圧迫によるくびれがみられることがある．近位部では仮性神経腫による正中神経の腫大がみられる

MRIは正中神経周辺の滑膜炎や神経の浮腫像を客観的に評価するうえで有効です（図18）．

手根管症候群の多くは特徴的な臨床所見から鑑別できますが，臨床検査によって神経障害の程度と部位をより正確に判断できることになります．

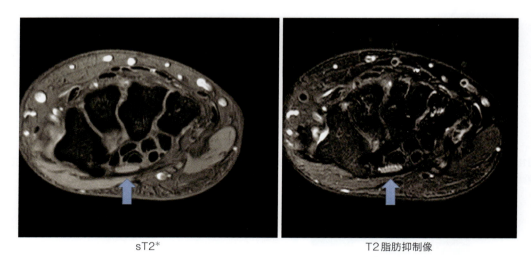

図18　手根管症候群におけるMRI所見．矢印：T2強調画像軸断像において正中神経は浮腫などにより高信号領域として確認できる

鑑別診断

1）頸椎神経根症

頸椎神経根のうち主にC6・7の神経根の障害により，手指橈側のしびれや感覚障害が生じます．感覚障害の範囲は多くの場合，前腕にも及ぶため手根管症候群の感覚障害の領域と異なります．また筋力低下が短母指外転筋以外の筋でもみられるため鑑別することができます．

2）多発神経炎

複数の神経が炎症や損傷を受ける病態で，全身にわたる神経障害を引き起こします．糖尿病や甲状腺機能低下症，感染症，ビタミンB12欠乏などにより生じます．

3）線維筋痛症

全身性の疼痛，疲労，睡眠障害などを特徴とする慢性の疾患です．この病状は，特定の身体部位における痛みの感受性が高まることにより特徴づけられます．この病態の原因は明らかでありませんが，痛覚閾値の異常，ストレス，遺伝的要因，感染症，および身体的または心的外傷（トラウマ）などが関与している可能性が指摘されています．

4）ほかの絞扼性末梢神経障害（橈骨神経障害，尺骨神経障害）

　橈骨神経は，手背側に感覚を提供し，手指の伸展機能をつかさどる筋肉を支配しています．ときに手根管症候群でも手指の背側にしびれを生じることがあり鑑別が必要です．また尺骨神経は手の小指と環指尺側の感覚を支配しています．

治療・予後

【保存的治療】

● 局所の安静・装具療法

　手関節の安静のために副木による固定を行います．また装具を作成して使用する場合もあります．手関節を安静にすることで周辺の浮腫が軽減し，それに伴って手根管内圧も低減し，症状が改善することがあります．

● 薬物療法

　痛みの管理に非ステロイド性消炎鎮痛薬（ロキソプロフェン，セレコキシブ）や神経障害性疼痛治療薬（ミロガバリン，プレガバリン）を使用することがあります．また神経障害の回復促進のためにビタミンB12製剤を使用することがあります．著しい疼痛を生じている患者にはステロイドの局所投与を行うことがあります．少量のトリアムシノロンをキシロカインと混ぜて手根管近位部で正中神経周辺の局所投与することで症状の改善がみられます．ステロイド局所投与は慢性腎不全などで透析療法中にしびれや痛みが増強して，透析が持続できないような場合に有効です．

【手　術】

　保存的治療で改善が得られない場合には手術を考慮します．手術には神経の除圧をはかるための「手根管開放術」と母指対立機能を再建するための「腱移行術（母指対立機能再建術）」があります．

● 手根管開放術

　直視下に横手根靱帯を切離する「観血的手根管開放術」と関節鏡下に切開する「鏡視下手根管開放術」があります．いずれも手根管を形成する横手根靱帯を切開して正中神経の除圧をはかる処置です（図19）．

● 腱移行術

　手掌腱膜，環指の浅指屈筋腱，短母指伸筋腱などを短母指外転筋の遠位付着部に移行することで，母指対立機能を再建する術式です．神経麻痺による筋萎縮が著しく手根管開放術後にも母指対立機能の回復が期待できない場合に適応となります．

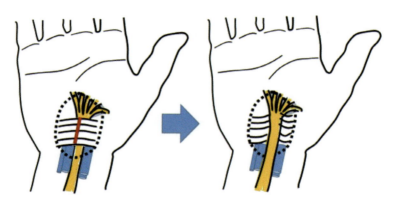

図19 手根管開放術．左図の横手根靱帯の赤線の部分を切開することで正中神経の圧迫を解除する

【予後】

　手根管症候群の予後は比較的良好です．保存的治療の効果が乏しい場合には手術を行うことで約80％の患者に何らかの改善効果があります．一方で，手術による神経圧迫の解除が不十分であったり，二次性の神経障害を生じると症状が遷延します．筋力麻痺の状態が遷延すると機能的回復が乏しい場合もあるので早期に診断・治療を勧めることが重要です．

専門医紹介のタイミング

以下のようなタイミングで専門医への紹介を検討します．

- **診断が不確定な場合**

　手根管症候群の症状は比較的定型的ですが，手関節部より近位や小指の感覚異常を訴えるなど，定型的な症状ではない場合があります．また電気生理学的検査などの評価が十分できない場合には，専門医に紹介して診断の確定と治療方針の確認を行う必要があります．

- **症状が強い，あるいは進行が速い場合**

　痛みやしびれが強く，日常生活や仕事に支障をきたす場合や，神経の圧迫が強度で神経麻痺による母指対立機能障害が急速に進行する場合には早期に，より積極的な治療介入を行うことを検討します．

- **保存的治療の効果が乏しい場合**

　局所の安静や消炎鎮痛薬，ビタミン剤の投与による効果が乏しい場合には神経ブロックや手術を検討する必要があり，専門医への紹介を検討します．

ピットフォール

手根管症候群のピットフォールとして以下のことが挙げられます.

● 診断の遅れや誤り

手根管症候群はほかの神経障害や疾患と症状が似ていることがあります. 例えば, 頚椎症や糖尿病性末梢神経障害などが挙げられます. これらの症状が手根管症候群と間違えられることがあり, ときに適切な治療が遅れる原因となります. また本来正中神経の支配領域とされていない部位に感覚障害を生じることもあるため注意が必要です. また手根管症候群であっても電気生理学的検査で異常をきたさないこともあります. そのような場合には臨床症状の評価に加え, 電気生理学的検査や画像所見をほかの神経と比較して評価する必要があります.

● 治療介入時期の遅れ

比較的軽微な臨床症状のため, 受診や治療介入が遅れる場合があります. また保存的治療が効果不十分な状態で継続されていることもあります. 持続的な圧迫に伴う神経の変性により不可逆性の変化を生じるときがあり, そのような場合には回復が難しくなることがあります. また短母指外転筋が麻痺した状態が持続すると手根管開放術だけでは母指の対立機能が改善しないことがあります.

V. ギヨン管症候群

定 義

ギヨン (Guyon) 管は手関節の掌尺側部において, 豆状有鉤骨靱帯, 豆状骨, 掌側手根靱帯, 尺側手根屈筋腱の付着部の線維によって形成されるスペースで, この部位を通過する尺骨神経が何らかの原因で圧迫を受けて生じるのがギヨン管症候群です.

環指尺側と小指のしびれと感覚障害, 手の内在筋筋力低下がみられます. 尺骨神経の背側枝はギヨン管の近位部で分枝するため手部の背側にはしびれを生じないことが肘部管症候群との違いです.

特 徴

ギヨン管は手関節の掌尺側に位置し, 尺骨動静脈とともに尺骨神経がこの部位を通過します. 尺骨神経はこの管内で知覚枝である浅枝と運動枝である深枝に分枝します. 深枝は小指外転筋, 虫様筋, 骨間筋, 短母指屈筋, 母指内転筋などを支配します. ギヨン管は解剖学的に3つのZoneに分かれており, Zone1が尺骨神経分岐部よりも中枢部, Zone 2が尺骨神経深枝部, Zone 3が浅枝部とされています[20]. このギヨン管で障害を受ける部位により4型に分類されています (図20, 21)[21].

ギヨン管症候群　185

- I型：尺骨神経が感覚枝と運動枝に分岐する手前のギヨン管近位部での圧迫．この部位での障害は，感覚と運動の症状を生じ，小指および環指尺側半分の感覚障害と手内在筋の筋力低下をきたす
- II型：浅枝に対する圧迫で，小指掌側と環指掌尺側の感覚障害を引き起こすが，骨間筋の筋力低下は生じない
- III型：尺骨神経の分岐部分よりも遠位で深枝にのみ圧迫が生じており，手内在筋の筋力低下のみが発生する
- IV型：深枝の短小屈筋腱弓での圧迫も報告されている．この部位の圧迫では骨間筋のみの筋力低下を生じ，小指外転筋の筋力は維持される

このようにギヨン管症候群は圧迫の発生部位によって多様な症状を呈するため，感覚障害と筋力低下のパターンを詳細に評価する必要があります．ギヨン管症候群の発生頻度については正確に把握されていません．

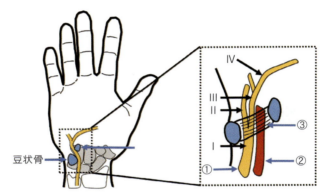

図20　ギヨン管の局所解剖と障害部位．①尺骨神経，②尺骨動脈，③豆状有鉤骨靱帯，I〜IV型の障害発生部位（文献21より）

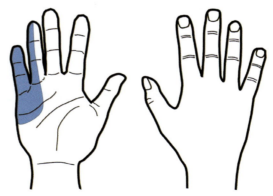

図21　I，II型におけるギヨン管症候群の感覚障害の範囲（文献21より）

検査・診断のポイント

【臨床所見】

尺骨神経支配領域の感覚障害, 小指外転筋, 虫様筋, 骨間筋, 短母指屈筋, 母指内転筋の筋力低下のパターン, ギヨン管部における Tinel 徴候などが臨床所見として評価すべきポイントです.

【臨床検査】

● 神経伝導速度検査

神経伝導速度検査では, 肘部管症候群などの上位の尺骨神経障害や正中神経障害などほかの絞扼性神経障害を鑑別することができます.

通常, 尺骨神経の運動神経伝導速度検査では小指外転筋に電極を置いて計測しますが, 必要に応じて第一背側骨間筋にも電極を置いて評価します. これによって, 誘発された複合筋活動電位の遠位潜時の遅延を確認することができます.

また知覚神経伝導速度検査では小指に電極を設置して感覚神経活動電位を記録します. 記録電極を近位におき遠位で刺激する「順行法」と, 記録電極を遠位に置き近位で刺激する「逆行法」があります. 障害部位に応じて感覚神経活動電位の振幅の低下や伝導速度の遅延がみられます.

なお筋力低下が著しく, 複合筋活動電位が導出できない場合には筋電図検査が有効な場合があります. 麻痺した筋肉の脱神経所見のパターンを確認することで診断に至ることがあります.

● 画像検査

画像検査では, 単純X線で有鈎骨鈎部の骨折や豆状三角骨関節の変形などを確認します. また手関節部MRIや超音波検査でも, ギヨン管内の軟部腫瘍やガングリオン, 神経の浮腫性変化などを確認できることがあり, 診断に必要な検査です.

これらの臨床症状と電気生理学的変化, 画像所見より総合的に判断する必要があります.

鑑別診断

● 肘部管症候群

尺骨神経は肘部管でも圧迫されることがあり, 手の感覚異常や筋力低下を引き起こす可能性があります. ギヨン管症候群とは異なり, 手部や環小指背側〜前腕部の感覚障害も生じることや神経伝導速度検査における伝導遅延の部位で鑑別することができます.

● 頚椎疾患

頚椎症性神経根症や頚椎ヘルニアが尺骨神経に関連する神経根を圧迫する場合, ギヨン管症候群に類似した症状を呈することがあります. 頚椎の可動制限や痛み, 尺骨神経と異なる支配領域の感覚障害や筋力低下などにより鑑別することができます.

- **レイノー病**

  手指の血管が過敏に反応し，指尖部の冷えや色調変化を引き起こします．この状態は痛みを伴うことがありますが，神経障害に特徴的な筋力低下をきたさないことで鑑別できます．電気生理学的所見も参考になります．

- **運動ニューロン疾患**

  筋肉の活動を起こす神経細胞が進行性に変性することを特徴とします．筋力低下や麻痺を生じますが，感覚障害はありません．ギヨン管症候群のⅢ型やⅣ型との鑑別を要します．

治療・予後

【保存的治療】

しびれが自制内で手内在筋の麻痺が明らかでない場合には以下の保存的治療で経過をみます．

- **スプリントまたは装具**

  日常生活における手の肢位やスポーツなどに伴う特有の肢位が原因となっている場合には，それらを回避するためのスプリントや装具による治療を行います．手関節を適切な位置に保持し，神経に緊張や圧迫が加わることを回避するために使用します．スプリントは，手関節を中間位に固定しつつ指は自由に動かせるように作成します．

- **理学療法**

  手の機能を改善し，痛みを減少させるための理学療法や作業療法を行います．超音波治療器や神経滑走を促すための可動訓練が行われます．手の巧緻運動機能維持のための作業療法なども行います．

- **薬物療法**

  痛みが主症状の場合には，非ステロイド性消炎鎮痛薬（ロキソプロフェン，セレコキシブ）や神経障害性疼痛治療薬を使用します．また神経障害の改善を促すためにビタミンB12を使用することもあります．

- **神経ブロック**

  神経障害に伴う著しい疼痛がある場合には，ステロイドの局所投与を行います．尺骨動脈が並走しているため，適応に関しては専門医のアドバイスを得る必要があります．

  これらの保存的治療の効果を見極める期間は明確には示されていませんが，約3カ月間を目安に行います．

【手　術】

臨床症状と電気生理学的所見をもとに手術適応を判断します．筋力低下が著しい場合や3カ月以

上症状が持続する場合には手術が推奨されています．手術の目的は，神経の圧迫を解除することです．これには靱帯の切離，神経剝離，神経周辺の軟部腫瘍やガングリオンの切除などがあります．圧迫の可能性がある部位は神経の走行に沿って複数存在するため，手術は患者の臨床症状にあわせて障害部位を確認しながらすすめる必要があります．

【予　後】

ギヨン管症候群の治療介入の時期により個人差があります．最終的な回復度は，神経圧迫の期間，筋力低下の程度および治療開始までの時間に依存します．早期に治療を開始した場合，よりよい予後が期待できます．

専門医紹介のタイミング

● 初期診断時

発症の初期の段階において，末梢での尺骨神経障害か，より上位の神経障害かを鑑別する必要があります．多くは臨床症状と電気生理学的所見から鑑別できますが，特に運動枝のみの障害の場合は鑑別が困難なことがあるため，その時点で専門医への紹介を考慮します．

● 症状の持続や悪化

理学療法や薬物療法，装具療法などによる改善がみられない，または症状が悪化している場合は，専門医への紹介を検討する必要があります．筋萎縮が出現すると回復が難しい場合があるため，2〜3カ月の保存的治療でも軽快しない場合には専門医への紹介を考慮します．

ピットフォール

● 鑑別診断が困難な場合

ギヨン管症候群は，ほかの手関連の障害，特に肘部管症候群や手根管症候群との鑑別が難しい場合があります．臨床所見と神経伝導検査が重要にはなりますが，これらの検査で常に明確な診断が下せるわけではありません．またギヨン管症候群は，手関節の過度な使用だけでなく，外傷，腫瘍，関節炎など，様々な原因によって引き起こされる可能性があり，原因の正確な特定は困難な場合があります．

● 治療方針

保存的治療が効果的な場合もありますが，原因によっては保存的治療を介さず手術が必要になることもあります．すなわち，治療選択は，患者の症状や原因に基づいて判断する必要があり，効果不十分な保存的治療を継続すると手術時期を逸することがありますので，注意が必要です．

● 解剖学的破格

ときに尺骨神経と正中神経の間に交通枝が存在することがあります（例：Martin-Gruber交通

枝，Riche-Cannieu交通枝）．特にRiche-Cannieu交通枝（図22）がある場合，ギヨン管部の痛みや神経支配領域の感覚障害があるにもかかわらず，手内在筋の筋力低下を生じないことがあります．このような解剖学的破格の可能性も考慮して診断・治療を行う必要があります．

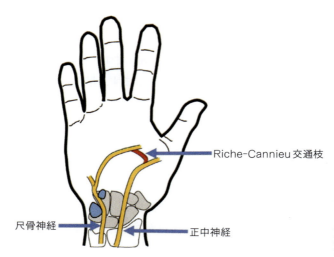

図22　Riche-Cannieu交通枝

● 文　献

〈肘部管症候群〉
1) Mackinnon SE, Dellon AL著，平澤泰介監訳．末梢神経の外科．金芳堂．1992.
2) Wolfe SW, Pederson WC, et al. Green's operative hand surgery 8th Edition. Churchill Livingstone. 2022.
3) Cutts S. Cubital tunnel syndrome. Postgrad Med J. 2007; 83(975): 28-31.
4) Descatha A, Leclerc A, et al. Incidence of ulnar nerve entrapment at the elbow in repetitive work. Scand J Work Environ Health. 2004; 30(3): 234-40.
5) Barbour J, Yee A, et al. Supercharged end-to-side anterior interosseous to ulnar motor nerve transfer for intrinsic musculature reinnervation. J Hand Surg Am. 2012; 37(10): 2150-9.

〈前骨間神経麻痺〉
6) Wolfe SW, Pederson WC, et al. Green's operative hand surgery 8th Edition. Churchill Livingstone. 2022.
7) Li N, Russo K, et al. Anterior interosseous nerve syndrome. Orthop Rev(Pavia). 2022; 14: 38678.
8) Ulrich D, Piatkowski A, et al. Anterior interosseous nerve syndrome: retrospective analysis of 14 patients. Arch Orthop Trauma Surg. 2011; 131(11): 1561-5.
9) Nagano A. Spontaneous anterior interosseous nerve palsy. J Bone Joint Surg Br. 2003; 85(3): 313-8.
10) Krishnan KR, Sneag DB, et al. Anterior interosseous nerve syndrome reconsidered: a critical analysis review. JBJS Rev. 2020; 8(9): e2000011.

〈後骨間神経麻痺〉
11) Wolfe SW, Pederson WC, et al. Green's operative hand surgery 8th Edition. Churchill Livingstone. 2022.
12) Forli A, Bouyer M, et al. Upper limb nerve transfers: A review. Hand Surg Rehabil. 2017; 36(3): 151-72.
13) Bertelli JA, Tuffaha S, et al. Distal nerve transfers for peripheral nerve injuries: indications and outcomes. J Hand Surg Eur Vol. 2024; 49(6): 721-33.

14) García-López A, Navarro R, et al. Nerve transfers from branches to the flexor carpi radialis and pronator teres to reconstruct the radial nerve. J Hand Surg Am. 2014; 39(1): 50-6.

15) Wu P, Yang JY, et al. Surgical treatment of spontaneous posterior interosseous nerve palsy with hourglass-like constriction. J Hand Surg Eur Vol. 2015; 40(6): 646-7.

〈手根管症候群〉

16) Padua L, Cuccagna C, et al. Carpal tunnel syndrome: updated evidence and new questions. Lancet Neurol. 2023; 22(3): 255-67.

17) Wolfe SW, Pederson WC, et al. Green's operative hand surgery 8th Edition. Churchill Livingstone. 2022.

18) Phalen GS. Spontaneous compression of the median nerve at the wrist. J Am Med Assoc. 1951; 145(15): 1128-33.

19) Graham B, Regehr G, et al. Development and validation of diagnostic criteria for carpal tunnel syndrome. J Hand Surg Am. 2006; 31(6): 919-24.

〈ギヨン管症候群〉

20) Gross MS, Gelberman RH. The anatomy of the distal ulnar tunnel. Clin Orthop Relat Res. 1985; (196): 238-47.

21) 津下健哉, 山河剛, 他. Ulnar tunnel syndromeの3例. 中部整災誌 1967；10：203-6.

第8章　関節リウマチ

Ⅰ. 総　論[1,2]

関節リウマチにおける手外科診療とは

　関節リウマチ（rheumatoid arthritis：以下，RA）は滑膜炎による関節破壊で運動器障害を生じる自己免疫疾患です．手や手関節など上肢から発症することが多く，特徴的な変形をきたして「リウマチ手」「リウマチ肘」などと呼ばれます．

　薬物療法だけでなく，関節注射や装具療法，さらに手術など整形外科的治療が適応になることが多いのですが，多発性の関節炎により非常に多彩な症状を呈するため変形の病態や機能の評価が難しく，治療に難渋することも多くあります．

　近年は早期診断と薬物療法の進歩により滑膜炎のコントロールがしやすくなり，関節破壊が疾患の本態ともいえるRAにおいても関節温存手術などが行われるようになってきました．一方でD2T RA（difficult-to-treat RA：治療が困難なRA）と呼ばれる難治例が一定数存在することがわかっており，人工関節や関節固定なども選択肢に挙がり，術式は非常にバリエーションに富んでいます．

　本章では関節リウマチによる肘・手関節・MP関節・指関節の障害について，どのような特徴や注意点があるのか，治療の具体例やその選択方法など，手外科診療における実践的な内容を掘り下げていきましょう．

特　徴

　RAによる運動器障害の特徴は，なんといっても多発性関節炎による多関節障害です．一関節もしくは少関節の障害と異なり，上肢全体として変形矯正や機能回復を図る必要があります．多発性関節炎と言っても，現代の早期診断・早期治療が可能なRA診療においては，従来のように関節障害が両側性に生じるとは限りません．治療を要する関節が少なければ，医師も患者も治療に取り組みやすくなります．繰り返される多関節障害に治療を諦めてしまっていた頃とは隔世の感があります．

　多関節障害の問題点としては，機能や変形の評価が難しいことが挙げられます．従来から用いられている上肢のPROMSs（patient reported outcome measures）であるDASH（disabilities of the arm, shoulder and hand）では，多発性関節炎をきたしている上肢を評価するのは困難です．現状では，MHQ（Michigan Hand Outcomes Questionnaire）がRA上肢の評価には最適とされており，また，ライセンスの申請を行えば，誰でも使用することができます．

192　　　関節リウマチ

RAによる上肢障害の特徴として，RAの疾患活動性が高いときには，関節周囲に強い腫れと痛みを伴うこと，関節破壊がすすむと骨欠損による不安定性を生じること，骨びらんにより破壊された関節表面の癒合により強直に至る場合があることが挙げられます．近年は優れた薬物療法により，骨破壊のコントロールがかなりできるようになりましたが，骨破壊がほとんどなくても軟部組織の変性がすすんで変形をきたす症例が増えています．関節破壊を伴わない母指ボタン穴変形や矢状索の変性により伸筋腱が脱臼して生じる手指尺側偏位などはその典型例と言えるでしょう．

いずれの場合も可動域制限を伴い，洗顔や更衣，食事などに支障をきたしてQOLの低下につながるため，正確な評価を行ったうえでそれぞれの症状に合わせた最適な治療を選択することが求められます．

手術方法の選択肢としては，大きく「滑膜切除術」「関節形成術」「人工関節置換術」「関節固定術」に分けられます．

滑膜切除術は炎症のコントロールと除痛を目的とし，関節形成術は自分の関節を温存する関節温存手術に進化したと言えるでしょう．人工関節は上肢においても優れたインプラントや術式が開発され，下肢と同様に今後関節機能再建の切り札となるでしょう．また，数は減りましたがムチランスタイプのRAなど，不安定性が強い症例では関節固定術もいまだによい機能再建になることがあります．多様な変形が様々な程度で混在するRAでは，これらたくさんの術式を正確な評価を行ったうえで適切に適応して組み合わせていくことで，良好な機能回復を得られるよう再建計画を立てる必要があります．

検査・診断のポイント

【身体所見】

RAの手外科診療では多彩な変形に対応するため，なぜ変形を生じたか，病態の理解が欠かせません．よって，病態を解明するために丁寧な診察と評価を行います．具体的には，

- ・軟骨は残存しているか
- ・関節の適合性はどうか
- ・靱帯は適切な緊張を保っているか
- ・屈筋腱・伸筋腱の状態やバランスはどうか
- ・筋力や知覚はどうか

など，手外科の基本的な評価を関節ごとに行います．手には種子骨を除いて27の骨があり，指だけで14の指骨が14の関節を形成しています．すべての関節を評価するのはたいへんそうですが，慣れれば数分で手全体の状態を把握できるようになります．診察室に必ず手台を用意し，患者さんに手を置いてもらいましょう．毎回触診しているとこちらからは何も言わなくても診察時に手を出してくれるようになります．こうなればリウマチ手の多関節障害も短時間で評価できるようになります．

総論　193

【画像診断】

　RAの手外科診療では画像検査が欠かせません．「単純X線検査」「MRI」「関節エコー」などが代表的な画像検査で，それぞれに長所短所があります．これらのモダリティを患者の状態に合わせて適切に組み合わせて評価をすすめましょう．それぞれの特徴を以下に挙げます．

- 単純X線

　骨びらん（図1），関節周囲の骨萎縮（図2），関節裂隙の狭小化（図2），関節裂隙の拡大（水腫や著明な滑膜炎などを伴う際），関節破壊（図3），関節強直（図4），ムチランス型（図5）など多くの情報が得られます．

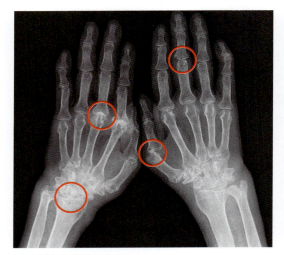

図1　様々な段階の骨びらん

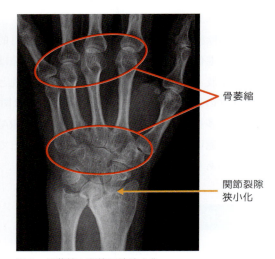

図2　骨萎縮と関節裂隙狭小化

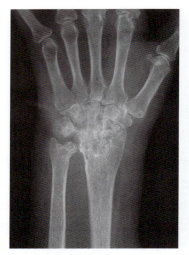

図3　関節破壊

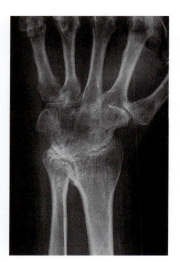

図4　関節強直

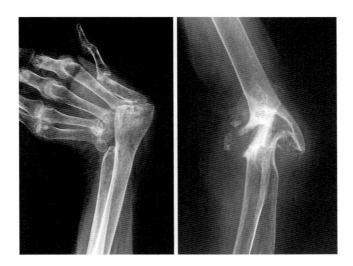

図5 ムチランス型

● MRI

初期の骨髄浮腫を描出できます．滑膜炎の全体像を評価しやすく（MIP，図6），腱や靱帯など軟部組織の評価に優れています．

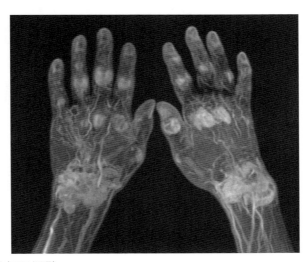

図6 RAのMR画像所見（MIP処理）

● 関節エコー

被爆がない，時間・空間分解能が高いなど，手軽に多くの情報が得られるため，近年診療現場で頻用されています．グレースケール（gray scale：GS）とパワードプラ法（power doppler imaging：PD）を併用することで，滑膜炎の活動性を視覚的に評価できる点も優れています（図7，8）．

総論　195

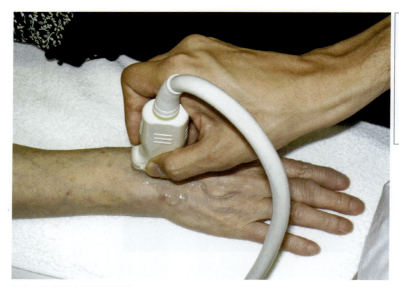

図7　超音波：滑膜炎診断

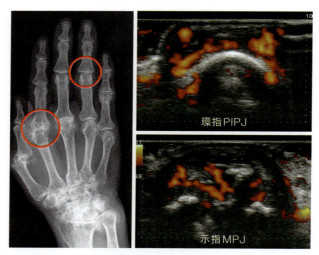

図8　抗リウマチ薬使用不可症例での単純X線像と関節エコー所見の対比

鑑別診断

　まずRAそのものの診断が重要であることはいうまでもないでしょう．しかし，RAは多様性の高い疾患で，特にリウマチ手では骨破壊が強いタイプ，軟部組織の変性が目立つタイプなど様々なバリエーションがあります．よって，一律にRAとしてstagingやgradingで治療法を決定するのは困難です．また個々の症例について鑑別疾患を除外し，正確な診断を得ることはとても重要ですが，RAにおいては一症例においても複数の病態が併存したり合併したりしていることが珍しくありません．例えば薬物療法によって炎症のコントロールがついても，二次性の変形性関節症に移行することがあり，それに伴い治療法も変わってくることがあるため注意が必要です．

また感染性関節炎ではRAと同様の画像所見をきたすことがあります．RAは薬物療法として免疫抑制薬を使用するので，たとえ毒性が低くても，抗菌薬に耐性を持ち，慢性感染症として治療に難渋する抗酸菌感染症も常に念頭に入れておくべきです．肺MAC症などと呼ばれ，RA診療では重要な呼吸器合併症として知られていますが，水や土壌などの自然環境や生活環境でもよくみられるため，手指への感染は意外と多いのです．

もちろんRA以外にも関節炎を引き起こす自己免疫疾患は数多くあり，鑑別は常に重要でありときに困難です．RAには診断基準がありませんが，2010年にアメリカリウマチ学会とヨーロッパリウマチ学会が合同で発表した分類基準が診断の足がかりになるでしょう（表1，図9）[1,3]．この分類基準に対して日本リウマチ学会が2016年に提示した，「新基準使用時のRA鑑別疾患難易度別リスト」に多くの鑑別疾患が鑑別難易度別に記載されています（表2）[4]．これをみるとわかるように，整形外科医が診断と治療を担わなければならない疾患が多く含まれています．膠原病や悪性腫瘍については整形外科疾患ではないとも言えますが，関節炎についてはやはり整形外科医が得意の画像検査を中心に鑑別を行い，適切な治療へと導かなければなりません．例えば乾癬性関節炎などは，乾癬自体の診断と皮膚病変の治療は皮膚科医が担当してくれるでしょうが，関節炎を伴う症例では整形外科医にコンサルトがあるはずです．乾癬性関節炎は手指に症状が出やすいため，特に手外科医の出番となります．いずれにせよ鑑別疾患をしっかり頭に浮かべることがRAにおける手外科診療の第一歩になるでしょう．

表1　ACR/EULAR 2010年 関節リウマチの新分類基準[1,3]

対象患者	
1）少なくとも1関節以上に明らかな臨床的滑膜炎（関節腫脹）がある	
2）滑膜炎をより妥当に説明できるほかの疾患がない	
RAの分類基準	
A．罹患関節数と分布	
1カ所　　　　　　　　大関節	0
2〜10カ所　　　　　　大関節	1
1〜3カ所　　　　　　小関節	2
4〜10カ所　　　　　　小関節	3
11カ所以上　　　　　（少なくとも1カ所以上の小関節を含む）	5
B．血清学的検査	
リウマトイド因子および抗CCP抗体ともに陰性	0
リウマトイド因子または抗CCP抗体のいずれかが低力価陽性（正常上限の3倍以内）	2
リウマトイド因子または抗CCP抗体のいずれかが高力価陽性（正常上限の3倍以上）	3
C．急性期反応物質	
CRPおよび赤沈ともに正常	0
CRPまたは赤沈のいずれかが異常	1
D．症状の持続期間	
6週間未満	0
6週間以上	1
A〜Dの合計スコアが6点以上でRAと分類できる	

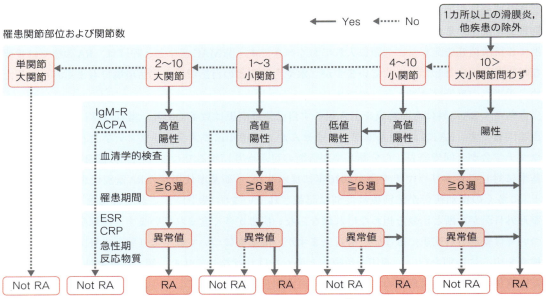

図9　ACR/EULAR 2010年 関節リウマチの新分類基準のアルゴリズム[1,3]

表2　RA鑑別疾患難易度別リスト[4]

鑑別難易度	
高	1. ウイルス感染（パルボウイルス，風疹ウイルス） 2. 全身性結合組織病（シェーグレン，SLE，MCTD，DM/PM，強皮症） 3. PMR 4. 乾癬性関節炎
中	1. OA 2. 関節周囲の疾患（腱鞘炎，腱付着部炎，肩関節周囲炎，滑液包炎など） 3. 結晶誘発性関節炎 4. 脊椎関節炎（AS，反応性関節炎，炎症性腸疾患関連関節炎） 5. 掌蹠膿疱症性骨関節炎 6. 全身性結合組織病（ベーチェット，血管炎症候群，成人Still病，結節性紅斑） 7. その他のリウマチ性疾患（回帰リウマチ，サルコイドーシス，RS3PEなど） 8. その他（更年期障害，FM）
低	1. 感染に伴う関節炎 2. 全身性結合組織病（リウマチ熱，再発性多発軟骨炎など） 3. 悪性腫瘍 4. その他（アミロイドーシス，感染性心内膜炎，複合性局所疼痛症候群など）

日本リウマチ学会ホームページより

鑑別疾患

【変形性関節症（OA）】

　典型的な増殖性変化を伴う変形性関節症（osteoarthritis：OA）は鑑別に迷うことはありませんが，全身性変形性関節症（generalized osteoarthritis：GOA）やびらん性変形性関節症（erosive osteoarthritis：EOA）などはRAと鑑別が難しい場合があり，注意が必要です．

GOAは進行したRAと同様に左右対称性であることが多く，骨びらんを伴うこともありますが，骨硬化や骨棘形成が著しいことが鑑別の助けとなります．

EOAはDIPとPIP関節を中心に骨びらんと関節破壊を生じるため，さらに鑑別が困難です．RAは関節破壊が関節包付着部で軟骨がないbare area（ベアエリア）から生じるのですが，EOAでは乾癬性関節炎などと同様，関節面から関節破壊が進行し，いわゆるgull-wing状の変形を生じるのが特徴です．いずれもリウマトイド因子や抗CCP抗体，CRPは陰性であることが多いものの例外もあり，血液生化学所見だけで診断を下すことは避けるべきです．

【RA以外の自己免疫性関節炎】

全身性エリテマトーデス（systemic lupus erythematosus：SLE），強皮症，強直性脊椎炎，乾癬性関節炎など多くの自己免疫疾患が関節炎を伴う可能性があります．原疾患の治療はその道のエキスパートに任せてもいいでしょうが，関節炎に関しては整形外科医が評価し，治療すべきでしょう．RAと同様，手や手関節に症状が出る頻度が高いため，手外科医が対応できればベストです．SLEでは関節破壊はあまりないのですが，靱帯や腱など軟部組織の変性に伴って手指の変形が出やすいのが特徴です．

強皮症は逆に皮膚を中心に軟部組織が硬くなっていくため整形外科的治療が非常に難しい疾患です．

【感染性関節炎】

免疫抑制薬を使用するRAで特に注意が必要なのは感染と悪性腫瘍です．治療がまったく逆になるからです．関節の腫脹・熱感・発赤などはあてになりません．また，RAの薬物療法でIL-6阻害薬を使用しているとCRPが上昇しにくいことは知っておくべきです．ただし注意深く検査所見を時系列で確認すると，わずかにCRPが上昇していたり，左方移動を伴う白血球の上昇がみられることがあります．

コラム1　診断基準と分類基準

「分類基準」は，正確には「診断がついている症例の集団を分類するツール」であり，疫学研究に用いられます．一方，「診断基準」は，「個々の症例を診断するツール」といえます．RAには診断基準が制定されていないのが現状で，実臨床では分類基準をもとに鑑別・除外診断を加えて個々の症例について判断することになります．

分類基準のスコアリングだけではRAの診断はできないことを肝に銘じておく必要があります．

分類基準と診断基準の違い

✓分類基準	VS	✓診断基準
診断がついている症例の集団を分類するツール	⇔	個々の症例を診断するツール
Gold standardは必要なし	⇔	Gold standardが必要
鑑別疾患は記載されない	⇔	鑑別診断が列挙される

総論　199

Ⅱ. 各論：関節リウマチにおける肘関節障害[5]

リウマチ肘などと呼ばれ，RA診療では手や足に次いで多い関節障害です．肘関節は基本的には蝶番関節ですが，尺骨を中心軸として橈骨頭が回転する回内外運動の一端を担っています．肘関節の重要な役割は食事や洗顔，整髪などの際に必要な「屈曲」機能だと考えられていますが，リーチ機能や衣服の袖に手を通す際など，伸展も思いのほか大事な機能です．また，回内外はお釣りをもらったり紙を押さえたりと，日常生活では欠かせない機能です．リウマチ肘ではこれらがすべて，あるいは部分的に制限されるためADL障害をきたします．治療がうまくいくと驚くほど機能が改善し，患者さんに喜ばれるのもリウマチ肘の特徴です．しっかり診断して治療していきましょう．

ピットフォール

尺骨神経を中心とした末梢神経障害をきたしやすいのもリウマチ肘の特徴です．ある朝急に手指が伸展できなくなり，伸筋腱断裂を疑って手関節のMRIを撮像したが異常なし．肘関節滑膜炎による後骨間神経麻痺だった，という経験があります．もちろん脳梗塞などの鑑別も頭に入れておかねばなりません．RA診療はたいへんですが，必要な知識があれば思いのほか理詰めで治療をすすめられる側面があります．患者さんも治療がうまくいくととても喜ばれますし，やりがいのある分野です．みなさんぜひ積極的に整形外科医として，手外科医としてRA診療に携わってください．

検査・診断のポイント

診察では腫脹・圧痛の確認と不安定性の評価，可動域，尺骨神経のTinel徴候や亜脱臼の有無，ADL評価などを行います．肘関節機能は手関節の状態に大きく影響を受けます．手関節の画像検査も含めて回内外も必ずチェックするようにしましょう．

画像検査の基本は単純X線ですが，リウマチ肘では伸展が制限されていることが多く，通常の正面像では関節面の評価など必要な情報が得られないことがあります．術前評価など詳細な情報が必要な際には上腕骨と前腕それぞれが正面になるように，分けて撮影するとよいでしょう．変形が強い場合にはCTが強力な画像検査になります．MRIは滑膜炎の状態や尺骨神経の評価に適しています．

関節エコーは関節面の適合性や神経の状態などを動的に評価できる点で優れています．PDで滑膜炎の活動性を知ることもできます．

末梢神経障害が疑われる場合には神経伝導速度などの電気生理学的検査を行いましょう．

ピットフォール

肘関節の重要な要素であるリーチ機能については，肘関節の屈曲・伸展だけでなく前腕の回内外，さらに肩関節の可動域なども大きく影響します．忘れずに計測しておきましょう．

200 　　関節リウマチ

治療・予後

まずRAの病勢コントロールを薬物療法によって行うことが前提です．
肘関節痛や腫脹が持続もしくは残存するようであれば局所療法を適応します．

【局所療法】

ステロイド関節内注射と装具療法があり，RA肘には著効することがあります．

● ステロイド関節内注射

滑膜腫脹や関節水腫があればステロイド関節内注射がよい適応です．糖尿病がないかなど，血糖や血圧コントロールに注意が必要です．

● 装具療法

肘関節の不安定性が著しければ装具療法が適応で，なかでもヒンジ付きサポーターは装着がたいへんですが症状をかなり改善できます．

保存的治療を行っても肘関節痛・腫脹や可動域制限，不安定性が残存するようであれば，手術が適応になります．

【手　術】

「滑膜切除（鏡視下・直視下）」「関節形成術（橈骨頭切除など）」「人工関節置換術」があります．

● 滑膜切除術・関節形成術

十分な薬物療法と局所療法を行っても滑膜炎が残存しており，Larsen grade 2〜3以下の症例では滑膜切除術や関節形成術が適応となります（表3[1,6]，図10[6]）．

関節形成術は，橈骨頭切除術や近位棚形成術などがありますが，滑膜切除も含めて年齢が若い，感染の既往がある，可動域制限や不安定性が軽度など人工関節の適応にはなりにくいが痛みが強い症例に対して考慮される術式です．

各論：関節リウマチにおける肘関節障害　　201

表3 Larsen grade分類表[1,6]

Grade		定義	説明
0	正常	正常	関節炎と無関係な変化（辺縁骨硬化など）はあってもよい
I	わずかな異常	関節近傍軟部組織腫脹，骨萎縮，わずかな軟部組織狭小化のうち1つ以上が存在する	発症早期，あるいは関節破壊のない状態をあらわす
II	明らかな早期変化	標準X線像にみられる骨びらんと，関節裂隙狭小化がみられる	荷重関節以外では骨びらんは必須とする
III	中等度破壊	標準X線像にみられる骨びらんと，関節裂隙狭小化がみられる	荷重関節でも骨びらんは必須
IV	高度破壊	標準X線像にみられる骨びらんと，関節裂隙狭小化がみられる	荷重関節では骨変形を生じる
V	ムチランス変形	本来の関節面は消失する	荷重関節では骨欠損を生じる．脱臼や骨強直は考慮しない

関節ごとに各グレードの標準参照フィルムが添付され，それにしたがってグレードを判定する．図10は肘の標準参照フィルム（グレード0〜V）

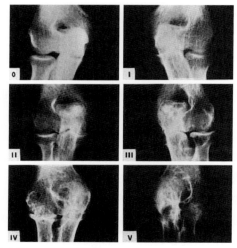

図10　Larsen grade分類の標準参照フィルム（肘）[6]

● 人工肘関節全置換術

　Larsen grade 3以上では，人工肘関節全置換術（total elbow arthroplasty：TEA）[5]がよいでしょう．TEAは非連結式（unlinked type，図11A）と連結式（linked type，図11B）があり，それぞれの特性に応じて機種選択を行います．

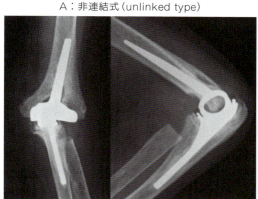
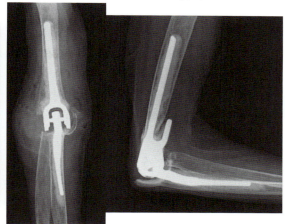

図11A，B　TEAの機種選択．非連結式（左）と連結式（右）

　非連結式では，骨切除量は少ないが，安定性が問題になることがあり，関節破壊が高度な症例では連結式の選択が適しています．関節リウマチ診療ガイドライン2024では，TEAは除痛効果や上肢のリーチ機能には有用でADLの向上が見込まれるとされています．近年はTEAにおいても低侵襲なアプローチが用いられるようになり，特に従来の上腕三頭筋を切離して展開するtriceps-off approachに対して，三頭筋の連続性を温存するtriceps-on approach（図12）[2]により，術後の肘関節伸展機能不全を防げるようになりました．

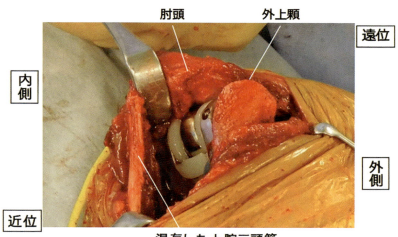

図12　TEAにおけるtriceps-on approach[2]
[小田良：運動器の外科的療法（肩・肘関節），リウマチ病学テキスト　改訂第3版（公益財団法人日本リウマチ財団教育研修委員会，一般社団法人日本リウマチ学会生涯教育委員会編），p.471，2022．南江堂より許諾を得て転載]

　人工関節生存率は膝・股関節と比べると低く合併症・再置換率は高いことが報告されており，インプラント周囲骨折や脱臼など手術手技に伴う合併症も少なくはありません．しかし，比較的新し

い機種である．Kudo（非連結型）やCoonrad-Morrey（連結型）では10年人工関節生存率が90％を超える報告もみられ，非常に有望な術式です．術後の回復も早く，THAに並ぶ切れのよい手術と言えるでしょう．ただ手術手技の習得には熟練した術者による指導が欠かせません．適切な機種選択も含めて，匠の技が求められる治療であることは覚えておきましょう．

専門医紹介のタイミング

痛みや腫れは客観的に評価しづらく，紹介のタイミングの指標になりにくいことが多いと思います．手術適応のタイミングとしては，

①可動域制限で屈曲115°以下になったとき
②関節の不安定性で食事や更衣などの日常基本動作が困難になったとき

が挙げられます．
　RAの薬物療法が進歩した現在でも，局所の炎症コントロールが不十分で手術適応となる症例はまだまだあるのが現状です．

リハビリテーション診療

前述したサポーターなどの装具療法は保存的治療としても，術後療法としても非常に有用です．
　術後可動域訓練，筋力訓練は必須ですが，triceps-on approachでは術後すぐにかなりの可動域と筋力を得られる症例が多く，リハビリテーション治療の負担はかなり軽減されます．

患者説明

【説明のポイント】
- **治療開始前**
  - ・肘関節機能の回復によって，QOLの向上が見込まれる
  - ・具体的にどんなメリットがあるか（日常生活や患者さんの仕事，趣味等の活動上）
  - ・治療のデメリット（事前に伝えておいたほうがよいことがあれば）

- **人工肘関節全置換術後**
  - ・人工関節の強みと弱点
  - ・具体的な注意点（日常生活や仕事，趣味等の活動上）

【そのまま使える💡患者説明例文】

● 治療開始前

・肘関節は日常生活で，とても重要な機能を担っています．肘関節の機能が回復することで，食事をしたり顔を洗ったり，髪を整えたりということがしやすくなります．また手首の回転もよくなるので，お釣りをもらったり，字を書いたりといったこともしやすくなります．

・今はリウマチによって，やりたくてもできないこともたくさんあると思いますが，治療で肘関節の機能（動き）を回復して，またたくさんのことをできるようにしましょう．

● 人工肘関節全置換術後

・人工関節は曲げる力には強いですがひねる力と引っ張られる力には弱く，緩みや破損に繋がりやすいので注意が必要です．勢いをつけて捻ったり，洋服ダンスなどの重いものを引っ張ったりすることは避けましょう．新しい関節に少しずつ慣らしていきましょう．

Ⅲ．各論：関節リウマチにおける手関節障害

　RA診療では手関節障害はもっともよく遭遇する部位のひとつです．RA患者の約75％が手関節障害を持つとも言われ，その対応は日常診療で欠かせません．手関節は8つの手根骨と橈骨・尺骨の前腕骨からなり，背屈・掌屈・橈屈・尺屈だけではなく，橈背屈から掌尺屈へのいわゆるダーツローモーション，さらに前腕の回内外も担っています．このように関節は肘関節の大きな動きと手指の精緻な動きをつなぐ重要な関節で，日常生活に欠かせない機能を担っています．RA手関節障害ではこれらが制限されるだけでなく，伸筋腱や屈筋腱断裂を生じて著しいADL障害をきたします．

　手関節はその構造が肘関節と比較してかなり複雑であり，解剖学的な知識が重要であるだけでなく，機能を理解するうえで生体工学的な知識も必要です．RAに特有な手関節障害について知識を整理し，治療成績を向上させましょう．

検査・診断のポイント

【身体所見】

　診察では腫脹・圧痛の確認と不安定性の評価，可動域，屈筋腱およびtenodesis効果などを用いた伸筋腱断裂の確認，ADL評価などを行います．もちろん肘関節のチェックも忘れずに．RAでは隣接関節の評価は必須ですのでルーティン化しましょう．

　手根管症候群を疑う場合には神経伝導速度などの電気生理学的検査も検討します．

【画像診断】

● 単純X線

　画像検査の基本はやはり単純X線です．正確な評価には正確な手関節正面像と側面像が必須で

す．RAに限りませんが，正面像は肩関節外転90°・肘関節屈曲90°・手関節中間位で手関節正面に垂直に撮影します．側面像は肩関節外転0°・肘関節屈曲90°・手関節中間位で手関節側面に垂直に撮影します．読影のポイントはたくさんありますので近位から順番に解説しましょう．

まず遠位橈尺関節では尺骨が背側に亜脱臼することが多く，伸筋腱断裂の原因の1つにもなります．

手根骨は最も骨びらんを生じやすい部位です．特に近位手根列で一番長い舟状骨周囲に滑膜炎が及ぶと，舟状骨が掌屈して手根骨が正面像で橈側に回転して手指の尺側偏位を助長します．

CM関節は母指と第4/5CM関節の動きが大きいため，破壊されやすいのが特徴です．第4/5CM関節の関節破壊がすすむと掌屈したり掌側に亜脱臼したりして，これも手指尺側偏位の原因になります．変形性関節症や外傷とは異なった変形の病態を有するため，的確な治療には的確な単純X線の読影と病態の理解が必要です．

● **MRI**

MRIは滑膜や正中神経，さらに伸筋腱と屈筋腱の評価に適しています．手関節では関節滑膜炎だけでなく，腱鞘滑膜炎もよくみられ，腱断裂の原因になるだけでなく，手根管内では正中神経を巻き込んで手根管症候群を生じます．必ずチェックしましょう．

● **超音波検査**

関節エコーは腱や尺骨遠位端，手根骨などの動的評価に役立ちます．PDで滑膜炎の評価も忘れないようにしましょう．

コラム2　関節エコーのこと

　手関節は関節エコーで腱，関節，滑膜炎などが最も容易に描出できる部位であり，PDも乗せやすく，手技の基本を取得するのに適しています．リアルタイムに動きが確認できるのも手外科診療に適しています．被爆などの侵襲もありませんのでぜひ積極的にトライしてください．

治療・予後

【薬物療法】

まずRAの病勢コントロールを薬物療法によって行います．手関節痛や腫脹が持続，もしくは残存するようであれば局所療法を適応するのは肘と同様です．

【局所療法】

ステロイド関節内注射と装具療法があり，いずれも有効な治療選択肢です．

● ステロイド関節内注射

　滑膜腫脹や関節水腫があればステロイド関節内注射を検討しますが，手関節では伸筋腱が変性していると腱断裂を生じることがありますので，適応は慎重にしましょう．糖尿病や血圧のコントロールも忘れずに行います．

● 装具療法

　手関節痛が強い場合は装具療法が適応で，固定性の強い硬性装具から脱着が簡単で手軽な軟性装具まで様々な種類があります．母指CM関節痛や変形には，母指CM関節症に用いるthumb spicaを，手関節尺側部痛にはTFCC用のサポーターなどを応用することもできます．

ピットフォール

　手関節は掌背屈や橈尺屈が制限されても肘や手指など隣接関節の代償によりADL障害は軽微なことが多いのですが，回内外制限は食事や洗顔，書字など多方面で障害をきたします．手関節の治療の際にはこの点を十分に考慮しましょう．

【手　術】

　保存的治療を行っても手関節痛・腫脹，主に回内外可動域制限，腱断裂や末梢神経障害などが残存もしくは進行すれば手術が適応になります．

　手術においては，長期予後などの追加報告が待たれるものや，慎重な検討が必要な術式もありますので，患者の状態と各術式の特徴をよく確認したうえでの適切な選択が重要です．

● 滑膜切除術

　RAにおいて従来からよく行われてきた術式です．近年，手術数は減少していますが，保存的治療を十分行っても滑膜炎が部分的に残存することはよくあります．多発性関節炎であるRAでは，手術は必要な部位が少ないほうが適応しやすい面もあり，現代においても一定のニーズがあります．

　・直視下：手関節では特に遠位等尺関節と伸筋腱腱鞘滑膜炎が頻発します（図13）．背側からのアプローチでよい視野が得られますが，屈筋腱の滑膜切除は掌側からアプローチする必要があります．手関節掌側の滑膜炎により手根管症候群をきたすことがあり，手根管開放術に続いて屈筋腱滑膜切除が必要になります．

各論：関節リウマチにおける手関節障害　　207

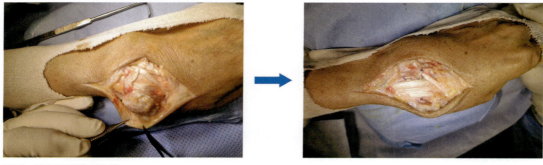

図13　直視下滑膜切除術

・鏡視下：滑膜炎が橈骨手根関節と手根中央関節に限局していれば，関節鏡を用いて低侵襲な滑膜切除が行なえます（図14）．強力な薬物療法によりRAにおいても低侵襲な術式が適応できる時代になったと言えるでしょう．

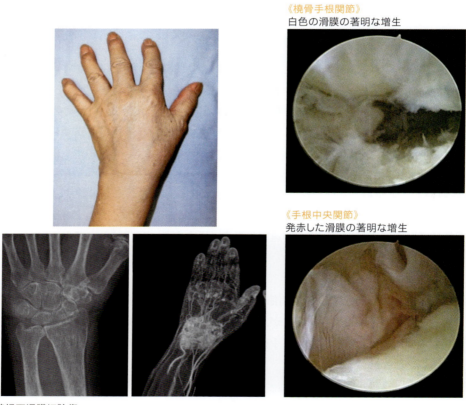

図14　鏡視下滑膜切除術

● 関節形成術

　ちょうど滑膜切除と人工関節・関節固定術の間に位置する術式です．自身の関節と可動域を残せるメリットは計り知れませんが，再発の問題に頭を悩まされてきました．様々な術式が報告さ

れており，整形外科医の腕が試される手術です．

・尺骨頭切除：古くからDarrach法として知られ，いまでもよく行われている術式です．手技は比較的簡便ですが，適応を誤ると手根骨の尺側移動を生じることがあります．橈骨－月状骨間固定術を併用するか，橈骨手根関節が二次性の骨棘形成などで尺骨頭の棚機能が不要な症例を選択します．従来は大きく尺骨近位端を切除していましたが，筆者はECUの腱鞘床を残したminimal resection Darrach法でよい結果を得ています（図15）．

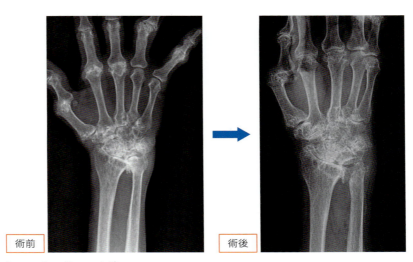

図15　minimal resection Darrach法

・棚形成術/Sauvé-Kapandji法：本法も古くから知られた術式ですが，橈骨手根関節を残して回内外を再現できる点が優れています．尺骨の遠位骨幹端を切除して遠位端を橈骨に部分固定します（図16）．尺骨遠位端を90°尺側に回転させて橈骨遠位端に差し込んで固定する変法もあり，橈骨の骨欠損が著しい症例ではよい適応です．

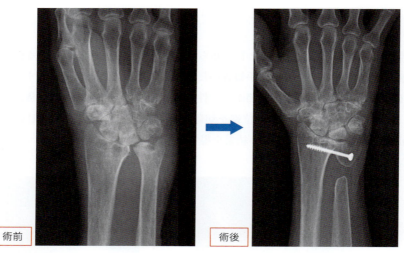

図16　Sauvé-Kapandji法

● 人工手関節置換術

　海外では様々な機種が使用されてきましたが，2016年に本邦で開発された人工手関節が使用できるようになりました（図17）．治療の選択肢が増えたことはたいへん喜ばしいのですが，使用には日本手外科学会専門医であることなど様々な要件を満たす必要があります．十分な手技の熟達と厳密な適応が求められ，まだ一般的な術式とは言えません．広く用いるには長期成績の報告を待つ必要があります．

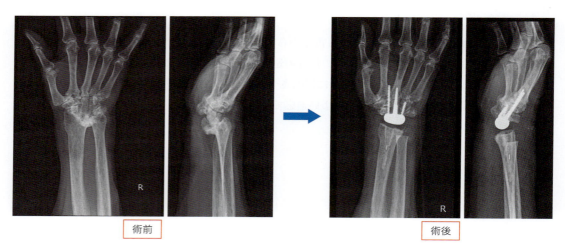

図17　人工手関節置換術（TWA）

- **関節固定術**

　この術式は最終手段としたいところですが，RAにおいては適応を選べば長期成績や機能改善，患者満足度まで良好な結果を得られることがあります．ただ，一度固定した関節は通常は二度と動かすことはできません．慎重に選択してほしい術式です．

・手関節全固定術：文字通り手関節をCM関節から手根中央関節，橈骨手根関節まで固定する方法です（図18）．尺骨頭は切除するので回内外制限はほとんど残らず，一度癒合すれば骨折でもしない限り安定性を保持できます．

・部分手関節固定術：橈骨－月状骨間固定や舟状骨－有頭骨間固定，four corner fusionと呼ばれる手根骨間固定術，4/5CM関節固定術など様々な部分固定術があり，それぞれ利点と欠点があります（図19）．うまく適応すればかなり良好な機能を再現できますが，それなりの知識と経験が必要です．

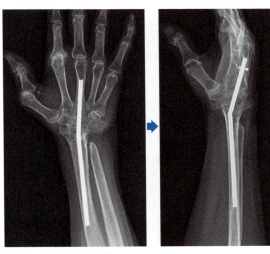

図18　手関節全固定術

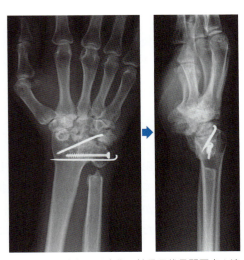

図19　手関節部分固定術．橈骨月状骨間固定＋遠位橈尺関節固定

専門医紹介のタイミング

　手関節では関節痛や腫脹は比較的捉えやすいのですが，多彩な症状と病態が混在するため，きめ細やかな診察と治療が要求されます．

　手術適応のタイミングとしては，

①回内外制限が進行する
②EDM sign陽性（手を握らせた状態で小指だけ伸展させると，MP関節が伸展しない）

などが挙げられます．

各論：関節リウマチにおける手関節障害

様々な術式で対応できるため，保存的治療で症状が進行するならいつでもコンサルトしていいと思います．

コラム3　手関節外科は難しい!?

RAの手関節障害は最初に生じることも多く，薬物療法が著効しても関節破壊が進行したり症状が残存したりしやすいため手外科医の出番が多くなります．手術方法も数多くあるため，病態の把握と手術の技量の両面が試されると言えるでしょう．いい治療をすれば患者さんの満足度は高く，的が外れると愁訴が残ります．RAに限ったことではありませんが，手関節外科はまだまだチャレンジングな魅力が残っている領域かもしれませんね．

リハビリテーション診療

手関節でもサポーターなどの装具療法は非常に有効です．

伸筋腱断裂などのリハビリテーション治療については，ダイナミックスプリントやインラインスプリントによる装具療法が必須です．

術式もさることながら，リハビリテーション治療が良好な機能回復のキーポイントと言えるでしょう．

患者説明

特に回内外制限による機能低下についてしっかり説明しましょう．

腱断裂については，伸筋腱も屈筋腱も環指や小指が断裂しても日常生活はなんとかなることが多いものです．しかし中指で断裂が起こると，手術をしても可動域制限などが残ることが多く，急激に機能低下をきたします．環指で断裂が起こると次は中指で断裂が起こりますから手術を強く勧めたほうがよいでしょう．

【説明のポイント】

・特に回内外制限による機能低下についてしっかり説明．
・環指の腱断裂がある場合は手術を強く推奨．

【そのまま使える💡患者説明例文】

腱断裂については，伸筋腱も屈筋腱も環指や小指ならもし切れてしまっても日常生活はなんとかなることが多いものです．しかし中指が断裂すると，手術をしても指の動かせる（動く）範囲が狭いままになってしまうことが多く，急激に機能低下をきたしてしまいます．今の（保存的な）治療では症状の進行をコントロールできず，中指の腱が断裂して（切れて）しまう可能性が高いので，手術を検討するのがいいでしょう．

関節リウマチ

Ⅳ．各論：関節リウマチにおける手の障害

　RAによる手指の変形は「リウマチ手」という別名があるくらいで，リウマチクリニックでは必ず遭遇する頻度の高い障害です．母指と示指・中指・環指・小指（この4本を固有指といいます）それぞれに違った形状と機能が割り当てられており，リウマチ手においてもそれぞれ異なる変形や障害をきたします．また母指にはMP関節とIP関節の2つ，固有指にはMP/PIP/DIP関節と3つの関節があり，これらもまたそれぞれ異なった特性を持ちます．RAでは母指はMP関節から，示指から小指はPIP関節もしくはMP関節から変形が始まることが多いのも特徴です．

　最終的には指ごと，関節ごとの解剖学的特徴，そして変形の病態を知ることができれば完璧です．典型的なリウマチ手変形の特徴と病態を理解すればそれぞれの指，それぞれの関節の治療に応用できると思います．ここからは，リウマチ手の代表である「母指変形」「尺側偏位」「スワンネック変形」「ボタン穴変形」について，病態と治療を解説していきます．

母指変形

　母指変形はRA患者さんの60～80％と非常に高い頻度で生じます．

　母指は手の機能において最も重要な役割を担うため，変形により機能障害を生じやすいことに注意しましょう．

【ボタン穴変形】（図20）

　もっとも多い母指変形で，母指変形全体の50～74％を占めると報告されています[7]．MP関節屈曲およびIP関節過伸展が特徴で，Nalebuff母指TypeⅠ変形とも言われます（コラム4，5参照）．MP関節の滑膜炎により短母指伸筋腱付着部が菲薄化してゆるみ，MP関節が進展しにくくなって屈曲変形していきます．第1中手骨はMP関節屈曲の代償により橈側外転します．さらにピンチ動作が加わりIP関節の過伸展とMP関節の屈曲が進行します．

各論：関節リウマチにおける手の障害　　213

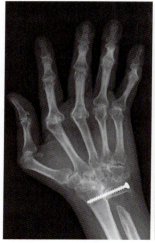
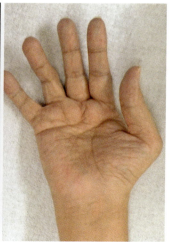

図20　母指ボタン穴変形

コラム4　ボタン穴変形!?

　母指ボタン穴変形は長母指伸筋腱が尺側に亜脱臼してMP関節の屈曲する様から，固有指のボタン穴変形になぞらえて名付けられたようです．しかし本来のボタン穴変形はPIP関節で中央索の弛緩や断裂によって生じます．母指変形ではMP関節ですし，よく診るとわかるのですがそもそも長母指伸筋腱は脱臼していないことが多いのです．母指のMP関節は長短の伸筋腱があり，同様に2本の伸筋腱を持つ示指のMP関節に酷似しています．MP関節が屈曲してIP関節が過伸展する……そう，示指におけるスワンネック変形ですね（このあと詳述します）．この考えから母指ボタン穴変形は，実はボタン穴変形ではないと言えることがおわかりでしょう．正しい理解はそれまでの定説や用語までもくつがえしてしまう可能性があります．そういう観点からは母指TypeⅠ変形と呼ぶのが正しいのかもしれませんね．スワンネック変形をまったく逆とも言えるボタン穴変形と名付けてしまっては病態の理解もすすむはずがありません．

　これまで治療成績が芳しくなかったのも頷けます．

コラム5　「なぜ特徴的な変形を生じるのか」を考えることが大事！

　母指TypeⅠ変形（以下，母指ボタン穴変形）は，よく見かけるわりに治療成績がよくありませんでした．私も夜な夜な，なにかいい治療法はないかレントゲンとにらめっこしていました．ある夜，母指ボタン穴変形と外反母趾のレントゲン像がそっくりなことに気づいたのです．つまりMP関節屈曲変形は，単に伸展機構の弛緩だけではなく，母指内転筋を中心とした母指内在筋と種子骨からなるMP関節掌側が短縮していることが主な原因だと気づいたのです．母指ボタン穴変形における「中手骨の外転」「母指の内旋と尺屈」「MP関節掌尺側の拘縮」と「背橈側の弛緩」は，外反母趾における「中足骨の内転」「母趾の内旋と外反」「MTP関節外側の母趾内転筋拘縮」と，「内側の弛緩とbunion」にそれぞれ当てはまります．この理解が母指ボタン穴変形の理解を助け，治療成績を飛躍的に向上させました．変形の病態を知ることは治療に直結するのです．

表4　母指TypeI変形と外反母趾の相応所見

母指Type I変形	外反母趾
中手骨の外転	中足骨の内転
母指の内旋と尺屈	母趾の内旋と外反
MP関節掌尺側の拘縮	MTP関節外側の母指内転筋拘縮
背橈側の弛緩	内側の弛緩，bunion

【母指スワンネック変形】（図21）

　Nalebuff母指Type I変形に続いて多い母指変形で，Nalebuff母指Type III変形母指変形とも呼ばれています．MP関節は過伸展，IP関節は屈曲し，中手骨は内転するのが特徴です．Type III変形の重症度はCM関節の変形によって決まります．CM関節は滑膜炎と関節破壊がすすむと背橈側に亜脱臼していきます．母指を繰り返し使用することによりCM関節の亜脱臼が進行するとともにMP関節の掌側が弛緩してMP関節が過伸展，IP関節が屈曲してスワンネック変形を呈します．

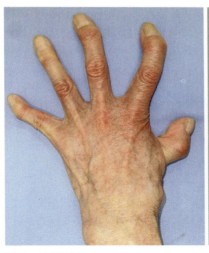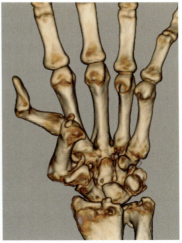

図21　母指スワンネック変形

コラム6：母指は指ではない!?

　筆者が初めてJournal of Hand Surgeryに論文を投稿したときのことです．"母指"は英語で"thumb"といいますが，本文中に母指も含めて5本の指をまとめて"finger"として論じた一節がありました．JHSのreviewでは（もちろんreviewerによりますが）かなり丁寧にしかも教育的なコメントをもらえることがあります．そのコメントで，「母指は"finger"ではない．固有指とは異なる機能を担っていて，手の"center pillar"である」とありました．確かに母指はthumb fingerとは言いませんね．手外科医のこだわりに触れた瞬間でした．

各論：関節リウマチにおける手の障害　　215

尺側偏位 （図22）

尺側偏位はリウマチ手で最も頻度の高い変形の1つです．RAでは発症10年で，30〜45％の症例で尺側偏位を生じると言われています．筆者の施設では特にリウマチ手の症例が多いため，約80％で尺側偏位を有していました．

尺側偏位は主にMP関節の関節炎や骨破壊によって関節の安定性を失うことで生じます．また，尺側偏位は手指の尺屈に尺側移動が加わって進行していきますが，この橈側ではなく尺側に偏位が進行するのには複数の要因が関係しています．

基節骨および中手骨頭は，中手骨骨幹部に対して解剖学的に尺側に傾斜しており，側副靱帯も尺側より橈側が長く，弛緩しやすい構造です．把握動作時には多くの場合，尺側に力のベクトルがかかり，関節炎により手根骨が破壊されると，縦に長い舟状骨の短縮や掌屈により，手根骨と中手骨が橈側回転するため，相対的に手指は尺屈しやすくなります．ほとんど可動性のない第2/3CM関節に対して，15°〜30°の可動域を有する第4/5CM関節はRAによる骨破壊で掌側に沈下し，特に把握時に尺側偏位を助長します．

様々な要因が複雑に絡み合い変形を生じますが，尺側偏位の最大の要因の1つは**伸筋腱脱臼**です．伸筋腱は，手指屈曲時に滑車の頂点にあたる中手骨頭背側で不安定になるため，橈側および尺側の矢状索によって安定した走行と緊張を保つ構造を持っています．RAによる伸筋腱脱臼は，MP関節の関節炎によって矢状索が変性し，脆弱化して弛緩することによって生じます．MP関節の関節破壊がすすむと基節骨は掌側に亜脱臼し，さらに手指内在筋の拘縮，腱間結合による牽引などが加わって，手指の尺側移動を生じて尺側偏位に至ります．

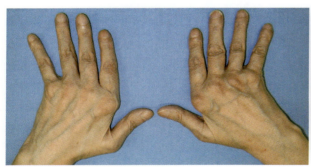 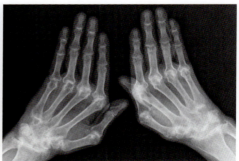

図22　尺側偏位

スワンネック変形 （図23）[7]

MP関節が滑膜炎により掌側脱臼し，手内在筋が背側に転位してPIP関節過伸展・DIP関節屈曲をきたす変形です（図23）[7]．リウマチ手の約3割にスワンネック変形がみられると言われています．

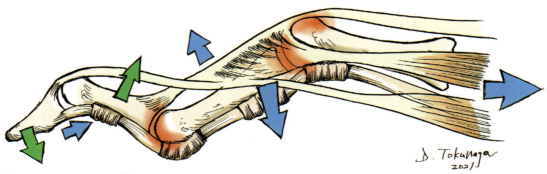

図23　スワンネック変形[7]

ボタン穴変形　(図24)[7]

　PIP関節の滑膜炎により，伸筋腱の弛緩と手内在筋腱である側索の掌側転位を生じ，PIP関節屈曲・DIP関節過伸展をきたす変形です（図24）[7]．罹患率はリウマチ手の約3割です．

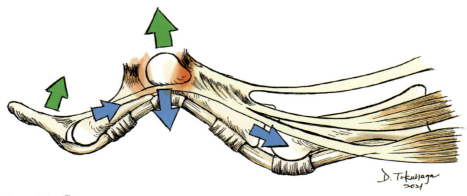

図24　ボタン穴変形[7]

コラム7　示指？　第2指？？

　母指とそれ以外の4本の指，示指・中指・環指・小指は第1指・第2指……などと呼ばれることがあります．しかし，日本手外科学会の手外科用語集では第2指などの記載はありません．英語でも index/middle (long)/ring/little finger と呼ばれます．これは多指症や指の欠損がある場合の混乱を避けたり，それぞれの指の機能や役割を反映した記述をするためといった目的があります．「第2指」は間違いとまでは言えませんが，手外科医なら「示指」と表現しましょう．

検査・診断のポイント

　RA診療で通常行われる血液・生化学検査やMRI，関節エコーなどのmodalityが重要であること

はいうまでもありません．しかしリウマチ手指変形の検査・診断のポイントはなんといっても手指を直接触って行う診察所見と，単純X線像です．IP/MP関節の痛みと腫れ，自動・他動可動域と不安定性，腱と靱帯の緊張をチェックしていきます．

【身体所見】

RAは滑膜炎による関節破壊が主な病態ですが，伸筋腱・屈筋腱にも腱鞘滑膜が豊富にあるため，滑膜炎を起こして腱断裂に繋がります．自動運動のチェックはもちろん，手関節の他動運動を使用したtenodesis効果やintrinsic tightness test（MP関節を他動伸展した状態でPIP関節の他動屈曲を確認するテストで，側索の拘縮の程度を診断できます）などを駆使して腱の状態を把握しましょう．

手指だけでも14関節×両手で28カ所もありたいへんそうですが，診察のたびに確認していると，診察室に入室されて挨拶をするとすぐに（何も言わなくても）手を出してくれるようになります．必ず手台を置いてそのうえで，ときには手台から手を浮かせて診察することが大事です．さらにRAでは特に手掌やPIP関節背側の皮膚拘縮なども確認する必要があります．皮膚温や色調，爪の変形がないかなども短時間でいいのでチェックしましょう．

【画像診断】

続いて単純X線像のチェックです．RAで典型的な骨びらん，関節裂隙の狭小化，亜脱臼，骨萎縮や骨硬化，全体のアライメントをチェックします．変形性関節症，脊椎関節炎，その他の膠原病など，単純X線所見が鑑別の要になることは珍しくありません．手外科医の腕の見せ所の1つと言えるでしょう

ときに，手の所見でRAの診断を確定しないといけないこともあります．母指ならCM関節症や腱鞘炎，固有指ならマレット指などによる外傷性のスワンネック変形やボタン穴変形など鑑別すべき疾患は多くあります．RAの診断がついている場合でも様々な疾患や病態が併存している場合もあり注意が必要です．

治療・予後

リウマチ手の治療では，どのようにして変形が生じて進行していくか，つまり病態を理解すること，そして多数の関節が組み合わされて様々な動作を可能にしている手の解剖学的な精緻さを知ることが重要です．治療選択では，遡るように変形の原因を1つひとつ取り除いたり，もとに戻したりしていくイメージです．

【局所療法】

ステロイド注射や装具療法もリウマチ手には非常に有効です．

● ステロイド注射

ステロイド注射は多用すると腱や軟骨の変性につながったり，皮下脂肪の萎縮や白斑を生じる

などの副作用があるため，注意が必要です．特にトリアムシノロンなど懸濁のステロイドは効果が劇的なだけに慎重な適応が求められます．

● **装具療法**

装具療法は適切な適応と，なんといっても装具そのものの出来が治療効果を左右します．本邦では様々な工夫をこらした装具が手に入りますから，利用しない手はないでしょう．スワンネック変形などはPIP関節の自動屈曲が可能であれば，簡単な装具で変形の矯正や進行の予防が可能です．

【手　術】

手術においては，変形の病態に沿った再建を心がけ「関節固定術」「関節形成術」「人工関節置換術」などを，隣接関節の状態も考慮して手全体として機能改善が得られるよう組み合わせます．近年はRAによる関節破壊がコントロールできるようになり，関節温存術が注目されています．

ここでは，母指Type I 変形と尺側偏位，スワンネックとボタン穴変形について術式を紹介します．

● **母指ボタン穴（Type I）変形**（図25）[8]

母指Type I 変形の手術は，滑膜切除やMP関節伸展機構の再建としてEPL腱のreroutingと呼ばれる縫縮，さらに変形が進行すればシリコンインプラントによる関節形成術や関節固定術が適応とされてきました．変形や機能障害の再発率が高いことが問題で，母指が担っている役割の重要性を考えると，従来の術式は満足できるものではありません．筆者らは母指Type I 変形にはMP関節掌尺側の解離と，背橈側の縫縮，さらに解離した内転筋のMP関節近位へ移行を行っています．これらの操作により，変形は解剖学的に矯正されるのです．

各論：関節リウマチにおける手の障害　　219

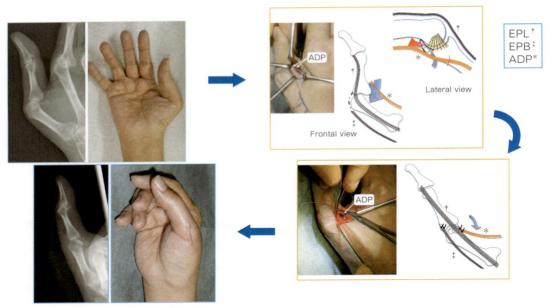

図25　母指ボタン穴変形の矯正術[8]

● **尺側偏位**（図26）

　日常診療で最もよく遭遇する変形である手指尺側偏位には，主にシリコンインプラントなどを用いた人工関節置換術が行われてきました．良好な成績が報告されていますが，母指と同様に変形の再発が課題です．また炎症のコントロールにより，関節破壊が軽度であるにもかかわらず尺側偏位は進行する症例が増えており，人工関節が適応しにくい症例もあります．こういった症例では橈側矢状索の変性や菲薄化による伸筋腱脱臼が尺側偏位の主な原因になっていることが多いのです．伸筋腱脱臼に対する橈側矢状索の再建については，これまで多くの術式が報告されてきましたが，通常の伸筋腱脱臼と異なりRAでは長期にわたる炎症により軟部組織の変性が強いことが多く，矢状索の再建は伸筋腱を確実に中央化する靱帯としての機能を再現する必要があります．筆者らは骨を支点として確実な制動を得るため，中手骨頭橈側に伸筋腱の半裁腱を固定しています．伸筋腱脱臼は進行すると伸筋腱が短縮してしまい，徒手的に整復できなくなります．そうなる前にこういった術式を適応するとよいでしょう．

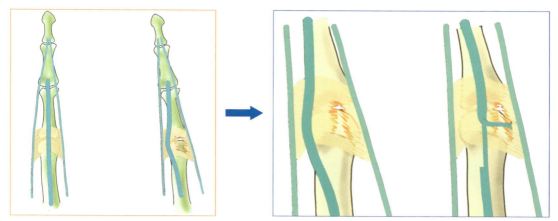

図26 尺側偏位の矯正術

● **スワンネック変形**（図27）

　RAによるスワンネック変形は「MP関節の滑膜炎による掌側亜脱臼」が主な原因である場合と，「PIP関節の滑膜炎による掌側の弛緩」が原因である場合があります．

　MP関節の適合性が良好でPIP関節の他動可動域が良好であれば，尺側側索や浅指屈筋を用いたPIP関節掌側を制動する術式で関節を温存することができます．MP関節の破壊が進行して適合性が悪い症例ではMP関節の人工関節と側索や伸筋腱のバランシングを行います．

　なお，PIP関節の可動域が得られない場合は関節固定を行います．固定の角度は橈側指は伸展ぎみ，尺側指は屈曲ぎみがいいでしょう．手の力を抜いた状態，rest positionを参考に角度を決めるとよいと思います．

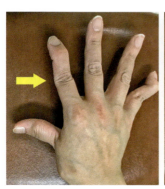
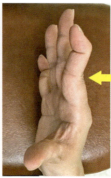
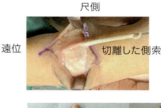
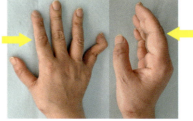

図27 スワンネック変形の矯正術

● **ボタン穴変形**（図28）

　意外にもかなり進行するまでは機能障害が出にくい変形です．しかし患者さんが困る頃には治療が難しくなっている厄介な変形でもあります．

各論：関節リウマチにおける手の障害　　221

初期〜中期なら弛緩した中央索を縫縮したり，掌側に偏位した側索を背側に持ち上げ直したりする術式があります．変形が進行していれば両側の側索で中央索を再建して同時に伸展機構の延長を行うMatev法などがお勧めです．DIPおよびPIP関節の屈曲/伸展のバランスをとるには経験が必要で，早めに信頼できる専門医に任せてしまうほうがいいかもしれません．

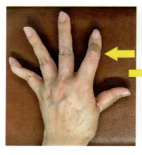
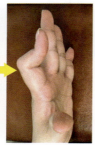
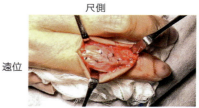
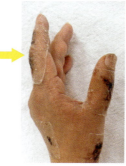
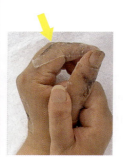

図28　ボタン穴変形の矯正術

コラム8　信頼できる専門医とは？

　なかなか難しい問題です．RAについて言えば，例えば薬物療法にある程度自信があれば手術だけ手外科専門医に任せればよいでしょう．普段から連携がとれていれば，やりとりもスムーズです．薬物療法まで任せるとなるとリウマチ専門医に紹介することになります．理想はリウマチと手外科のダブルライセンスを持つドクターですが，数えるほどしかいないのが実情です．

　基幹病院で膠原病内科と整形外科の両科に紹介する手もありますが，患者さんには負担です．筆者が所属している病院ではリウマチセンターが稼働しており，内科と整形外科が隣り合わせで外来診療を行っています．こういった施設が増えると患者さんには福音ですね．

専門医紹介のタイミング

①母指変形：Type I 変形ではIP関節が屈曲できなくなったときに機能障害が一気にすすむことがわかっていますので，紹介するよいタイミングです．母指は手指機能全体の半分を担っていると言われています．あまり変形が進行して関節固定などが必要になると，手全体の機能低下につながります．早めの紹介がお勧めです．

②尺側偏位：伸筋腱が脱臼して手指の自動伸展が困難になると，見た目の尺側偏位が大きくすすみ

ます．このタイミングで装具療法や手術を適応できると，人工関節などを回避し患者さんの関節を温存できる可能性が高まります．伸筋腱が脱臼し始めたときにあらかじめこのことをお話ししておくとスムーズに専門医に紹介できるのではないでしょうか.

③スワンネック変形：あまり痛みを伴わないため，放置してしまい進行しやすい変形です．放置すると，いずれPIP関節が屈曲できなくなり，日常生活で大きな機能障害に繋がります．PIP関節が屈曲しづらくなったら装具療法や手術の適応です.

④ボタン穴変形：ボタン穴変形も自覚症状が出にくい変形です．その一方で，関節拘縮がすすむと機能障害が著しくなることがわかっています．DIP関節の過伸展が出現したタイミングで紹介できれば，機能障害に至らずに済むかもしれません.

コラム9　RAは"治癒"しない？

　RAは病態解明による治療の進歩が著しい現在でも治療目標は「寛解」です．RAの症状や兆候がなくなることを"寛解"と言いますが，もう通院が必要なくなった患者さんが数年を経て「また関節が腫れてきました……」と来院されることも珍しくありません．自分自身の免疫異常が原因である以上，生涯にわたって付き合っていかなくてはならないことが多いのです．それゆえ治療計画も目の前の患者さんの生涯を見据えて行う必要があります.

　リウマチ手においてもそのときどきの状態に合わせて治療を選択するだけではなく，その患者さんの生活や職業，趣味やスポーツなど生涯の活動を見据えて適切な時期に適切な治療介入を提案していくことが大事です．最近RAでも話題になっている"Shared Decision Making＝SDM"にも繋がっていきますね.

リハビリテーション診療

　リウマチ手では，The Strengthening and Stretching for Rheumatoid Arthritis of the Hand（SARAH）などのハンドエクササイズ・プログラムの指導が有効であることがわかっています.

　リハビリテーション治療は手関節と同様に，手指についてもダイナミックスプリントやインラインスプリントによる装具療法が成績を分けます.

患者説明

【説明のポイント】
 ・「手」の機能について，医学とは別の側面もあわせた説明
 ・手術適応のタイミングについて

各論：関節リウマチにおける手の障害　　223

【そのまま使える💡患者説明例文】

・手は人間としてのアイデンティを維持するためにもなくてはならない器官です．また第2の顔とも言われ，コスメティックな面も強く併せ持っています．形を守ることが，機能の維持や回復にもつながります．リウマチによって失われた機能を治療によって回復しましょう．

・手指尺側偏位は関節の破壊が軽度な場合でも，伸筋腱という腱が脱臼すると症状が一気に進行してしまいます．また，脱臼が長期にわたると筋腱の短縮により手指の伸展ができなくなってきますので，自分で指を伸ばすことが難しくなってきたら手術をすすめましょう．

・母指（親指の）変形で最も多いのがMP関節屈曲・IP関節過伸展のボタン穴変形です．IP関節が自動屈曲0°以下，つまり指の第1関節を自分で曲げられなくなったタイミングで，機能障害が進行することがわかっていますので，そこが手術のタイミングといえます．

コラム10　手外科医＋リウマチ医＝最強⁉

RAでは90％もの患者さんで手指の障害が発生すると言われています．RA診療においては手に関する知識は必須であり，手外科医がRA診療を担うのは実は様々なメリットがあります．

例えば手指の腫脹といっても，関節滑膜の腫脹なのか，指全体が腫れる指炎なのか，あるいは感染なのかなど，手外科医なら診断に超音波すら必要ないことがほとんどです．手の解剖学的特徴や変形の病態を理解していれば機能評価も容易です．RAではHAQと呼ばれる機能評価が広く用いられています．

ただし，患者さんを数値化する点では優れた指標ですが，手指に関して言えば大まかすぎてザルで水を掬うようです．RAの発症や病勢の変化は真っ先に手に出ることが多いことから，手外科医がリウマチ診療に携わるのは患者さんにとって多くのメリットがあると言えるでしょう．ぜひ先生の手外科スキルをリウマチ患者さんにいかしてあげてください．

謝辞：本稿の図・イラストについては，京都府立心身障害者福祉センター附属リハビリテーション病院 院長 徳永大作先生からいただいたスライドを元に作成しました．

● 文　献

1) 久保俊一，西田圭一郎，小田良編．知っておくべき！　整形外科の関節リウマチ診療ABC．文光堂，2016．
2) 日本リウマチ財団，日本リウマチ学会編．リウマチ病学テキスト改訂第3版．南江堂．2022．
3) Aletaha D, Neogi T, et al. 2010 Rheumatoid arthritis classification criteria: an American College of Rheumatology/European League Against Rheumatism collaborative initiative. Arthritis Rheum. 2010; 62(9): 2569-81.
4) 日本リウマチ学会．新基準使用時のRA鑑別疾患難易度別リスト（https://www.ryumachi-jp.com/info/161114_table1.pdf）
5) 今井晋二編．新OS NEXUS No. 5 上肢の人工関節手術．メジカルビュー社．2023．
6) Larsen A, Dale K, et al. Radiographic evaluation of rheumatoid arthritis by standard reference films. Journal of Hand Surgery. 1983; 8(5): 667-9.
7) 小田良．関節リウマチに伴う手指変形の治療戦略．日手会誌．2022；38(5)：589-98．
8) Oda R, Toyama S, et al. A new approach for the correction of type I thumb deformity owing to rheumatoid arthritis. J Hand Surg Glob Online. 2019; 2(1): 55-60.

第9章　先天異常

　手の先天異常の発生率は出生1,000人に1～2人程度と少ないことに加え，近年の少子化，小児医療センターの充実により一般整形外科医や一般形成外科医が実際の診療にあたる機会は年々減少しています．しかし日常診療で手の先天異常に遭遇する機会も少なからずあり，基本的な知識やその対応は一般整形外科医，一般形成外科医および専修医にとっても重要です．また専門医にとっても実際に外来で診療するうえで必要な素養です．本章では先天異常に関する一般的な分類，日本手外科学会・手の先天異常マニュアル（2012年）に沿って比較的頻度の高い疾患，そして先天異常に特有な事項・心構えについて解説します．

I. 分　類

日本手外科学会・手の先天異常分類（2012年版）の成り立ち

　手の先天異常の診断において，分類法は非常に重要な項目です．本邦では国際手外科学会連合（International Federation of the Society for Surgery of the Hand：IFSSH）の分類を元にした，日本手外科学会・手の先天異常分類マニュアル（以下，日手会分類）が主に用いられています[1]．IFSSH分類は1973年に提唱されたSwanson分類が元になっており，この分類は当時の発生学的知見に基づいて，四肢の先天異常を下記の7つのカテゴリに分類していました．

Ⅰ.　Failure of formation of parts（形成障害）

Ⅱ.　Failure of differentiation (separation) of parts（分化障害）

Ⅲ.　Duplication（重複）

Ⅳ.　Overgrowth（過成長）

Ⅴ.　Undergrowth（低成長）

Ⅵ.　Congenital constriction band syndrome（絞扼輪症候群）

Ⅶ.　Generalized skeletal abnormalities（全身的な骨格異常）

　日手会分類はこのIFSSH分類を継承しながらも，Ⅳ. Abnormal induction of digital rays（指列誘導障害）を新たに加えている点が画期的であると言えます．これは荻野利彦先生（山形大学整形外科元教授）による「裂手症，中央列多指症，合指症が発生学的に類似している」という知見を反映させたものであり，Modified IFSSH ClassificationやJapanese modificationなどと呼ばれています．

　なお，その指列誘導障害は，指放線形成期の手板内における指の誘導異常を基盤に成立したものです．外的要因や遺伝子異常により手板中央部の上皮頂堤に限局的な発育停止が起こり，陥凹が生

分　類　　225

じます．この陥凹が指放線形成予定域に起こると中央列多指症を生じ，指間陥凹部に生じると合指症を生じます．また手板内における指列数の誘導異常により裂手症が生じます．したがってこれら類似である疾患の一群を指列誘導障害と称して分類しているのです．

現在の日手会分類 (2012)[1] は以下のとおりです．

> Ⅰ．Failure of formation of parts：形成障害（発育停止）
> Ⅱ．Failure of differentiation (separation) of parts：分化障害
> Ⅲ．Duplication：重複
> Ⅳ．Abnormal induction of digital rays：指列誘導障害
> Ⅴ．Overgrowth：過成長
> Ⅵ．Undergrowth：低成長
> Ⅶ．Congenital constriction band syndrome：絞扼輪症候群
> Ⅷ．Generalized skeletal abnormalities & a part of syndrome：骨系統疾患および症候群の部分症
> Ⅸ．Others (including unclassifiable cases)：その他（分類不能例を含む）

新しい分類

2000年代に入り四肢の形成に関する発生学，遺伝学が進歩し，それらを反映する分類法がOberg, Manske, Tonkin らにより提唱されるようになりました．彼らの頭文字からOMT分類と呼ばれています．この分類は四肢形成の発生学的概念をパターン化することで成り立っています．四肢の発達は異なる3つの座標軸（近位–遠位方向，橈側–尺側方向，背側–腹側方向）に沿って進行し，それぞれの進行は固有の信号センターから分泌される因子によって制御されるという概念です．2018年よりOMT分類はSwanson分類に代わってIFSSH公認の上肢先天異常の分類システムとして採用されるようになりました．

OMT分類は，4つの主要カテゴリ（Ⅰ. MALFORMATIONS，Ⅱ. DEFORMATIONS，Ⅲ. DYSPLASIAS，Ⅳ. SYNDROMES）に分類されます．橈側列形成障害や母指多指症，合指症，短指症，裂手症，屈指症はⅠ. MALFORMATIONSに含まれます．すなわち，日常しばしば治療対象となる母指多指症，合指症，短指症，裂手症はすべて発生学的成長軸の分化異常の一種として扱われ，同一のカテゴリであるMALFORMATIONSに属するようになりました[2]．また，先天性絞扼輪症候群はⅡ. DEFORMATIONSに，巨指症はⅢ. DYSPLASIASに含まれます．

［代表的疾患］

Ⅱ．横軸形成障害

概　念

　横軸形成障害は合短指症とも呼ばれ，上肢横軸の様々なレベルで切断・欠損・低形成を認める広いスペクトラムの疾患です．手指が短縮し皮膚性合指の状態から上腕や肩からの切断に至るまで様々な形態を呈しています．

　日手会分類ではⅠ：Failure of formation of parts：形成障害（発育停止）-A.横軸形成障害に分類されており，通常は片側罹患で，遺伝性はなく，発生頻度は20,000〜40,000出生に1例と言われています．なお，大胸筋欠損を伴う場合にはPoland症候群と呼ばれます．合短指症は合指症の形態を呈してはいますが，一般の合指症（指列誘導障害）とは病態が異なります．

　横軸形成障害の原因として，胎生早期の鎖骨下動脈の血流障害に基づく外胚葉性頂堤（apical ectodermal ridge：AER）の障害によるという説があります．AERが障害されるとそれより遠位部の構造が失われることや短縮を生じます．

分　類

　日手会分類では欠損や障害の程度により，末節骨低形成や欠損のみの末梢低形成型から上腕骨すべてが欠損する肩型までの14の細部に分類されています（図1）[1]．しかしこの細分類は網羅的で数が多く，臨床で使用するには難しいという難点があります．そこで，Blauth and Gerkeler分類を元にした川端の分類[3]が簡便で使いやすいため解説します（表1）．

鑑別診断

　指が短く低形成である「短指症」は正確な診断名ではなく病態を表したものです．また，この短指症の中に「横軸形成障害（合短指症）」と「先天性絞扼輪症候群」があり，これらがしばしば混同されています．鑑別点については，本章Ⅶ．絞扼輪症候群にある表2を参照ください．

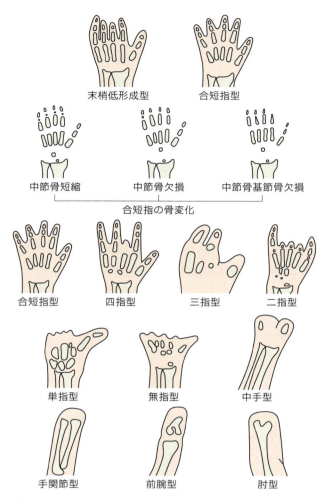

図1　横軸形成障害の分類（日本手外科学会）[1]

表1　横軸形成障害・川端の分類[3]

末梢低形成型	Peripheral hypoplasia type
合短指型	Short webbed finger type
乏指症型	Oligodactyly type
単指症型	Monodactyly type
無指症型	Adactyly type
母指CM関節あり	thumb CMj preserved
母指CM関節なし	thumb CMj not-preserved
手関節近位型	Wrist disarticulation and above type

治 療

　手の先天異常の治療における基本原則は「機能と整容の両者への配慮」です．手関節より遠位の横軸形成障害においては，残存機能にしたがってつまみや握り機能の獲得を目指して様々な再建（術）が行われます．一方，末節低形成型は機能障害がなく，治療の対象にはなりません．その他についての主な治療は次のとおりです．なお，手術は1歳前後に行うことが多い（特に足趾趾節骨移植）ですが，骨延長や血管柄付き足趾移植は3～5歳まで待機します．

【合短指症型】

　中節骨の短縮，中節骨欠損あるいは中節骨と基節骨の欠損が存在し指が短く皮膚性合指症を伴っています．合指症に対しては指間形成（合指症手術）と全層植皮術を行います．その際は短い指をできるだけ長くみせるため，解剖学的指間よりも深い位置で指間を分離します．神経血管束の分岐部レベルで指間分離すると，指は見た目上で長い印象を与えられます（図2）．また，特に第1指間は把持機能において大きな要素ですので，特別な配慮が必要です．

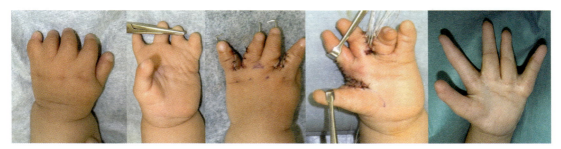

図2　合短指症型に対する指間分離術．示中指，環小指間分離を行ったあとに母示指，中環指の指間分離を二期的に施行した．全層植皮は両側内果下部，外果下部より採取．右図は術後10年の所見

【乏指症型】

　指の数が減少し，数本になっても母指は存在し機能的にも概ね満足できる状態といえます．この中には日手会分類における二指型～四指型が入ります．十分な長さの母指が必要となるため，場合によっては骨延長や足趾移植も検討されます．機能的な母指，広い第一指間，母指に相対する指によって機能手は再現されます．

【単指症型】

　示指から小指の指節骨がすべて欠損しますが，母指の指節骨は存在します．すなわち母指機能がある程度期待できるため，母指を軸としたつまみ・握り機能の獲得のための手術を行います．

　母指の相方としての指長の再建を指列移動（on-top plastyなど），骨移植，骨延長，足趾趾節骨移植，血管柄付き足趾移植などを症例に応じて選択します（図3）．

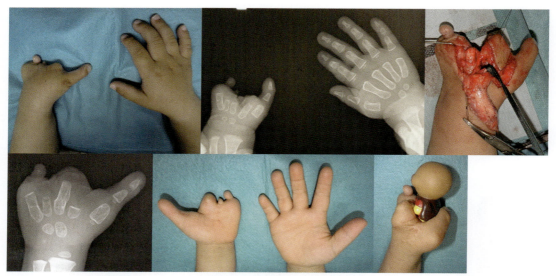

図3　合短指症・単指症型に対するon-top plasty．示指（第2中手骨）→第3中手骨へのon top plastyと第1指間形成．下段は術後1年半の所見．把持機能が獲得された

【無指症型】

　母指CM関節の有無で獲得できる機能が大きく異なります．母指CM関節機能が温存されていれば，母指長を再建し，その母指の相方となる指を再建します．再建法は指列移動（on-top plastyなど），骨移植，骨延長，足趾趾節骨移植，血管柄付き足趾移植などがあります．しかし母指CM関節がない場合には機能再建は困難で，2本の血管柄付き足趾移植で対応するしかありませんが，非常に難しいのが現実です．

【手関節近位型】

　手関節より近位での欠損の場合には治療の対象になることはほとんどありません．すなわち機能的にも整容的にも満足する治療法がないのが現状です．現実的には装具を装着することになりますが，外傷欠損とは異なり能動義手を用いることはありません．ほとんどが装飾用装具を用いています．しかしながら近年では，残存している前腕筋群の収縮時筋電位を用いて装具を操作する筋電義手の登場によって，かなりの運動機能を獲得できるようになってきています．ただし，対応可能な医療機関や技師装具士が限定されており，広く普及しているとは言い難いのが現状です．

患者・家族説明

　まれな先天異常ではありますが，基本的には遺伝性はないことを伝えます．また横軸形成障害の中でも，どの型に当てはまるかを説明します．手指機能獲得のため，残された指の機能，見た目を最大限に発揮できる術式を選択し，その再建方法の長所と短所（ドナーの犠牲やリスク，治療期間など）を丁寧に説明する必要があります．決して得意な術式や方法に誘導してはなりません．自施設で治療が難しい場合には，ほかの専門施設に紹介する必要があることを伝えます．

Ⅲ．母指形成不全

概　念

　母指形成不全はⅠ：Failure of formation of parts：形成障害（発育停止），B. 縦軸形成障害の橈側（列）形成障害の1つと位置付けられており，日手会分類においてはRadial（ray）deficiency：橈側（列）形成障害，②手の異常，Hypoplastic thumb：母指形成不全とされています．20,000出生に1人と言われ，男性に多く，両側性が多いとされ，一般的に常染色体優性遺伝と考えられています．およそ20〜50％に合併異常を伴い，その他の四肢，消化器系，泌尿器系，心血管系にみられます．また，症候群の1症状として母指形成不全をきたすものにはFanconi貧血，Hort-Oram症候群が多くみられます．母指形成不全に内反手，橈骨欠損，肘関節可動域制限が合併するのは約40％で，母指形成不全の重症度とは一致せず，ほぼ均等にみられます[4]．

分　類

　日手会分類はBlauth分類に準じており，それぞれ5群に分類しています．しかしCM関節の安定性（第1中手骨の長さに依存）が重要であることから，Type Ⅲを2つの亜型（ⅢA，ⅢB）に分けたBlauth分類（Manskeらによる改変）が広く用いられています（図4）．

鑑別診断

　縦軸形成障害の中には尺側（列）形成障害もあり，これは欠損・低形成が尺側にあるため鑑別は容易です．母指形成不全の中でもBlauth Type Ⅰは正常手と見分けが付きにくく，Type Ⅱは第1指間が狭いことから握り母指症との鑑別が必要となります．しかし，いずれも母指球筋の発達を注意深く観察することで鑑別は可能です．

治　療

　型（欠損・低形成部位）によって治療は異なりますが，原則はそれぞれの欠損や機能を再建することにあります．また，手術は2歳までに行いますが，心血管系の合併症など全身麻酔のリスクが

母指形成不全　　231

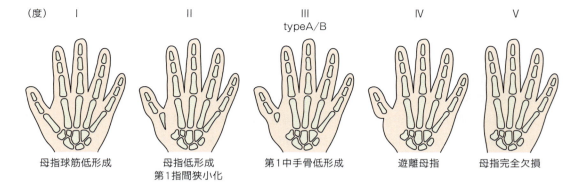

```
(度)     Ⅰ            Ⅱ            Ⅲ            Ⅳ            Ⅴ
                                typeA/B
      母指球筋低形成   母指低形成    第1中手骨低形成   遊離母指    母指完全欠損
                   第1指間狭小化
```

Ⅰ ：母指の軽度低形成
Ⅱ ：母指球筋低形成，第1指間狭小化，対立運動障害
ⅢA：Ⅱ＋第1中手骨低形成（対側比70％以上），手外筋異常
ⅢB：ⅢA＋第1中手骨低形成（対側比70％以下），CM関節欠損
Ⅳ ：浮遊母指
Ⅴ ：母指完全欠損
（日手会分類ではⅢ型を亜型に分類していない）

図4　Blauth 分類（Manskeらによる改変）

ある場合もあり，その際にはしばらく待機することになります．
　分類に基づいた治療方針は下記のとおりです．

> Ⅰ 　：ほとんど治療の対象にならない
> Ⅱ 　：第1指間形成（Z形成，局所皮弁），母指対立再建術：Huber-Littler法
> ⅢA ：伸筋腱移行，Huber-Littler法，ほか
> ⅢB ：腱・対立機能・中手骨再建・CM関節再建，または母指化術
> Ⅳ 　：母指化術が原則
> Ⅴ 　：母指化術

　問題となるのはⅢBの扱いであり，特に母指を温存できる矢部法（第4中足骨遠位・骨頭部移植）か，機能手を再建できる母指化かは議論が多いです．ここでは母指形成不全の治療で重要な母指対立再建術（Huber-Littler法）と母指化術（Buck-Gramcko法）について述べます．

【母指対立再建術（Huber-Littler法）】

　小指外転筋（abductor digiti minimi：ADM）を力源とした母指対立再建術で短母指外転筋（abductor pollicis brevis：APB）の機能再建を目的とするものです．APBは解剖学的には基節骨基部橈側に停止していますが，ADMの縫着部位には工夫が必要です．MP関節が不安定で橈屈変形をきたすようなタイプにはADMを基節骨基部橈側に縫着すればますます橈屈変形が強くなりま

す．したがってMP関節の安定化，母指を回内させ強い対立機能を獲得するために基節骨基部尺側に縫着することを推奨しています（図5）．

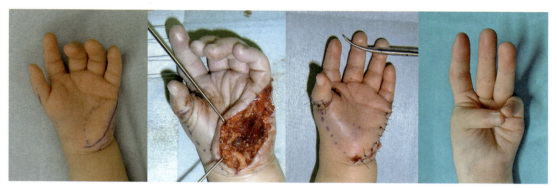

図5　母指形成不全・Blauth type IIに対するHuber-Littler法．母指尺側まで届かせるためにADMはMP関節遠位まで剝離して長めに確保．ADM起始部は豆状骨より剝離して横手根靭帯に再固定．ADMは母指基節骨尺側に固定することにより，MP関節の安定化と母指回内効果をもたらし，より強い対立機能の獲得につながる

【母指化術（Buck-Gramcko法）】

母指化術とは示指を母指とする手術ですが，皮膚切開のデザインとしてBuck-Gramcko法，Blauth法，Caroll法，Ezaki法，Upton法などがあります．一般的にBuck-Gramcko法が広く普及しています．治療の根幹は示指の骨関節，筋，腱をそれぞれ母指のコンポーネントに当てはめるものです．示指の組織がすべて揃っていると仮定すると，示指MP関節→CM関節，EIP→EPL，EDC2→APL，IP1→AdP，ID1→APBに相当するように組み立てます（図6）．また最も大切なことは皮膚縫合にあると言われています．中指（または環指）とTip pinchの位置で，皮膚でバランスをとりながら縫合するイメージです．

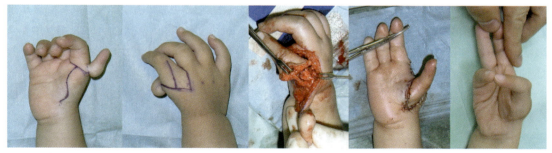

図6　母指形成不全・Blauth type IVに対するBuck-Gramcko法．EIP→EPL，EDC2→APL，第1掌側骨間筋（IP1）→AdP，第1背側骨間筋（ID1）→APB，DIP関節→IP関節，PIP関節→MP関節，MP関節→CM関節　となる．右端は術後8年の所見．母指対立運動機能は良好に再建された

母指形成不全　233

患者・家族説明

まずは母指機能獲得が最重要であることを説明します．示指〜小指とは異なった母指の重要性を強調します．ここでも機能と整容のバランスが大切になりますが，母指化手術はそのジレンマを抱えることになります．特にBlauth typeⅢBへの母指温存（整容的）か母指化手術（機能的）かはとても大きな問題です．それぞれの利点と欠点を十分説明し，治療選択すべきです．

Ⅳ．母指多指症

概　念

母指多指症は手の先天異常で最も頻度が高く，日手会分類ではⅢ.Duplication：重複のThumb polydactyly：母指多指症Aに分類されています．発生頻度は1,000出生に0.5〜1人，男性に多く，同一家系内発生は3〜5％とされています．日常診療機会が多く，それだけ手術に接する機会も多いです．浮遊型から三指節母指など種々の形態があり，骨や腱，靱帯，筋の構成など複雑なものも存在します．常に一定の良好な結果が得られるとは限らず，術後に変形や機能障害を有する症例もあります．

注意すべきは，本疾患は外見上母指が多いと判断されがちですが，むしろ各々のパーツは低形成であるということを念頭に置く必要があります．「余剰母指を切除する」ととらえるのではなく，「不足している組織のなかで二本の母指から一本の母指に形成し直す」と考えます．

分　類

一般に単純X線像の分岐部位に基づくWassel分類や，それに準じた日手会分類が用いられています．1型と2型が末節骨レベル，3型と4型が基節骨レベル，5型と6型が中手骨レベルでそれぞれ，遠位での分岐または完全分岐を認めるものとしています．注意点としては三指節母指を伴うものは，Wassel分類ではⅦ型に分類されていますが，いずれの型にも合併するため，日手会分類では3型三指節，4型三指節，5型三指節などのように表現します．

また日手会分類ではぶらぶら母指多指症は7型浮遊型，三角指節骨（delta pharanx）などの存在のため単純X線像で分岐部判定困難なものを8型その他としています（図7）[5]．Wassel分類はローマ数字，日手会分類はアラビア数字で表現されます．分岐レベルからみると4型が最も多く，ついで2型の頻度が高くなります．

234　　　先天異常

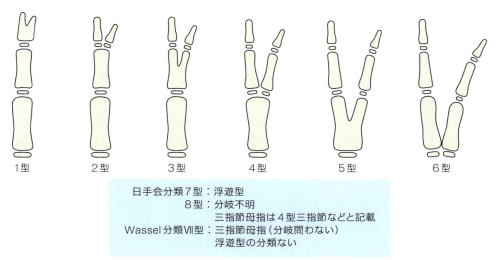

図7 日手会分類とWassel分類[5]．1〜6型の分岐レベルは同様であるが，浮遊型，三指節母指の扱いが異なる

しかしながら従来のWassel分類や日手会分類では分類不能な母指多指症も多いため，その問題を解決した新しい分類「Rotterdam分類」が登場しました（図8）[2]．これは分岐・形態的特徴・特徴が橈尺側どちらかの順で記載されています．最近はこの分類で論じられることが多くなりました．

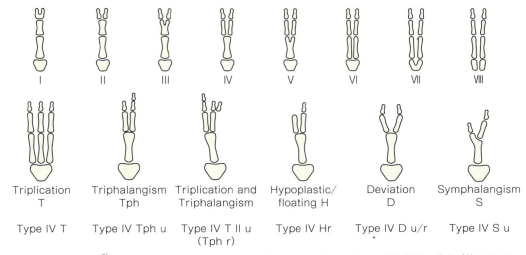

図8 Rotterdam分類[2]．2008年に発表された新しい分類である．これは分岐・形態的特徴・特徴が橈尺側どちらかの順で記載されている．①分岐レベルで末節からI〜VIIに分ける．②形態的特徴を示す以下のアルファベットをつける．Triplication (T), Triphalangism (Tph), Hypoplastic or floating (H), Deviation (D), Symphalangism (S)．③形態的特徴のアルファベットにr（橈側：母指側）かu（尺側：小指側）をつける

診断

【術前単純X線像】

術前の単純X線検査は必須のものですが，手の2方向ではなく，正確な診断のために母指2方向を撮る習慣が必要です．また乳幼児の骨核未熟時期においては，軟骨成分が多く，単純X線像では正確な病態の把握が困難です．そのため単純X線像による術前planningと実際の手術時の分岐が異なる場面によく遭遇します．術前の超音波検査や術中の関節造影により分岐のより正確な情報が得られます．

【実際の診察】

術前の母指機能（健側も）を把握する必要があります．MP関節，IP関節の自動他動屈曲，伸展の程度，関節の動揺性，対立機能の程度，第一指間の広さ，分岐部の動揺性などを丹念に調べ，再建が必要となる部位や組織を想定します．特にIP関節の屈曲伸展に対する情報は重要であり，腱移行を含めた再建にかかわってきます[5]．

鑑別診断

母指多指症は外見上重複した母指を認めるため，その診断は容易です．しかし末節骨型で片側が非常に低形成の場合には腫瘍などと誤診されることもあり，注意を要します．

治療

早期初回手術は技術的な難易度と患児の社会的，精神的負担軽減とのバランスを考え生後6〜12カ月で行う施設が多いです．ただし，温存母指が著しく低形成であるタイプや初回に骨切りを要するような複雑なタイプの場合には1歳半〜2歳まで待機する場合もあります．

多くの母指多指症は橈側指が低形成であり，この橈側指（余剰指）切除術を行うことが多いです．しかし単純に橈側指（余剰指）切除といっても，実際は切除指より伸筋腱，屈筋腱，短母指外転筋（短母指屈筋腱浅頭），靱帯，骨膜，骨などを必要に応じて移行させる必要があり，単純に「切除」とは言えません（図9）．一方で橈尺側ともに対称的なタイプには二分併合法（図10），指尖部や側爪郭の整容的再建のため切除指からの動脈皮弁を行うこともあります（図11）．

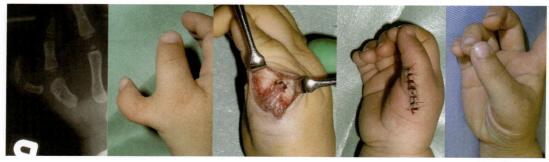

図9 母指多指症（日手会4型三指節，Wassel VII型，Rotterdam type IV Tph r）．掌背側spindle切開でデザインし，APBはexpansion hoodに縫着．右図は術後5年の所見．整容，機能ともに非常に良好

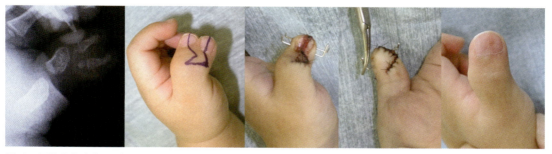

図10 母指多指症〔日手会2型，Wassel II型，Rotterdam type II D r，橈側偏位型（荻野）〕Bilhaut-Cloquet法にて末節骨を二分併合．骨接合施行．顕微鏡下爪床・爪母縫合．右図は術後1年の所見．やや橈屈変形は残存しているが，爪甲の整容は良好でIP関節機能に異常なし

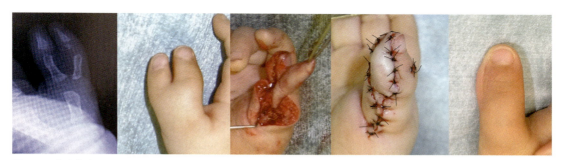

図11 母指多指症（日手会分類4型三指節，Wassel VII型，Rotterdam type IV Tph r）．尺側（温存）母指の橈側側爪郭・指尖部再建のため切除指からの動脈皮弁．第1中手骨骨頭部の斜削除，MP関節形成，EPL移行，APB移行施行．右図は術後4年の所見．整容は良好でIP，MP関節機能に異常なし

> **患者・家族説明**

　母指多指症は頻度が高く，インターネットでも情報が多い疾患です．安易に捉えがちで，術後は良好であると思われがちですが，型によってはたいへん複雑で難しいものもあります．また複数回の手術，そのため長期の経過観察を要する症例もあります．この点は強く強調すべきです．母指多指症こそ，機能と整容の両者への配慮が最も重要な疾患とも言えます[5]．

コラム1　「ヘミングウェイの猫」

　豊臣秀吉が母指多指症であったことは有名です．ルイス・フロイスの「日本史」第16章に記載があります．生涯にわたって切り落とし（ましてや手術）はしなかったようです．また「ライ麦畑でつかまえて」で有名な作家J・D・サリンジャーも多指症だったようです．そのサリンジャーは，前出の著書「ライ麦畑で……」の中で「武器よさらば」に触れるなど，ヘミングウェイと交流がありました．実は，このヘミングウェイの飼い猫も多指症だったことは有名で，ラッキーの象徴として「ヘミングウェ

イの猫」と呼ばれています．

　一方の秀吉の多指症は信長から「六つめ」とあだ名をつけられ，ネガティブな様子だったことを前田利家の伝記「国祖遺言」が示しています．

　猫と人の違いはありますが，同じ多指症でもとらえ方によってラッキーにもネガティブにもなります．これを「奇形」や「異常」ととらえるか「相違」，「多様性」ととらえるかは，私たちの気持ち次第ではないでしょうか．

Ⅴ．合指症

概　念

　合指症は隣接指が皮膚性または骨性に癒合している状態を示していますが，一般的によく見かける皮膚性合指症や骨性合指症は日手会分類ではⅣ．Abnormal induction of digital rays：指列誘導障害に分類されています．この指列誘導障害の中には中央列多指症，裂手症が含まれており各疾患の類似性が指摘されています[4]．

　胎生6週に手板から5本の指放線が分化する過程において，指放線間の中胚葉細胞のアポトーシスが何らかの原因により妨げられることによる指列分離の障害が原因であると言われています．発生頻度は母指多指症に次いで多く，出生2,000〜2,500に1人，手の先天異常の10%，ほとんどが中環指間の合指症です．歴史的には，19世紀より様々な治療法が報告されてきました．

分　類

　癒合が皮膚に限定している皮膚性合指症，骨癒合を伴う骨性合指症．また指尖部まで癒合している完全合指症，指尖部まで至っていない不全合指症と分類されています．骨性合指症は指尖部まで癒合していることが多く，完全合指症の形態を呈しています．

鑑別診断

　合指の形態をとっているが，病態の異なる疾患があります．合短指症（横軸形成障害）や絞扼輪症候群などでも合指の形態をとるため正確な診断を要します（図12）．指列誘導障害とほかのカテゴリである横軸形成障害や絞扼輪症候群との鑑別は難しくありませんが，横軸形成障害と絞扼輪症候群の鑑別は専門家でも容易ではありません（表2）．また指列誘導障害の中でも中央列多指，裂

238　　　先天異常

手，複合裂手の診断や分類は意外に難しいものです．Apert症候群やCarpenter症候群などに合併する合指症もあります．

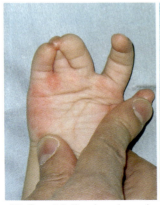
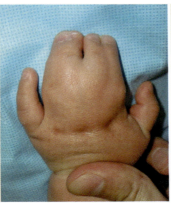
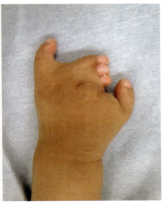

Ⅶ. Constriction band synd.
：絞扼輪症候群

Ⅳ. Abnormal induction
of digital rays
：指列誘導障害

Ⅰ-A. Transverse deficiencies
：横軸形成障害（合短指症）

図12　合指の形態を呈する疾患の鑑別．それぞれ病態が異なる．正確な診断ができないと適切な治療はできない

治　療

　一般的に手術は1歳前後で行います．一般に背側矩形皮弁による指間分離と全層植皮術で行いますが，術後の瘢痕拘縮，水かき変形，指間部の挙上予防のため，様々な術式が報告されてきました．原則として，単に指が癒合している状態と捉えるのではなく，組織（皮膚，軟部組織，骨，爪など）が不足しているものと考えます．整容的側面がより大きいものと考えて，術後の色素沈着やテクスチャーを十分配慮して植皮は内果下部や足底より採取します．また100％全層植皮を生着させるため術後の固定（タイオーバー固定，鋼線固定，ギプスシーネ）は厳密に行います（図13）．

　骨性合指症は末節骨が癒合していることから，これを分離することで骨の露出を伴います．そこで何らかの皮弁による骨露出部への再建が必要となります．これにはBuck-Gramcko法が有用です（図14）．この場合，術後は植皮の管理が重要であり，遮光，テーピング，圧迫などの後療法が必要になります[6]．

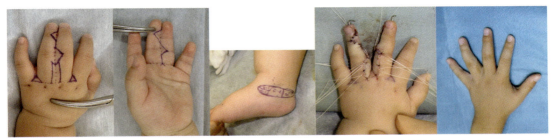

図13　皮膚性合指症（完全合指症）．背側M型皮弁による指間形成，左内果下部より全層植皮術．タイオーバー固定，指尖部より鋼線刺入固定を施行．右図は術後8年の所見．整容は良好で，機能的に異常なし

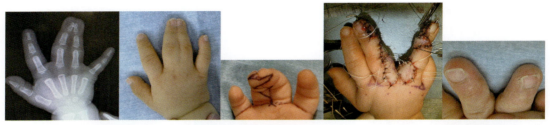

図14 骨性合指症（完全合指症）．背側M型皮弁による指間形成，Buck-Gramcko法による末節骨露出部，側爪郭再建．左内果下部より全層植皮術．タイオーバー固定，指尖部より鋼線刺入固定を施行．右図は術後2年7カ月の所見．側爪郭の整容は良好である

患者・家族説明

　植皮術を要することが多く，色素沈着や成長とともに瘢痕拘縮の発生も少なくありません．したがって瘢痕拘縮形成術などの追加手術を要することもあります．また骨性合指症は末節骨の変形（指軸偏位）を高率にきたすことから，合指症は長期の経過観察を要します．そのため，術前にインフォームドコンセントをとる必要があります．指間を分離して植皮をすると安易に捉えるのではなく，あくまでも美しい手指を再建することに努めることが大切です．

Ⅵ．裂手症

概念

　裂手症は国際分類（IFSSH分類）ではLongitudinal central deficiencyに分類されています．しかしこのIFSSH分類を改変した日手会分類ではAbnormal induction of digital rays：指列誘導障害に分類されています．冒頭の「分類」でも述べましたが，日手会分類は単に形態だけでなく発生学的な側面も考慮し，合指症，中央列多指症と類縁関係の先天異常であることを盛り込んでいます[4]．

　裂手症は中央列多指症，合指症と同様に，指放線形成期の手板内における指の誘導異常を基盤に生じたものです．裂手症は中央列多指症や合指症と絡めながら複雑な形態となることがあります．つまり陥凹が深くなり，裂が橈側や尺側に移行するにつれ隣接指間が狭小化してゆき，合指や多指につながり，結果的に骨の重複や横走化などがみられるようになります．さらに陥凹が進行すると中央2指列，さらに中央3指列が欠損します．

　指の欠損（1指欠損〜4指欠損）とその結果生じる複雑な形態は，指の癒合の程度により重度になっていきます．最も重度なものは4指列が欠損し1本の指が残ります．この場合には深い陥凹はみられず，欠損するのはほとんどが橈側指列で，小指のみが残ります．前腕骨に異常はありません．

　裂手症の発生頻度は90,000出生に1人，遺伝頻度34％，常染色体優性遺伝であり，裂手症の70％に遺伝子異常があると言われています．特に両側裂手症，両側裂足症はsplit hand/foot malformation（SHFM）と称され，遺伝性が高く手にのみ単発で発生する裂手症とは区別されています．また各種症候群との合併が知られており，EEC症候群，Goltz症候群，Cornelia de Lange症候群などがあります．

分類

主に形態的に欠損指によるもの（斎藤分類，荻野分類など）と，機能的な側面より第1指間に注目したもの（Manske-Halikis分類）がありますが，両者を併記することを推奨します．

1) 荻野分類

欠損指の数で4型に分類した斎藤分類を改変したものです（図15）．

> Type 0：指欠損のない深い指間陥凹
> Type 1：単一指列欠損．多くは中指欠損
> Type 2：2指列欠損．示指中指欠損か中指環指欠損
> Type 3：3指列欠損．示指中指環指欠損
> Type 4：4指列欠損．多くは母指〜環指欠損．小指のみ残る．母指のみが残るのは極めてまれ

2) Manske-Halikis分類

手の機能にとって中央指列の欠損より第1指間が重要であるという観点から分類したものです（図16）．術式の選択に非常に有用です．

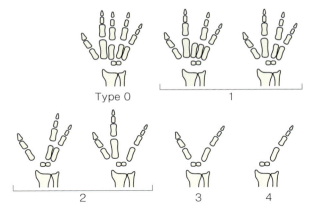

図15　荻野分類．欠損した指の数で分類している

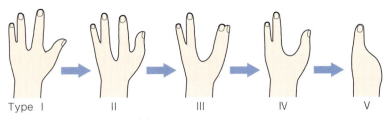

Type Ⅰ　：第1指間が狭くない
Type ⅡA：第1指間が軽度に狭い
Type ⅡB：第1指間が高度に狭い
Type Ⅲ　：母指と示指が合指となり，第1指間がない
Type Ⅳ　：示指列が欠損し，第1指間と深い指間陥凹が一緒になっている
Type Ⅴ　：母指が欠損し，第1指間がない

図16　Manske-Halikis（1995）の分類

診 断

先述の通り，裂手症はただ「手に裂がある」のではなく，裂が橈側や尺側に移行することで複雑な形態を合併していきます．合指，横走骨，三角骨，屈指（鉤爪変形），MP関節偏位，三指節母指などです．これらを十分に評価する必要があります．

術前の健側を含めた単純X線像検査や骨形態が複雑な場合には，CT検査（造影による血管の分布も）が必要となります．

鑑別診断

裂手の形態をとる疾患は，以前は定型的裂手症（指列誘導障害・裂手症）と非定型性裂手症（横軸形成障害・合短指症）という表現もされていました．これらは混乱しやすいのですが，裂手症は縦軸形成障害とは明確に鑑別されるべき病態です（図17）．

いわゆる裂手症は手の中央にV型の裂を認め，1本〜4本の指の欠損を伴うものです．一方，横軸形成障害・合短指症は中央列の欠損で，多くの例で指は豆状を呈します．

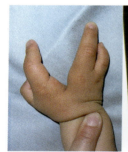
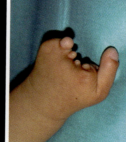
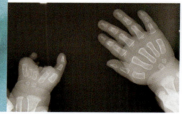

Ⅳ. Abnormal induction of digital rays
：指列誘導障害・裂手症
（以前の定型的裂手症）

Ⅰ-A. Transverse deficiencies
：横軸形成障害・合短指症
（以前の非定型的裂手症）

図17 「裂手」の形態をとる疾患の鑑別

治 療

一般的に手術時期は1歳前後とされています．未治療の裂手症は"Functional triumphs and aesthetic disaster"（Adriab Flatt）とも言われ，外観に問題があるものの機能的には良好な場合が多いです．確かに荻野分類の0，1型は主に整容的な改善を目的とした手術となります．しかしながら第1指間の狭いManske-Halikis分類 typeⅡB（図18）や合指症，三指節母指合併などの手術は整容的に配慮しながらも機能改善のためにあらゆる手外科のテクニックを動員しながら実施しなければなりません．裂手症手術の目的は「ただ裂をふさぐ」のではなく，把持機能の獲得と整容的改善の2つです．症例によってはあえて裂閉鎖を行わないこともあります．

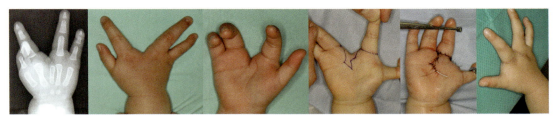

図18 裂手症・荻野分類Type1，Manske-Halikis分類Type IIB．Upton法による指列移動，裂閉鎖，第1指間の拡大を行った．右端は術後2年の所見．良好な機能と整容が得られた

患者・家族説明

遺伝性が約30％程度あること，また手術は形態にもよるものの複雑で，複数回に及ぶことをお話しします．当然長期の経過観察の必要性を強調します．また基本的には機能的に問題となることが多くないことは安心材料として提供できます．

VII. 絞扼輪症候群

概念

（先天性）絞扼輪症候群は主に手指，足指，四肢，まれに体幹などに輪状のくびれ・絞扼から切断までを生じる病態です．日手会分類では独立した疾患としてcongenital constriction band syndrome：絞扼輪症候群に分類されます．出生2,000～5,000に1人と比較的多く，性差，人種差，遺伝性はないものとされています．

原因は羊膜破裂説（羊膜破裂シークエンス）が有力で，胎生早期に羊膜の一部が剝離し，胎児体表に索状巻絡と羊水過小による圧迫が起こり，巻絡部位の狭窄，切断などが引き起こされると言われています．巻絡の部位，時期，強さにより症状や絞扼部位などが異なります．MRIや超音波による出生前診断が可能とも言われています．

分類

Pattersonの分類が用いられています．

1）単純性絞扼輪
　指（趾），四肢，体幹などで全周，または部分的な絞扼．皮膚に限局するものから筋肉や骨にまで及ぶものもある．
2）絞扼輪遠位の低形成
　絞扼輪の抹消にリンパ浮腫を伴うものもある．

3) 先端合指症

指列誘導障害の合指症とは形態が異なり，骨癒合を伴うことは極めてまれである．

Type Ⅰ：指間が適切に形成されている

Type Ⅱ：指間形成が不完全

Type Ⅲ：指間形成がなく皮膚洞になっている

4) 子宮内切断

様々なレベルでみられる．末節切断では爪が痕跡的に残る場合もある．

鑑別診断

横軸形成障害との鑑別（表2），指列誘導障害との鑑別（図12）が必要となります．

表2　絞扼輪症候群と横軸形成障害の鑑別

	特徴	欠損・切断レベル	単純X線像
絞扼輪症候群	絞扼輪，リンパ浮腫	基節骨より遠位	欠損より近位に骨の形成障害なし
横軸形成障害	低形成，豆状指	基節骨より近位	欠損より近位に骨の低形成

治　療

　一般的に手術時期は1歳前後とされていますが，先端合指症で変形が高度な場合には指の発達障害の予防を目的に，1歳前に手術を行います．また出生直後から循環障害や著しいリンパ浮腫を認める場合には，緊急手術として新生児期にも絞扼解除が行われます．

　一般的に絞扼解除にはZ形成やW形成を用いていましたが，ジグザグによる人工的な瘢痕が好まれないことから最近は直線や波状で縫合することが多いです．絞扼・瘢痕切除後に，皮下で脂肪縫合することで陥凹部を平坦化させます．合指症については通常よりもやや指間を深く設定した指間分離と全層植皮が行われますが（図19），（多くの場合）手指機能獲得のため横軸形成障害と同様の治療方針をとります．すなわち母指を軸としたつまみ・握り機能の獲得のため，母指の相方としての指長の再建を指列移動（on-top plasty など），骨移植，骨延長，足趾趾節骨移植，血管柄付き足趾移植などを症例に応じて選択します[7]．

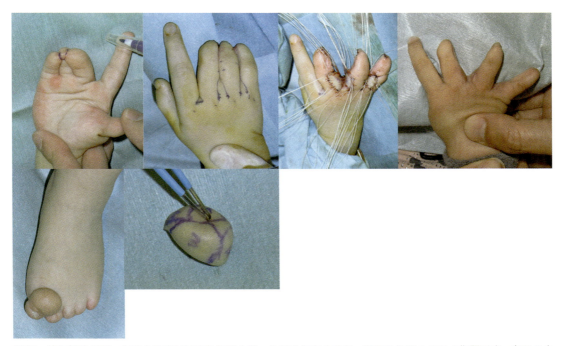

図19 絞扼輪症候群・先端合指症に対する指間分離．先端合指を分離後，通常の指間より深く指間形成．左足の余剰皮膚（リンパ浮腫）を利用した全層植皮を施行．右端は術後6カ月の所見

コラム2 スペシャリストへの道

　先天異常は特殊な疾患で，誰もが治療できるものではないと思い込んでいないでしょうか．しかし先天異常のスペシャリストも最初から先天異常や小児の手指を扱っていたわけではありません．誰しもが外傷や腫瘍の門戸を叩いて，その洗礼を浴びてからのスタートだと思います．実は先天異常の治療には特別な技術が必要というわけではありません．すべては基本技術の組み合わせです．つまりそれは，皮膚切開・剥離・縫合，植皮術，皮弁術，腱縫合，マイクロサージャリー（神経縫合，血管吻合など），骨接合，靱帯再建，ドレッシング・スプリント，リハビリテーション治療などです．

　骨接合をしてこなかった整形外科医はいません．皮膚縫合や植皮術をしてこなかった形成外科医もいません．症例に恵まれていなくても，どのような状況におかれていても，日々の手術や処置でそれぞれの基本技術のクオリティーを上げることが最も大切だと思います．皮膚縫合1つにしてもそうです．鋼線刺入もそうです．この基本技術の組み合わせこそが，先天異常の治療にほかなりません．

　先天異常の治療では，小さな対象物へ細かな操作を丁寧確実に遂行し，いつでも完成度の高い仕事が要求されます．どの技術が欠けても完成度の高い仕事とはなり得ません．厳しいようですが，苦手分野はあってはならないのです．骨ができない，マイクロができない，皮弁ができない，それでは先天異常どころか手外科ができません．骨と軟部組織の両者を上手に扱ってこその手外科です．そして，その先に先天異常があります．まさにOrthoplastic surgeryの極みだと筆者は思います．手外科の各基本技術と，そこに成長因子，先天異常に特有の知識や，患者・家族への細やかな配慮が加わって初めて，先天異常の専門家と言えます．

将来，先天異常の診療に従事したいと考えている先生方は，苦手分野を作ることなく，毎日の外傷や腫瘍の診療などで基本技術のクオリティーを少しでも向上させることが，最も近道だと思います．Orthoplastic surgeryは日々の何気ない手術や処置から始まっています．

VIII. 先天異常に特有な事項・心構え

一昔前までは「先天奇形」という用語が日常でも医療現場でも，医学部の講義においても用いられていました．しかし「奇形」という用語は奇異なもの，異形のものというマイナスのイメージをはらんでいるため，徐々に用いられなくなり，現在では一般に「先天異常 congenital anomalies」が用いられています．さらに最近では，この「異常 anomaly」もやはり不適切ではないかと考えられるようになり，次第に「congenital differences」という用語に置き換わってきました．負のイメージから多様性を示す用語に変化してきたのは，当然のことだと思います．

母指多指症をはじめとする手の先天異常は症例数こそ少ないとはいえ，一般整形外科医や形成外科医も日常診療で触れる機会があります．われわれにとっては「よくあること」ですが，保護者にとっては「晴天の霹靂」です．したがって両親や家族の心情をよく理解する必要があります．保護者（特に母親）の心理は先天異常児を産んだあとは，非常に不安定です．自分を責めることが多く，非常にデリケートです．母親の心理は一般的に大なり小なり「驚愕（何！？！？）」「悲しみ（なぜ私だけ）」「疑問（原因・犯人探し）」を経て「治療への前向きな姿勢」に変遷すると言われています．時間の差はあれ，だれもがこのようなルートをたどります．それぞれのフェーズにおいて，その心理をよく理解して寄り添う必要があります．

また受診前にインターネット検索を相当行ってくる保護者も多いものです．インターネット上にある情報は，一般的に玉石混交であり，保護者がその中から必ずしも正確な情報を拾ってきているとは限りません．正確ではない情報に踊らされないよう，私たち医師は正確な知識を持ち，しっかりとした対応をすることが望まれます．

また遺伝性についての知識も欠かせません．「遺伝するのか？」と必ずと言っていいほど問われます．詳しく知りたい場合には遺伝相談外来を勧めるのがいいでしょう．筆者の所属するセンターでは東北大学・遺伝科に相談していますが，最寄りの専門機関の担当診療科を把握しておく必要があります．散発例は遺伝することは少ないですが，家族内・家系内の発生状況をみて総合的に判断します．遺伝しないもの（横軸形成障害，絞扼輪症候群）と遺伝する可能性のあるもの（先天性爪欠損50％，風車翼状手25％，指節癒合症25％，Kirner変形20％，合指症10％，多指症7％など）がありますので，知っておくべきです．

先天異常は疾患の特異性，成長障害，将来の変形，瘢痕拘縮の可能性もあり，長期フォローが必要です．その必要性については保護者にあらかじめ伝えておかなければなりません．この点が外傷や変性疾患とは大きく異なる特徴であり，筆者の所属するセンターでは骨端線閉鎖，成長期終了，育成医療が終了する満18歳までフォローすることを基本としています．先天異常はできればド

ロップアウトさせることなく長期フォローを行い，きめ細やかな対応をしたいところです．

IX. おわりに

　手の先天異常は，確かに症例数は少ないかもしれません．しかし一定数の患者が存在し，整形外科，形成外科をはじめ手の診療に携わる医療従事者にとっては避けては通れない領域です．実際に治療・手術に直接携わらなくても，その知識と，患者・家族への対応方法は最低限身につけておくべきです．しっかりとした知識や対応力がなければ，患者・家族に不信感や不都合をもたらします．疾患によっては早急の対応が必要なものもあり，スプリント（強剛母指，握り母指，屈指症など）や早期手術（絞扼輪症候群の循環障害やリンパ浮腫など）の必要性は認識していなくてはなりません．治療のタイミングが遅れると患者やその家族に非常に不利益を与える可能性もあり，そのためにも先天異常の知識は必要です．

　我々は「手」をトータルの臓器としてみなしているため，手の全領域について学ぶ必要があるのです．苦手分野を作ってはなりません．そのために本書があるのです．

●文　献
1) 日本手の外科学会先天異常委員会. 手の先天異常分類マニュアル. 日手会誌. 2000；17：353-65.
2) 斉藤晋. 手の先天異常を伸ばす―知っておきたい最新知識―. PEPARS. 2024；208：66-74.
3) 川端秀彦, 田村太資. 横軸形成障害の治療. PEPARS. 2015；103：41-7.
4) 荻野利彦. 手の先天異常 発生から臨床像, 治療まで. 医学書院, 2016.
5) 鳥谷部荘八. 体験する手外科第3巻 先天異常・小児疾患編. 克誠堂出版, 2024.
6) 鳥谷部荘八, 三浦孝行. IV皮膚性合指症. 形成外科治療手技全書IV. 先天異常　pp.207-213. 克誠堂出版, 2020.
7) 鳥谷部荘八, 三浦孝行. 裂手症. In：波利井清紀, 野崎幹弘監修. 形成外科治療手技全書IV 先天異常. 克誠堂出版, pp.209-11. 2020.

第10章　骨・軟部腫瘍

I. はじめに

　骨・軟部腫瘍は骨組織，軟骨組織，線維性結合組織（皮下・筋間），線維組織（腱・靱帯），筋組織，血管およびリンパ管組織，滑膜組織などの「中胚葉由来の組織」と「外胚葉由来の末梢神経組織」が発生母地となり，全身のあらゆる部位に発生する疾患です．骨・軟部腫瘍には多彩な疾患が存在し，各々の疾患により治療方針が異なりますが，正確に診断を確定したあと，組織型によっては術前化学療法を加えながら，十分な外科的切除を行うことが診療の基本となっています．診断をすすめるためには各疾患の臨床的特徴，すなわち「好発年齢」「好発部位」「症状」「画像所見」等の知識が必須です．

　手に発生する骨・軟部腫瘍の診療で最も重要なことは，前述の如く正確な診断を確定することです．最終診断は病理組織学的に確定されますが，手に限らず骨・軟部腫瘍の組織学的診断は難しいことも少なくありません．そのため，画像診断も極めて重要で，病理組織学的確定診断の参考になることも多くあります．

　治療は
- 最終的な組織診断
- 発生部位
- 病変とその周囲組織との関係
- 年齢
- 性別

などによって，総合的に判断して決定されます．

　疾患毎に生物学的な活動性が異なるため，たとえ良性疾患であっても各疾患の生物学的特性をよく理解しておくことが重要です．また特に悪性軟部腫瘍の治療においては前腕〜手には解剖学的に縦方向のバリヤーが存在しないため，切除縁確保の問題があります．加えて，この部位では患肢機能を優先するのか，整容的に良好であることを患者が望むのか，感情的な満足感を優先するのかといったことが特に重要と考えられます．

　本章では，手に発生する代表的な骨・軟部腫瘍を提示して，特徴的な画像所見，組織学的所見を解説し，考えられる治療法を紹介します．なお手の軟部腫瘤の頻度は，ガングリオン（第6章参照），腱滑膜巨細胞腫，類皮嚢腫の順番で多いのですが，ガングリオン，類皮嚢腫は腫瘍ではなく，かつ診断・治療も容易で予後も問題になることが少なく，神経血管との関係等が問題とならない症例で

は一般医で切除することに問題はないと考えられるため，紙面の関係上今回は論じないこととします．

II．良性骨腫瘍・腫瘍様病変

1）内軟骨腫

定 義

骨髄に発生する硝子軟骨を形成する良性の骨腫瘍です．12q13-15の染色体異常が報告されており，*IDH1/IDH2*ヘテロ接合性変異が50％以上の例でみられるとされています[1]．

特 徴

手に発生する良性骨腫瘍で最も多い疾患で，10～30代に好発します．通常生検は行わずに画像所見で診断されます．骨折をきたさない限りは基本的に痛みをきたしませんが，痛みがある例は注意深く評価する必要があります．

検査・診断のポイント

長管骨に発生する内軟骨腫は骨幹部～骨幹端部に好発する溶骨性病変で，比較的規則正しい石灰化を伴うのが一般的です．また，軟骨肉腫でみられる骨皮質のscallopingや，骨皮質の膨隆，不規則な石灰化などがみられないのが特徴です．一方，手の短管骨に発生する内軟骨種は，ときに石灰化をきたさず，辺縁が不明瞭で骨皮質のscallopingや骨皮質の膨隆がしばしばみられるのが特徴です（図1）．病理組織学的にも粘液状の部位がみられたり，細胞密度が高かったり，核濃染や2核細胞が存在したりして軟骨肉腫様にみえる例がしばしばありますが，そのような例では画像所見が最終診断の決め手となります．

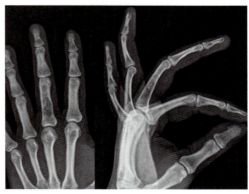

図1 17歳女性，内軟骨腫例．中指の基節骨に広範囲に皮質骨の菲薄化，膨隆を伴う溶骨性病変がみられる．不規則な石灰化を伴っている．

鑑別診断

　手の短管骨に発生する内軟骨腫は，長管骨に発生する軟骨肉腫に画像上も病理組織学的にも類似しますが，手の短管骨骨髄に生じる軟骨性病変は，骨外病変がなければ基本的に良性の内軟骨腫と考えて問題ありません．

治療・予後

　ほかの疾患・外傷に伴って偶然発見された例では基本的に治療を要しません．手術が必要な場合は病変部を開窓して掻把後人工骨充填術などが行われます（図2）．また，骨折を伴って発見される例もあります．骨折の治療では骨癒合を得るために安静が必要です．一方で，骨腫瘍の治療の目的は再発率の低い切除術を行い，かつ可動域の良好な手の機能を得ることです．このため，まずは骨折に対し保存的治療を行い，骨癒合が得られてから掻把術を行うことが一般的でした．しかし近年は，総治療期間短縮のため，骨折の手術と腫瘍の切除術を同時に実施するという報告が散見されるようになってきました．

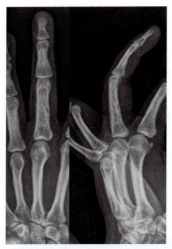

図2　掻把後人工骨充填術を行った，術後6カ月の単純X線像．人工骨の再置換が進行している

専門医紹介のタイミング

　骨折による転位がなく，骨癒合が得られていて，かつ可動域も良好であれば一般整形外科医が手術することに問題はないと考えます．もし患者が骨折に対する内固定術と腫瘍掻把術の同時実施を望むのであれば，確実な内固定が得られて良好なリハビリテーション治療が行われるという前提で同時手術も受け入れられると考えられます．ただし，この方法は専門医に委ねるべきと考えます．また，病的骨折により明らかな転位がみられる場合も同様です．

> ピットフォール

　内軟骨腫が身体の片側に多発して変形を伴っている場合はOllier病と称され（図3），この状態に加えて軟部に血管腫を伴っている例はMaffucci症候群と称されます．いずれも二次性に軟骨肉腫が続発するとされ，手のみに病変を有するOllier病の悪性化率は15％程度，長管骨病変も有する例では40～45％とされており[1]，注意を要します．

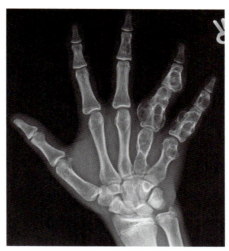

図3　13歳女児，Ollier病例．多発性内軟骨腫を認める

2）骨巨細胞腫

> 定　義

　良悪性中間型に分類され，転移をきたすこともある腫瘍です．局所侵襲性で，多数の破骨細胞型巨細胞を伴う紡錘形の単核細胞の増生からなります[2]．

> 特　徴

　大腿骨遠位端と脛骨近位端が最好発部位ですが，橈骨遠位端はそれに次ぐ好発部位となっています（図4）．若年成人に好発します．短管骨例は少ないものの，手では中手骨に発生することがときにあります．

検査・診断のポイント

【画像診断】

● 単純X線

　　長管骨発生例の単純X線像では，骨端部における膨隆性の溶骨性病変が特徴的で，soup bubble appearanceもしばしばみられます．石灰化像は殆どみられません．

　　一方，短管骨発生例では必ずしも骨端部に発生するわけではありません．

● MRI

　　MR画像では，T1強調画像で低信号を呈します．T2強調画像では基本的に不均一な高信号領域として描出されますが，出血に伴うヘモジデリンの沈着や線維化の影響を受け，低信号領域がみられます．また液面形成もときどき認めます．

【遺伝子検査】

　　H3-3A（H3F3A），H3.3p.Gly34Trip等の遺伝子変異がみられるのが特徴です．

鑑別診断

● 橈骨遠位端病変

　　橈骨遠位端病変では変形性手関節症に伴う骨嚢腫が単純X線像で骨巨細胞腫類似の所見を呈することがありますが，MR画像から充実性病変なのか嚢腫なのかで，通常鑑別が可能です．

● 軟骨肉腫

　　軟骨肉腫との鑑別は単純X線像における不規則な石灰化の有無と，軟骨肉腫がT2強調MR画像で分葉状の高信号領域として描出されることから容易に鑑別できます．

● 短管骨病変

　　短管骨病変では小骨巨細胞性病変との鑑別が問題となります．病理組織像も類似しているため，専門医による評価が必要です．

治療・予後

　病変辺縁の骨性shellから1〜2mmほど外まで腫瘍細胞が浸潤していると考えられており，単なる掻把術を実施した場合は40〜60％の例で再発するとされています．このため術中外科的補助療法を併用した掻把術が行われることが基本となっています．外科的補助療法にアルコールや，フェノール等の化学物質が用いられることもありますが，多くの施設では治療と再建を兼ねた骨セメント（methylmetacrylate）充填法が行われています．methylmetacrylateのモノマーがポリマーに重合する際の重合熱は80〜90℃ほどとされているため，この温熱効果と化学物質による殺細胞効果を

期待し，かつ骨端部を支える力学的効果も同時に期待してこの方法が行われています．このほかに－196℃の液体窒素を用いる方法も行われています．

なお，橈骨遠位端部は皮質骨が緻密でなく篩のようで，細胞浸潤しやすく，かつ十分に骨膜に覆われてもいないため，浸潤性の病変は再発率が高いとされています．このため再発病変や骨外病変を有する骨巨細胞腫例では，広範切除術や，血管柄付き腓骨移植術による再建なども行われています（図4，5[3]，6[3]）．

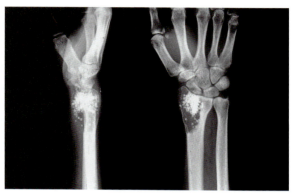

図4　29歳男性，橈骨遠位端骨巨細胞腫再発例．再発病変内に初回手術時に充填された人工骨が遺残している

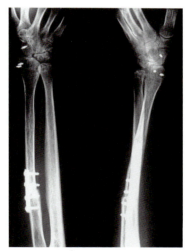

図5　広範切除術後血管柄付き骨移植術による再建を行った（文献3より引用）

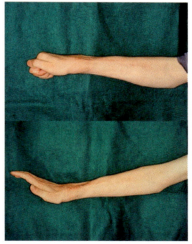

図6　可動域制限があるものの，良好な術後患肢機能が得られている（文献3より引用）

専門医紹介のタイミング

　病勢のコントロールにデノスマブが用いられることもありますが，デノスマブ投与による悪性化例の報告もあるため，外科的補助療法実施も併せて，診断確定後には専門医を紹介するのが適切と考えられます．

3) 小骨巨細胞性病変 (giant cell lesion of the small bones)

定　義

　手足の小骨に発生するまれな腫瘍類似疾患です．線維性組織と出血巣，ヘモジデリン沈着，不規則に分布する巨細胞と反応性骨形成がみられます．なお，giant cell reparative granuloma（巨細胞修復性肉芽腫）は同義語です[4]．

特　徴

　指骨が最好発部位で，次いで中手骨のmeta-diaphysisに好発します．指別では母指，示指に多く発生します．外傷に起因することは証明されていないものの，何らかの反応性病変であると考えられています[4]．ゆっくりと増大する有痛性腫瘤を呈することが多いですが，まれに何らかの疾患，あるいは外傷に伴って偶然発見される例もあります．また，症状は年単位に及び続くこともあります．

検査・診断のポイント

　皮質骨の菲薄化を伴った，骨膨隆性の溶骨性病変です（図7：聖マリアンナ医科大学中島久弥先生例）．骨膜反応を呈する例は少なく，まれに病的骨折をきたします．MR画像では，T1強調画像で低信号～中等度信号を，T2強調画像では高信号領域と低信号領域の混在する画像所見を呈します．

鑑別診断

　液面形成もみられるものの（図8），骨巨細胞腫と比べると頻度は低く，病変サイズも小さいのが一般的であるとされますが[4]，提示症例では病変全体が液面形成を呈しています．

治療・予後

　WHOでは搔爬術による治療を推奨しています．再発率は15～50％と高いものの，2度目の搔爬術でほとんどの例が治癒するとされています[4]．

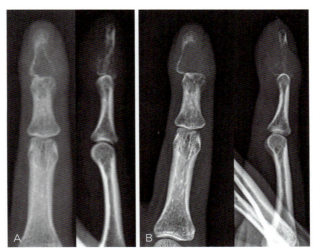

図7　A：22歳女性，小骨巨細胞病変例（聖マリアンナ医科大学中島久弥先生例），初診時単純X線像．皮質骨を一部破壊するsoap-bubble状の溶骨性病変がみられる．B：初診から1カ月後の単純X線像．病変が拡大し，皮質骨が広範囲に破壊されている

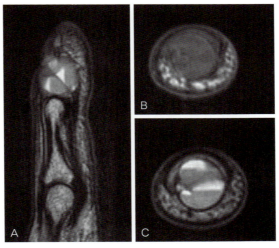

図8　A：T2強調MR画像矢状断像．高信号領域と低信号領域の液面形成を有する病変がみられる．B：T1強調MR画像横断像．低信号領域として描出されている．C：T2強調MR画像横断像．液面形成がみられる

専門医紹介のタイミング

　本疾患であることが確実であれば，再発したとしても病勢のコントロールが可能と考えられており，必ずしも専門医による加療は必要ないと考えられます．ただし，この疾患を確実に診断できる放射線科医や病理医は多くないと思われ，治療の観点からというよりも診断確定のために専門医を紹介すべきかもしれません．

ピットフォール

　骨巨細胞腫とは予後が異なり，また治療に対する考え方も異なるため，確実に鑑別する必要があります．診断に関しては，これらの疾患に精通している病理医であれば間質細胞の所見等から鑑別が可能であると考えられますが，最終的には遺伝子異常の評価を行い H3G34W histone mutation の有無等が鑑別の根拠となると考えられます．

4) Microgeodic disease

定　義

　多くは小児に発生する手指中節骨の紡錘形の腫脹や，軽い疼痛を特徴とする疾患です．原因は不明ですが冬期に発症することが多く，寒冷刺激による末梢循環障害が関与していると考えられています．この "geode（晶洞，あるいは異質晶洞）" とは「岩石の中にある不規則な形状の空洞」という意味ですが，厳密には空洞の壁が周囲の岩石と同じ鉱物の場合を晶洞（druse），異なる場合を異質晶洞（geode）と称します．

特　徴

　すべての例が寒冷期に発症するわけではないものの，多くは寒冷期に発症し，殆どの例は特に治療を要することなく，温暖な時期になると症状が軽減していきます．

検査・診断のポイント

【画像診断】
● 単純 X 線

　単純 X 線像で骨硬化像を伴った多数の小円形の晶洞（geode）様の骨透亮像や，骨皮質の不整像がみられます（図9）．ときに骨膜反応を伴い，罹患骨の短縮や病的骨折を呈する例があります．

256　　骨・軟部腫瘍

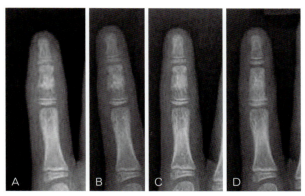

図9 9歳男児，microgeodic disease例（聖マリアンナ医科大学中島久弥先生例）．A：示指中節骨に周囲に骨硬化像を伴った多数の小円形の晶洞（geode）様の骨透亮像がみられる．中節骨近位には骨吸収像がみられる．B：初診2週間後の単純X線像．一部の晶洞（geode）様骨透亮像は縮小している．C：初診3週間後の単純X線像．晶洞（geode）様骨透亮像はほぼみられなくなり，中節骨近位にあった骨吸収域は硬化してきている．D：初診6週間後の単純X線像．晶洞（geode）様骨透亮像，中節骨近位にあった骨吸収域はほぼみられなくなり，正常な骨との違いがわからなくなってきている

● MRI

　MR画像ではT1強調画像で低信号，T2強調画像で高信号を呈し，骨髄炎様の所見がみられます．なお，T2強調画像では高信号領域が周囲の軟部組織にまで及ぶ例もあり，無症候と考えられているほかの指にも信号変化がみられることが多くあります．

【身体所見】

　病変部の皮膚には凍瘡様の皮疹がみられる例が多いものの，炎症反応はみられないという特徴があります．

鑑別診断

　一般的に「感染性骨髄炎」「骨結核」「骨サルコイドーシス」「悪性骨腫瘍」等との鑑別が必要です．これらの疾患が手指に発生することはまれであるものの，念頭に置いておく必要があります．

● 慢性再発性多発性骨髄炎

　やはり手指に発生することはまれであるものの，類似のMR画像所見を呈する，小児に好発する慢性再発性多発性骨髄炎との鑑別が必要なこともあります．

　多くの例で，単純X線像において骨硬化像を伴う溶骨性病変を呈しますが，microgeodic diseaseにおけるgeodeの所見が鑑別のポイントになります．

　なお，上記の鑑別を要する疾患は確定診断のためには生検を要しますが，microgeodic diseaseは臨床像や，画像所見から診断が可能なため通常は生検を要しません．microgeodic diseaseは組織学的には早期には炎症細胞浸潤がみられ，壊死とその修復像が出現します．また，治癒例では層板骨の軽度の不整像がみられると報告されています[5]．

良性骨腫瘍・腫瘍様病変　257

治療・予後

寒冷期に再発することがあるものの，基本的には自然治癒する疾患であり，疼痛に対する対症療法を行いながら経過観察することが一般的です．しかし，画像上病勢が強い例では手を温かい状態に保ち，骨端線損傷や病的骨折による指の短縮や変形を防ぐ目的でシーネ固定を要する例もあります．

ピットフォール

特殊な背景を有する例を除き，本邦では「感染性の骨髄炎」「悪性骨腫瘍」との鑑別が問題となります．感染性骨髄炎あるいはmicrogeodic diseaseと診断されて抗生剤投与されていたものの症状が増悪したため紹介されたEwing肉腫例の単純X線像を提示します（図10）．これらの3疾患を臨床像・画像所見のみで鑑別するのは困難なこともあると思われ，慎重な評価と経過観察が望まれます．

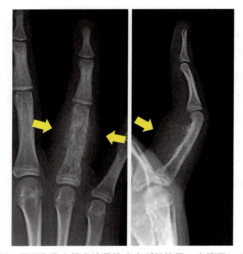

図10　10歳女児，Ewing 肉腫例．骨硬化像を伴う溶骨性病変が基節骨に広範囲にみられる．骨髄炎あるいはmicro geodicdiseaseの画像診断で抗生剤を投与されていたが症状が増悪したために紹介された．Spicula formationと軟部陰影の増大を伴っている（矢印）．指列切断術後指列移行術を行った

Ⅲ．悪性骨腫瘍

1）骨肉腫

定　義

腫瘍細胞が直接類骨を形成する骨髄発生の高悪性度腫瘍です[6].

特　徴

10〜20歳台の大腿骨遠位，脛骨近位骨幹端に最も好発します．橈骨遠位端部にも発生しますが，手での発生はまれです．

腫脹と疼痛がみられ，進行すると発赤，局所熱感，静脈怒張がみられるようになります．

検査・診断のポイント

● **画像診断**

単純X線像上境界不明瞭な骨破壊像を呈し，種々の程度の骨硬化像を認めます．また，Codman三角，spicula formationなどの骨膜反応が多くの例でみられます．

● **病理組織学的検査**

生検にて病理組織学的に異形性のある間葉系細胞が類骨・骨を形成する像がみられます．

鑑別診断

通常，画像診断は難しくありませんが，ときに「Ewing肉腫」「軟骨肉腫」「骨髄炎」「骨巨細胞腫」等との鑑別が必要となる例もあるため，生検による診断確定が必須です．

治療・予後

化学療法後に広範切除術を行います．橈骨遠位端部は皮質骨が篩状で，細胞浸潤が容易に起こる部位とされています．通常の広範切除術による温存成功例の報告もありますが，切断再接着の報告もあり，切除法は慎重に検討すべき部位であると考えます．また，手発生例における広範切除術例では，再発がみられなかったとの報告もあり，予後は比較的良好であると考えられています．

専門医紹介のタイミング

手発生例の予後は比較的良好とはいえ，本疾患はいかに早く化学療法を開始できるかが重要で

す．本疾患が疑われる場合には可及的速やかに専門医に紹介ください．

ピットフォール

定型例であれば画像診断を誤ることは少ないものの，種々の亜型があるほか，ほかの疾患との鑑別が問題となることもあります．鑑別に上がった時点で，可及的速やかに生検を実施することが肝要です．

2) 中心性異形軟骨性腫瘍/軟骨肉腫 grade 1

定　義

硝子軟骨を形成する骨髄に発生する局所浸潤性の腫瘍です．この病変は四肢に発生した場合は「中心性異形軟骨性腫瘍」と称されますが，同じ病変が体幹の扁平骨（骨盤骨，肩甲骨など）に発生した場合は「軟骨肉腫 grade 1」と称されます[7]．

特　徴

指骨などの短管骨や橈骨遠位端部は骨盤骨，大腿骨，上腕骨ほど頻度は高くありませんが，ときにみられる部位です．中高年者に好発します．

腫脹を伴う，あるいは伴わない痛みが一般的な愁訴ですが，無症候性で偶然発見される例もしばしば経験されます．良性の counterpart lesion である内軟骨腫は骨折をきたさない限り痛みを訴えることがないことを考えると，痛みは中心性異型軟骨性腫瘍の特徴的な愁訴であると言えるでしょう．1900年代に比し2000年代は人口当たりの発生頻度が数倍に増加しているとされています[7]．これは診断機器の進歩により発見されやすくなったことの影響もあると思われますが，人口の高齢化によるところが大きいと考えられています．

検査・診断のポイント

● **画像診断**

単純X線で骨皮質の菲薄化や皮質骨の膨隆性変化は短管骨発生の内軟骨腫で一般的にみられますが，骨外病変がみられればまず異形軟骨性腫瘍と考えるべきです（図11）．橈骨遠位端部発生の病変は長管骨発生の軟骨肉腫の特徴を呈します．

MRIではT2強調画像で，水分を多く含む軟骨基質が分葉状に高信号で描出されるのが特徴です．

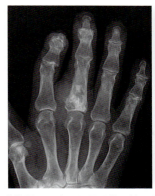
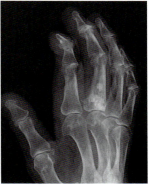

図11 85歳男性，中指の基節骨に発生した異形軟骨性腫瘍例．骨皮質を破壊し，骨外病変を伴っていた

● 遺伝子検査

　IDH1，*IDH2*遺伝子の変異が異形軟骨性腫瘍でみられる遺伝子異常ですが，ほかの軟骨性病変でもみられるため，鑑別診断には用いられません．

治療・予後

　軟骨肉腫はその悪性度により治療法が異なっており，WHOでは以下のような治療法を推奨しています．なお，中心性異形軟骨性腫瘍もこの推奨に則って治療方針を決めます．

軟骨肉腫grade 1では外科的補助療法を加える掻把術を行う[7]
軟骨肉腫grade 2，3では広範切除術を行う[8]

　異形軟骨性腫瘍全体の局所再発率は7.5～11％，軟骨肉腫grade 2では19％，軟骨肉腫grade 3では26％と報告されています[7,8]．また，異形軟骨性腫瘍では転移は殆どきたさないものの，grade 2病変では10～30％，grade 3病変では32～71％の例で遠隔転移（主に肺）がみられたと報告されています[7,8]．なお，リンパ節転移は殆どきたしません．
　本疾患の10年生存率はgrade 1病変で88～95％，grade 2病変で58～86％，grade 3病変で26～55％と報告されています[7,8]．しかしgrade別の記載のない1999年における手指足趾骨病変の報告では，指列切断術および指列切除術例では10年生存率が100％であったのに対し，掻把術のみを行った例では40％台であったとの報告もあり，手病変における治療法と予後に関しては今後の症例の蓄積が待たれる状態です．

専門医紹介のタイミング

　異形軟骨性腫瘍/軟骨肉腫grade 1病変であっても外科的補助療法が必要であるため，異形軟骨性腫瘍/軟骨肉腫grade 1が疑われる例は，専門医に紹介すべきと考えられます．Grade 1病変は低悪性で転移能は極めて低いものの，再発例の約10％が高悪性度病変に脱分化するため，転移能がな

いからといって放置してはいけません．Grade 3病変は高悪性度病変で，軟骨肉腫grade 3と診断された場合は骨肉腫である可能性も考慮する必要があります．病理医，放射線診断医とともによく検討して最終的に診断すべきと考えます．

ピットフォール

　内軟骨腫の再発率は0％と記載されています[8]．このため内軟骨腫の再発例には異形軟骨性腫瘍/軟骨肉腫grade 1例が含まれている可能性があると考えられます．よって，内軟骨腫の再発例においては，初回手術時の画像所見，病理組織標本を慎重に再評価する必要があると考えられます．
　上の提示症例は中指の基節骨に発生した軟骨性病変例で，骨外病変を伴っていました（図11）．異形軟骨性腫瘍の診断で指列切断，指列移行術を行いました（図12）[3]．術後，患指機能は良好です（図13）[3]．骨外病変を伴う軟骨性病変は，内軟骨腫ではなく異形軟骨性腫瘍/軟骨肉腫grade 1以上のgradeの病変が考えられます．骨外の軟部組織も切除を要するため，指発生例では患指温存は困難であり，多くの例で指列切断の適応となります．示指，中指，環指，小指で指列切断後の再建法に対する考え方が各々異なるため，患者さんとよく話し合って術式を選択することが重要です．

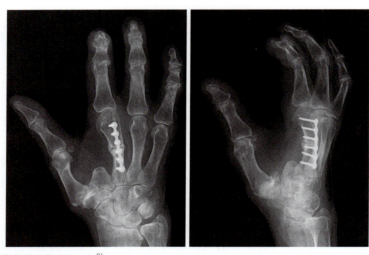

図12　指列切断，指列移行術を行った[3]

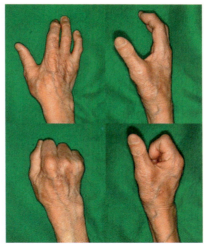

図13　変形性関節症があるため可動域制限があるものの，術後患指機能はMSTS score 100％と良好である[3]

3) 骨転移

定　義

遠隔部の悪性腫瘍病変が血行性に骨に及んだ状態です[9].

特　徴

　血流が豊富な長管骨骨幹端部や脊椎に多く生じ，手への転移はまれです．肺がん，乳がん，前立腺がん，腎がん，甲状腺がんなどが原発疾患として多くみられますが，近年がんの長期生存例の増加により，悪性黒色腫，膵がん，肝がん等多彩な疾患の骨転移がみられるようになってきています．
　疼痛が一般的にみられる症状ではありますが，突然発症した病的骨折が初発症状である例もあります．また，そのような例では原発巣の検索が問題となりますが，ときに原発病変を見いだすことができない，いわゆる原発不明がんの例も存在します．
　高齢者に多く若年者にはまれですが，ゼロではありません．若年者の原発病変は神経芽細胞腫，横紋筋肉腫，Ewing肉腫，骨肉腫が多くみられます．日整会全国骨軟部腫瘍登録一覧表2022年版では，2006～2022年の間に38例の手根骨，中手骨，指骨の転移例の登録があり，なかでも肺がん，腎がんを原発疾患とする例が多く報告されています．

検査・診断のポイント

● **画像診断**
　単純X線像では，多くの例で骨破壊性の辺縁不明瞭な溶骨性を呈する病変を認めます．なお，前立腺がんは硬化像を呈することが多く，乳がんや肺がんの一部の例も硬化像を呈することがありま

す．転移病変を見いだすために，骨芽細胞の活動性を反映する骨シンチグラフィーがよく用いられ
ますが，病変の活動性を反映して，骨転移のみならずほかの転移病変や，原発巣も描出できる
FDG-PETがより有用です．

鑑別診断

原発病変の検索には上述のFDG-PETや，全身のMR画像，CT画像評価，腫瘍マーカー検査が行
われ，病理組織学的にも免疫染色を実施して原発病変を明らかにするよう試みられます．ただし，
臨床側からある程度推測される原発病変を提言しないと適切な免疫染色が行われないこともありま
す．診断に難渋してしまうと最も適切な診療科の医師の治療を受けられない可能性が生じます．

血管性病変では上皮系マーカーが陽性に染まることがあり，画像上も組織学的にも転移がんとの
鑑別に難渋することがあります．骨硬化性の転移は，組織学的にも骨肉腫との鑑別が難しいことが
あるため，病理医との検討を要することがあります．

治療・予後

原発病変の性状にしたがって治療をすすめます．最近は薬物療法の進歩により骨転移があっても
年単位で良好な状態が続く例があるため，原発病変科の主治医との密接な関係づくりが重要です．
再発するような治療を安易に行った場合，長期経過例では患者も転移病変を診療した医師もつらい
思いをすることがあります．

ピットフォール

前立腺がんの示指基節骨転移例を示します．示指の基節骨近位端部に骨硬化性病変があり前立腺
がんの治療中であったため，転移を疑って前医より紹介され，生検の結果，前立腺がん骨転移の診
断でした（図14）．原発病変は根治的な治療が行われており，全身検索の結果この部位にのみ病変
がみられたため，前立腺がんの主治医および，患者と話し合い，根治的手術を行うこととして，指
列切断術（ray amputation）を行いました（図15）．術後1年でDASH scoreは12.5点，握力は健側比
98.5％と良好な結果が得られていますが（図16），横アーチの減少のため，ハンマーを振るような
動作で力が入り難いとの訴えが残っています．

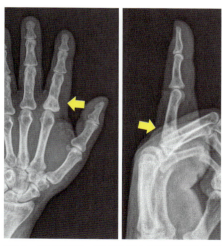

図14 67歳男性，前立腺がん示指基節骨骨転移例．基節骨近位端に境界明瞭な骨硬化性病変がみられる

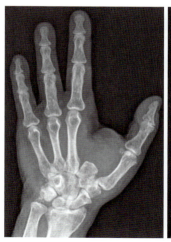

図15 指列切断術後の単純X線像

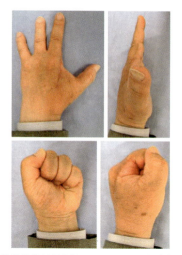

図16 可動域制限があるものの，術後患指機能はDASH score 12.5と良好である

悪性骨腫瘍

IV. 良性軟部腫瘍

1) 腱滑膜巨細胞腫

定 義

滑膜様の分化を呈する多くは「関節滑膜」「滑液包」「腱鞘」から発生する病変です[10]．Colony stimulating factor 1（CSF 1）の過剰発現が見いだされており（図17）[11]，限局型とびまん型がありますが，手指では限局型が多くみられます．

本疾患はかつて腱鞘巨細胞腫（giant cell tumor of tendon sheath），びまん型は色素性絨毛結節性滑膜炎（pigmented villonodular synovitis）等と呼ばれていましたが，2020年のWHO分類ではRelated terminologyとして「腱鞘巨細胞腫」はacceptable，「色素性絨毛結節性滑膜炎」はnot recommendedと記載されていることは念頭に置くべきでしょう．このterminologyに関しては，本邦では認識されていませんが，特に海外で発表する際には，恥ずかしくないよう国際的に一般的な用語を用いるようにしたいものです．

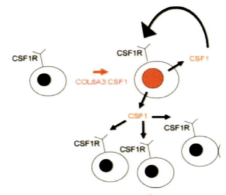

図17　Colony stimulating factor 1の過剰出現による腫瘤形成[11]

特 徴

手の軟部腫瘍で最も多いのがこの腱滑膜巨細胞腫です．50歳以下の若年成人に好発し，女性でより多く発生します．発生部位は指が最も多く（約85％），足，趾にもみられます．なかでも右手の橈側指（母指，示指，中指）に多く，腱鞘，IP関節近傍に生じます．画像上約15％の例では近接する骨に圧排像がみられます．

検査・診断のポイント

● 身体所見

多くの例で，徐々に増大する無痛性の腫瘤あるいは腫脹を主訴に受診します．罹病期間は数年

に及ぶ例もあります．深部組織との関係が強く，可動性に乏しいという特徴があります．

● MRI

T1強調MR画像では低信号〜筋と同等の信号を呈します．また，T2強調画像では沈着しているヘモジデリンの量と沈着部位によって，低信号〜高信号の混在する病変を呈しますが，低信号病変として描出される例が多いです（図18）．

造影MRでは，ガドリニウムによる増強効果がみられます．

● 病理組織学的検査

病理組織学的には，破骨細胞様巨細胞や泡沫細胞，ヘモジデリン貪食マクロファージ，炎症細胞に囲まれながら増生する滑膜細胞に類似する単核細胞を認めます．

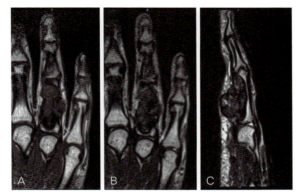

図18　36歳，男性，限局型腱滑膜巨細胞腫例．A：T1強調MR画像，冠状断像．低信号領域として描出されている．B：T2強調MR画像，冠状断像．低信号領域を呈する病変内に一部中等度信号領域が混在している．C：T2強調MR画像，矢状断像．低信号領域を呈する病変内に一部中等度信号，高信号領域が混在している．出血やヘモジデリンの量により低信号〜高信号を呈するが，T2強調画像で低信号領域を呈する例が多い

鑑別診断

MR画像では腱鞘線維腫との鑑別が問題となります．

腱鞘線維腫の特徴としては，

・結節状
・T2強調画像における低信号領域は帯状・線状を呈する
・造影後，周囲に環状増強がみられることが多い

一方，腱滑膜巨細胞腫の特徴は

・分葉状
・T2強調画像における低信号領域はブロック状・顆粒状を呈する
・造影後も環状増強効果はみられないことが多い

良性軟部腫瘍　　267

なお，筆者は腱鞘線維腫が触診上腱滑膜巨細胞腫より硬いと感じることが多いのですが，確信はありません．術中病変が周囲の軟部組織越しに透見できれば，肉眼で容易に鑑別することができます．

治療・予後

正常組織を表面に残して切除すると再発率が低下するとされていますが，機能障害をきたすことなく全周にわたって正常組織で覆って切除するのは困難なことが多く，実際には辺縁切除術を行うのが一般的となっています（図19）．また，9〜44％と高い局所再発率を示します．再発を繰り返し，患指温存ができない例もあり，米国では特にびまん型腱滑膜巨細胞腫に対し多くの薬物療法が試みられています．

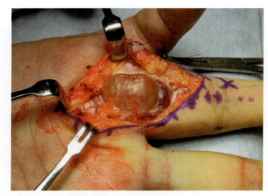

図19　36歳男性，限局型腱滑膜巨細胞腫例の術中写真

2015年に抗CSF1 receptorモノクローナル抗体であるエマクツズマブの比較的良好な病変コントロール効果が報告されたものの，副作用のためか続報は届いていません．米国では現在チロシンキナーゼ阻害薬のイマチニブが適応外投与されており，米国食品医薬品局（FDA）より切除不能例に対するペキシダルチニブの投与が認可されています．主に股関節や膝関節に発生したびまん型の腱滑膜巨細胞腫例の難治例で投与されていますが，いずれも副作用の強い薬剤です．

専門医紹介のタイミング

鑑別診断の対象である腱鞘線維腫も比較的再発率が高い疾患であるため，T2強調MR画像で低信号を呈する病変を認めた場合は，専門医への紹介が推奨されます．

ピットフォール

再発病変では腫瘍細胞が播種されている可能性のある手術瘢痕も存在するため，初発病変と比べ正常組織で覆っての切除は更に困難となります．病変が大きくなるほど汚染創も拡大するため，再発時には病変が小さいうちに切除術を受けるよう，初回手術の時点で患者に説明しておく必要があります．

2) グロムス腫瘍

定 義

血流等を調節する，glomus bodyの平滑筋細胞に類似した間葉系細胞が増生する腫瘍です[12]．

特 徴

上肢に発生する軟部腫瘍の5％以下を占め，その内の50％以上が指に生じますが，全身どこにでも発生し得ます．また，指に発生する例では爪下部に生じることが多く，殆どが1 cm以下ですが，体幹等に発生した場合は数cmに及ぶ例もみられます．10％程度は多発例であり，*GLMN*遺伝子の異常が指摘されています．また多発性家族性グロムス腫瘍では神経線維腫症1型（neurofibromatosis 1：NF1）との関連性が報告されています．

検査・診断のポイント

【身体所見】

①刺すような痛み，②強い限局性の圧痛，③寒冷過敏からなる特徴的な三徴候を示します．診断には，限局性の圧痛をpin prick testで評価したあと，氷塊等を用いてcold tolerance testを行います．また爪下部発生例の特徴的な所見として，爪上から透見でき，強い痛みを伴う青みがかった病変がみられます（図20）．

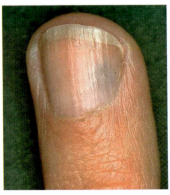

図20 爪下部発生例では強い痛みを伴う青みがかった病変が爪上から透見できるのが特徴的である

● MRI

MRI所見が有用で，造影効果がみられるT1強調像で低信号領域，T2強調画像で高信号領域として描出されます（図21）．ただし，血流の状態や，出血等の影響によりT1強調画像で高信号を呈することもあります．

良性軟部腫瘍

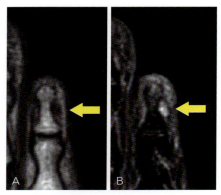

図21　A：36歳女性，グロムス腫瘍例．T1強調像で低信号領域として描出されている．B：脂肪抑制T2強調画像で高信号領域として描出されている

鑑別診断

　痛みのある軟部腫瘍として「神経鞘腫」「血管平滑筋腫」「血管腫」等がありますが，爪下部病変であれば臨床所見と画像所見から比較的容易に診断できます．しかしそれ以外の部位では，本疾患における疼痛は有用な臨床所見であるものの，組織所見なしでグロムス腫瘍と診断することは難しいと考えられます．

治療・予後

　単発例では切除後に再発することはまれで，約10％で再発がみられるとされています．再発例では衛星病変の存在や，実は多発病変であったという報告もあるため再発例には十分な注意が必要です．

専門医紹介のタイミング

　爪母部病変等の爪変形をきたすと考えられる例や，多発病変例に関しては専門医を紹介すべきと考えます．

ピットフォール

　MRIで描出されれば問題ありませんが，病変が小さい例では三徴候が存在するにも関わらずMRIで病変が描出されないことがあり，治療に難渋します．その場合は，pin prick testで痛みのある部位を切除生検し，病理組織学的に病変を確認できる例もあります．しかし生検の結果，病理組織学的に正常組織しかみられず，かつ愁訴がそのまま残存する例も経験されるため，画像で病変がみつからない例では患者さんが耐えられる限り薬物療法による疼痛コントロールを続け，画像で病変が確認可能となるまで経過をみることができればそのほうがよいと考えます．

3) 石灰化腱膜線維腫

定　義

　典型的な例は小児〜思春期の若者の四肢末梢に好発する，局所再発能のあるまれな良性腫瘍です．あまり尖っていない紡錘形細胞の増生と，細胞密度の低い領域と丸みを帯びたあるいは上皮様の線維芽細胞を伴う石灰化領域からなります[13]．

特　徴

　小児〜思春期の手掌に最好発し，「足底」「手関節」「指」「足関節」にも発生する，圧痛のない硬い腫瘤です．境界不鮮明で徐々に増大し，関節可動域制限をきたすことがあります．なお，男児に多くみられます．

検査・診断のポイント

　単純X線やCT，MRIいずれの画像検査においても，石灰化像がみられるのがこの疾患の特徴です．なお，MRIではT1強調画像，T2強調画像いずれでも石灰化を反映して斑点状・顆粒状の低輝度領域がみられます．

鑑別診断

　「乳児線維性過誤腫」「乳幼児指趾線維腫症」「乳児筋線維腫症」「腱滑膜巨細胞腫」「滑膜肉腫」が鑑別すべき疾患として挙げられますが，この中で石灰化をきたす疾患は滑膜肉腫です．滑膜肉腫はやはり若年者に好発しますが，特徴としてSS18-SSX融合遺伝子を持ち，RT-PCR法あるいはFISH法で証明することができます．また，デスモイド線維腫症等で高率にみられる核のβ-cateninは陰性を呈します．なお，石灰化を伴わない例では*FN1-EGF*融合遺伝子が診断において特に有用ではありますが，日常診断では通常不要です．

治療・予後

　初回切除術後の再発率は約50%と高く，特に5歳未満の低年齢児で再発率が高いとされていますが，多数回の再発頻度は低いとされています．また再発により機能障害をきたすことは少ないとされており，機能温存を重視した丁寧な切除術が推奨されます[13]．

専門医紹介のタイミング

　疾患が念頭にあれば診断は比較的容易ですが，術後再発率が高いことや，機能温存のための丁寧

な切除術を要することから，本疾患の可能性が思い浮かんだら専門医に紹介したほうがよいと考えられます．

ピットフォール

思春期〜若い成人に好発する滑膜肉腫では石灰化が約30％の例でみられますが，石灰化は病変の辺縁部でみられるのが特徴で，病変全体に及ぶことは多くありません．一方，石灰化腱膜線維腫は病変全体に石灰化が及びます．また前述のとおり，石灰化線維腫のほうがより若年者に発生します．両疾患の特徴が念頭にあればこれらの疾患の鑑別は比較的容易ですが，しっかりと見分けられるよう鑑別点を整理しておきましょう．

4) 腱鞘線維腫

定　義

線維芽細胞/筋線維芽細胞が結節性に増生する，通常腱（腱鞘）に付着している良性病変です[14]．

特　徴

母指，示指，中指の腱鞘に近接して発生する殆どが3 cm以下の硬い病変です．ゆっくりと増大する比較的まれな腫瘍で，20〜50歳頃に好発します．

検査・診断のポイント

CT所見で，腱との密接な関係が描出されます（図22）．T1強調MR画像で低信号領域，T2強調MR画像で不均一な低信号領域として描出される例が多く（83％）（図23），ガドリニウム造影による増強効果は症例により異なります．また染色体転座t（2；11）（q31-32；p12）が報告されています．

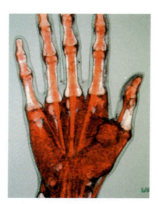

図22　55歳女性，腱鞘線維腫例．3D-CT画像で長母指屈筋との密接な関係が描出された

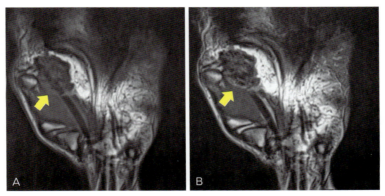

図23　A：T1強調MR画像．辺縁が瘤々とした低信号領域として描出されている．B：T2強調MR画像．不均一な低信号領域として描出されている

鑑別診断

　T2強調MR画像で低信号領域として描出されるため，手に発生する軟部腫瘍で最も頻度が高い「腱滑膜巨細胞腫」との鑑別が問題となります．腱滑膜巨細胞腫の項にその特徴を記載していますので参照ください．

治療・予後

　辺縁切除術が一般に行われますが（図24），辺縁切除術後あるいは不完全な切除術後の局所再発率は約5〜20%とされています[14]．

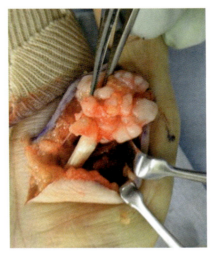

図24　腱鞘線維腫例の術中写真．長母指屈筋を取り囲んで増生していた

良性軟部腫瘍　　273

専門医紹介のタイミング

再発することがあり，腱を取り巻くように増生している例もあるため，腱鞘線維腫が予測される場合は専門医に紹介したほうがよいと考えられます．

ピットフォール

T2強調MR画像で低信号を呈するため腱滑膜巨細胞腫の術前診断で開創した際，白色病変が現れた場合は腱鞘線維腫である可能性が高いです．

5) 手掌腱膜線維腫症 (palmar fibromatosis)

定　義

手掌に発生する疾患で，線維芽細胞が浸潤性に増生します．再発傾向があるものの，転移はきたしません[15]．WHO分類のRelated terminologyのacceptableにDupuytren disease，Dupuytren contractureが記載されていますが，実際はpalmar fibromatosisよりもDupuytren contracture（デュピュイトラン拘縮）のほうが一般的に用いられていると思われます．

特　徴

比較的よくみられる疾患で，30歳未満にはまれで，加齢とともに増加します．また，北欧系白人男性に多いとされています．アジア人ではというと，国家全体の保険診療の罹患者数が公開されている台湾のデータによれば，2001～2011年の間の発生率は100万人あたり男性で3.9～6.3人，女性で1.4～4.4人であったと報告されていますが，人口の高齢化に伴い有病率が有意に増えてきているともされています．なお，人種との関連性のほかに，家族発生，糖尿病，外傷との関連も記載されています．

環指に最も多く，次いで小指に多く発生します．約50％の例が両側罹患であり，5～20％の例で足底に（plantar fibromatosis），約4％の例が陰茎に病変を有します（penile fibromatosis）．

初期症状としては環指の基部の遠位手掌皮線部に小結節を触れ，そのうち周囲の皮膚に陥凹を形成し，次第に結節が索状になり（腱索）指の屈曲拘縮が起こってくるのが特徴です（図25）．PIP関節の屈曲拘縮が20°よりすすむと，洗顔時等に目や鼻に指が引っかかるようになってきます．

274　骨・軟部腫瘍

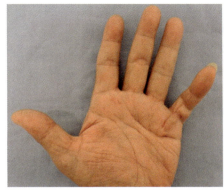
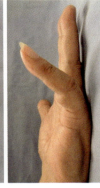

図25　72歳男性，デュピュイトラン拘縮例．小指のMP関節で25°，PIP関節で30°の屈曲拘縮がみられる

検査・診断のポイント

拘縮の分類はMeyerding gradeが有名で，下記のようにgrading（グレード分け）されています．

> grade 0：屈曲拘縮がなく小結節を触れるのみである
> grade 1：1指のみに屈曲拘縮がある
> grade 2：2指以上に屈曲拘縮があり，各1指の屈曲角の総和は60°以下である
> grade 3：2指以上に屈曲拘縮があり，そのうち1指に60°以上の屈曲拘縮がある
> grade 4：全指に屈曲拘縮がある

なお，腱索と神経血管束との関係はMR所見が参考になります．

鑑別診断

診断は通常困難ではありませんが，まれに「類上皮肉腫」との鑑別が問題となります．その場合，手掌腱膜のMR所見等が鑑別に有効です．

治療・予後

保存的治療は無効とされています[16]．過去にはコラゲナーゼ注射療法が行われていましたが，現在は薬剤の輸入が中止されており，本邦では手術のみ行われています．

屈曲拘縮がMP関節で30°以上あるいはPIP関節で20°以上になったら手術を行います．術式には「経皮腱膜切離術」「腱膜局所切除術」「腱膜全切除術」がありますが，ここでは一般に広く行われる「腱膜局所切除術」について記載します．

皮切は腱索の状態によりBruner type zig-zag incision，z-plasty，Y-V flapなどを組み合わせて行います．津下健哉先生は拘縮が複数指に及ぶ例では神経血管損傷を防ぐために，必ずdistal palmar creaseに沿う横切開を加えるようにと『手の外科の実際』/南江堂の中で記載しています．筆者は腱

索のある部分より近位のpretendinous bandを持ち上げつつ神経血管束を確認・剥離して遠位に切除をすすめ、特にnatatory cordとspiral cord部で神経血管束を損傷しないように注意しながらcentral cordの切除まですすめるようにしています（図26）[16]．1～8％の例で術中の神経損傷があったとの報告もあり、十分に注意を払う必要があります．

術後は指を伸展位に保ちつつ圧迫挙上し、血腫、腫脹を防止します．「神経障害」「皮膚障害」「可動域制限」等を予防するため術後は丁寧な観察が重要です．なお、術後数日からリハビリテーション治療を行いますが、筆者は、3週間ほどはリハビリテーション治療以外の時間は伸展装具を装着したままとし、それ以降の3～4カ月間はnight splintとして装着するように指示しています．

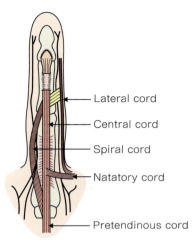

図26　腱索と神経血管束との関係．特にspiral cordとnatatory cordに注意が必要である（文献16より）

専門医紹介のタイミング

PIP関節の屈曲拘縮が20°未満の例では、日常生活に不便を感じないのが一般的です．このため屈曲拘縮が軽度の例は適度な間隔（6カ月～1年間隔）で経過観察を行います．また、手術は神経血管束の処理が必要なことがあるため、手術適応まで拘縮が進行した段階で専門医を紹介ください．

ピットフォール

術後の再発率が10％程度と高く、また手術では合併症も多く生じます．筆者の同僚が術中神経損傷を起こしてしまい、すかさず神経縫合を行ったものの、術後あまり疼痛を訴えず知覚障害が明らかでなかった例がありました．しかし、全例でこういった経過をとるとは考えられず、神経血管損傷には最大限の注意が必要です．

6) 神経脂肪腫症

定義

神経脂肪腫症は，脂肪細胞と線維組織が神経上膜（epineurium）内に侵入し，神経束間あるいは神経束周囲で増生し，罹患神経が増大した状態です．多くの病名が使用されていますが，WHO分類のRelated terminologyにおける「acceptable」の項目に記載されている疾患名は，fibrolipomatous hamartoma, lipofibromatous hamartoma, macrodystrophia lipomatosaの3疾患名であり，これ以外の用語を使用するのは慎重であるべきと考えます[17]．

特徴

上肢に74％，下肢に17％が発生します．正中神経発生例が全体の60％以上を占め，尺骨神経例が約7％となっています．しばしば出生直後あるいは小児期に見いだされますが，成人あるいは中年まで病院を訪れない例も多くあります．巨指症を伴う例は女性に多く，一方，巨指症を呈さない例は男性に多い傾向がみられます．

検査・診断のポイント

- MRI

巨指症の有無にかかわらず，特徴的なMRI所見を呈します．冠状断像でスパゲッティ様，軸写像で同軸ケーブル様の所見がみられます（図27）

T1強調画像では，神経束は筋肉より高信号に，周囲は筋肉と等信号に描出されます．一方，T2強調画像では脂肪成分が高信号，線維成分が低信号に描出されます．

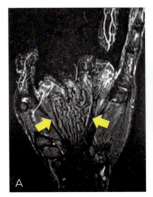
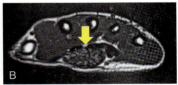

図27　A：36歳男性，正中神経発生の神経脂肪腫症例．脂肪抑制T2強調MR画像冠状断像で，スパゲッティ様の所見がみられる．B：T2強調MR画像軸写像で同軸ケーブル様の所見がみられる

- **遺伝子検査**

    巨指症を呈する例では*PIK3CA*遺伝子変異が報告されています．

鑑別診断

類似の症状や所見を呈する疾患はほとんどなく，本疾患が念頭にあれば，診断は比較的容易です．

治療・予後

本疾患は現在のところ有効な治療法が存在せず，正中神経発生例では手根管開放術のみを行い，罹患神経病変の切除は行いません（図28）．除圧により症状軽減が期待できますが，病変を切除すると神経障害が出現する可能性があります．なお，巨指症に関しては指列切断術が行われることがあります．病変が増大する速度は加齢とともに減衰し，高齢になると増大速度が極めて遅くなるとの報告もされています．

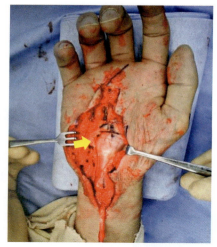

図28　正中神経発生の神経脂肪腫症例の術中所見．膨隆した正中神経が除圧された状態

専門医紹介のタイミング

有効な治療法は存在しないものの，患者は専門医に委ねたほうがよいと考えます．

ピットフォール

病変を切除することで神経障害が出現する可能性があるため，正中神経例で本疾患と診断できれば，神経症状がある場合には，病変には触れずに手根管開放術のみに留めます．

7）傍骨性骨軟骨異形増生（BPOP）

定 義

傍骨性骨軟骨異形増生（bizzare periosteal osteochondromatous proliferation：BPOP）は，紡錘形細胞，軟骨，骨の混在した良性の骨表層病変です[18]．最初の報告者にちなんで一般によく用いられているNola lesionは，WHO分類のRelated terminologyにはnot recommendedと記載されています[18]．

特 徴

ときに急速に増大することがありますが，多くは2～3カ月から数年間かけて増大する無痛性の腫瘤です（図29）．最好発年齢は20～30代ですが，広い年齢層に発生します．また，一部の症例では先行する外傷の存在が指摘されています．Florid reactive periostitisやturret exostosisも含む広い範囲の反応性疾患の一部であるとする説や，腫瘍であるとする説もありますが，WHO分類には腫瘍として記載されています．

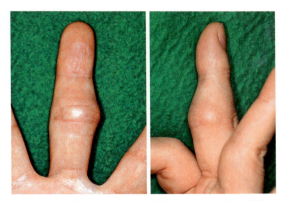

図29　46歳女性，BPOP例．PIP関節部掌側に1.5 cmの骨性硬の圧痛のない腫瘤を触れる．PIP関節の屈曲制限を伴っている

検査・診断のポイント

- **画像診断**

　画像では，皮質骨表層に貼り付けられたように存在する境界明瞭な石灰化病変が描出されます．通常，病変下の皮質骨は温存されており，病変と罹患骨骨髄との連続性はありませんが（図30），骨髄と連続性があった例の報告もまれながら存在します．

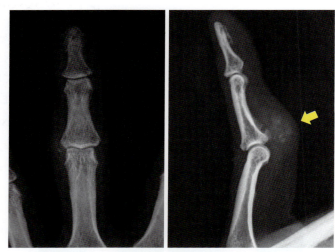

図30　単純X線像では，比較的境界明瞭な石灰化～骨化病変がみられる．病変下の皮質骨は温存されていて，病変と罹患骨骨髄との連続性はみられない

- **病理組織学的検査**

　病理組織学的には「紡錘形細胞」「軟骨」「骨組織」が多彩に混在する像がみられます．また，表層は硝子軟骨で被われていることもあります．粘液状のあるいは線維軟骨成分もみられ，核の増大や，二核の軟骨細胞が出現して，異型性があるようにみえる例もありますが，著明な核濃染や異型核分裂像はみられません．

　画像所見を参考に病理組織所見を評価することで診断につながります．

鑑別診断

- **爪下外骨腫**

　爪下外骨腫は，ほとんどの例が第1趾，母指に発生し，病理組織学的にBPOPに特徴的な"Blue bone"がみられませんので，この点を鑑別ポイントとすることができます．

- **骨軟骨腫**

　骨軟骨腫は骨髄との連続性がみられる点が明らかに異なります．

- **傍骨性骨肉腫**

  傍骨性骨肉腫は大きな病変であることが一般的です．また，*MDM2*遺伝子がしばしばみられるという特徴があります．

- **Fibro-osseous pseudotumor of digit**

  Fibro-osseous pseudotumor of digitは筋膜炎様の背景に不規則な骨が形成されるのが特徴で，遺伝子検査にてUSP6の再配列がみられます．

治療・予後

単純切除術を行いますが再発しやすいという特徴があります．50％以下の再発率ではありますが，なかには複数回再発する例もあります．丁寧に切除し，いかに機能温存を図るかということが重要です（図31）．

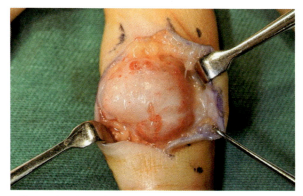

図31 BPOP例の術中所見．境界明瞭な表層は軟骨性の病変が，中節骨骨皮質と連続性に存在していた

専門医紹介のタイミング

悪性疾患と見誤る可能性は低いと考えられますが，再発率が高く，機能温存が重要となりますので，本疾患を疑った場合は専門医へ紹介するのが妥当と考えます．

ピットフォール

繰り返し再発をきたす例があるため，患者には再発率の高さと機能温存に関して，あらかじめ説明しておく必要があります．

V．悪性軟部腫瘍

1）類上皮肉腫

定　義

起源不明の類上皮性の細胞形態を呈する病変で，良性の肉芽腫に類似しています[19]．

特　徴

10〜40歳に好発し，指，手，手関節〜前腕に発生する軟部肉腫では最も多くみられます．表層に発生するとしばしば皮膚潰瘍を形成し（図32），深層発生例ではしばしば腱との癒着を生じます．

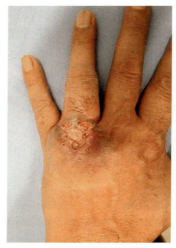

図32　57歳の外国人男性，左手の類上皮肉腫例．数カ月間皮膚潰瘍に対する保存的治療を受けてきたが改善しないため紹介された．生検の結果，類上皮肉腫の診断であった．

検査・診断のポイント

組織学的には好酸性の胞体を有する類上皮細胞が増生し，しばしば中心壊死を伴います．また，INI1遺伝子の変異，欠失が報告されています．

鑑別診断

デュピュイトラン拘縮との診断で切除術を受け，病理組織診断によって本疾患の診断が確定されて，切断術が追加される例があります．

治療・予後

広範切除術を行います．また，腋窩リンパ節生検が陽性であれば，肩甲帯離断を行うことになります．局所再発率34〜77％とされており，患肢温存は難しい疾患です．転移率は約40％で，肺，リンパ節，頭皮，骨，脳によくみられます．なお，5年生存率は約50％です．

専門医紹介のタイミング

この疾患を疑った場合，直ちに専門医へ紹介すべきです．

ピットフォール

リンパ節転移の頻度が高く，リンパ節転移に対しては切断術の適応となります．症例は57歳の外国人男性．数カ月間皮膚潰瘍に対する保存的治療を受けてきましたが改善しないため紹介されました（図32）．生検の結果，類上皮肉腫の診断となり，FDG-PET検査を行ったところ，肘と腋窩リンパ節に異常集積を認めました．肩甲帯離断等を要する可能性を説明したところ帰国されました．

2) 未分化多型肉腫

定　義

分化の方向が不明瞭な未分化な悪性間葉系腫瘍です．かつては悪性線維性組織球腫と称されていました[20]．

特　徴

大腿深部等に好発し，急速に増大して痛みを呈するようになるという特徴があります．手発生例は少ないものの，軟部肉腫では脂肪肉腫に次いで多い疾患です．

検査・診断のポイント

多くの例で，MR画像において出血や変性を表現する不規則な内部構造を伴う腫瘍を呈します．必ず生検を行って他疾患を除外する必要があります．分化の方向が不明瞭であり，遺伝子異常が未だに見いだされていない疾患です．

鑑別診断

多型性を有する高悪性度の腫瘍との鑑別が問題となりますが，「遺伝子異常を認めない」ことが

悪性軟部腫瘍　283

本疾患の定義であり，最終的に遺伝子異常が見いだされれば他疾患と診断されます．

治療・予後

可能であれば術前化学療法を行ったあとに，広範切除術を行います．なお，手にはバリヤーが存在しないため切断術となる例が多く存在します．

専門医紹介のタイミング

本疾患が疑われる場合には，可及的速やかに専門医に紹介すべきです．

ピットフォール

画像診断の所見から悪性疾患が予測され，かつ他疾患を予測できない例では本疾患のことがよくあります．本疾患は悪性軟部腫瘍の中では頻度の高い疾患であるため，しっかりとその特徴を覚えておき，見逃すことのないようにしましょう．

● 文　献

〈良性骨腫瘍・腫瘍様病変〉

1) Bovee JVMG, Bloem JL, et al. Enchondroma. In: WHO classification of Tumours Editorial Board(eds). WHO classification of Tumours. 5th Edition. Soft Tissue and Bone Tumours. International Agency for Research on Cancer(IARC). pp.353-5. 2020.

2) Flanagan AM, Larousserie F, et al. Giant cell tumour of bone. In: WHO classification of Tumours Editorial Board(eds). WHO classification of Tumours. 5th Edition. Soft Tissue and Bone Tumours. International Agency for Research on Cancer(IARC). pp.440-6. 2020.

3) 西田淳，永井太朗，他．肘～手に発生した骨・軟部腫瘍の機能再建．日本整形外科学会雑誌．2020；94(10)：850-8.

4) Forsyth R, Jundt G. Giant cell lesion of the small bones. In: Fletcher CDM, Bridge JA, et al.(eds). WHO classification of Tumours of Soft Tissue and Bone. 4th Edition. International Agency for Research on Cancer(IARC). pp.320. 2013.

5) MacCarthy J, O'brien N. Phalangeal microgeodic syndrome of infancy. Arch Dis Child. 1976; 51(6): 472-4.

〈悪性骨腫瘍〉

6) Baumhoer D, Bohling TO, et al. Osteosarcoma. In: WHO classification of Tumours Editorial Board(eds). WHO classification of Tumours. 5th Edition. Soft Tissue and Bone Tumours. International Agency for Research on Cancer(IARC). pp.403-9. 2020.

7) Bovee JVMG, Bloem JL, et al. Central atypical cartilaginous tumor/chondrosarcoma, grade 1. In: WHO classification of Tumours Editorial Board(eds). WHO classification of Tumours. 5th Edition. Soft Tissue and Bone Tumours. International Agency for Research on Cancer(IARC). pp.370-2. 2020.

8) Bovee JVMG, Bloem JL, et al. Central chondrosarcoma, grade 2 and 3. In: WHO classification of Tumours Editorial Board(eds). WHO classification of Tumours. 5th Edition. Soft Tissue and Bone Tumours. International Agency for Research on Cancer(IARC). pp.375-8. 2020.

9) Kalil RK, Bloem JL, et al. Bone metastasis. In: WHO classification of Tumours Editorial Board(eds). WHO classification of Tumours. 5th Edition. Soft Tissue and Bone Tumours. International Agency for Research on Cancer(IARC). pp.483-5. 2020.

〈良性軟部腫瘍〉

10) De Saint ASN, van de Rijn M. Tenosynovial giant cell tumour. In: WHO classification of Tumours Editorial Board(eds). WHO classification of Tumours. 5th Edition. Soft Tissue and Bone Tumours. International Agency for Research on Cancer(IARC). pp.133-6. 2020.

11) West RB, Rubin BP, et al. A landscape effect in tenosynovial giant-cell tumor from activation of CSF1 expression by a translocation in a minority of tumor cells. Proc Natl Acad Sci USA. 2006; 103(3)：690-5.

12) Specht K, Antonescu CR. Glomus tumour. In: WHO classification of Tumours Editorial Board(eds). WHO classification of Tumours. 5th Edition. Soft Tissue and Bone Tumours. International Agency for Research on Cancer(IARC). pp.179-81. 2020.

13) Puls F, Kilpatrick SE. Calcifying aponeurotic fibroma. WHO classification of Tumours Editorial Board(eds). WHO classification of Tumours. 5th Edition. Soft Tissue and Bone Tumours. International Agency for Research on Cancer(IARC). pp.74-5. 2020.

14) Sciot R, Cunha IW. Fibroma of tendons heath. In: WHO classification of Tumours Editorial Board(eds). WHO classification of Tumours. 5th Edition. Soft Tissue and Bone Tumours. International Agency for Research on Cancer(IARC). pp.67-8. 2020.

15) Thway K. Nascimento AF. Palmar fibromatosis and plantar fibromatosis. In: WHO classification of Tumours Editorial Board(eds). WHO classification of Tumours. 5th Edition. Soft Tissue and Bone Tumours. International Agency for Research on Cancer(IARC). pp.90-2. 2020.

16) Collis J, Collocott S, et al. The effect of night extension orthoses following surgical release of Dupuytren contracture: a single-center, randomized, controlled trial. J Hand Surg Am. 2013; 38(7)：1285-94. e2.

17) Giannini C. Lipomatosis of nerve. In: WHO classification of Tumours Editorial Board(eds). WHO classification of Tumours. 5th Edition. Soft Tissue and Bone Tumours. International Agency for Research on Cancer(IARC). pp.18-9. 2020.

18) Yoshida A, McCarthy EF. Bizzare parosteal osteochondromatous proliferation. WHO classification of Tumours Editorial Board(eds). WHO classification of Tumours. 5th Edition. Soft Tissue and Bone Tumours. International Agency for Research on Cancer(IARC). pp.348-50. 2020.

〈悪性軟部腫瘍〉

19) Oda Y, Dal Cin P, et al. Epithelioid sarcoma. WHO classification of Tumours Editorial Board(eds). WHO classification of Tumours. 5th Edition. Soft Tissue and Bone Tumours. International Agency for Research on Cancer(IARC). pp.294-6. 2020.

20) Dei Tos AP, Mertens F, et al. Undifferentiated sarcoma. In: WHO classification of Tumours Editorial Board(eds). WHO classification of Tumours. 5th Edition. Soft Tissue and Bone Tumours. International Agency for Research on Cancer(IARC). pp.318-20. 2020.

第11章 各種皮弁
有茎皮弁の基本，前腕〜指における代表的有茎皮弁

I. はじめに

　創閉鎖は外科の基本です．感染などの合併症をきたすことなく，一次閉鎖（直接縫合），遷延一次閉鎖（のちに縫合，植皮や皮弁で閉鎖），二次閉鎖（保存的に上皮化させる）を行うのが原則ですが，これらは創の状況に応じて適切に選択する必要があります（図1）．

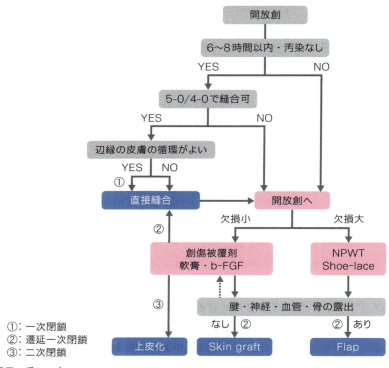

図1　開放創のフローチャート

　一次閉鎖（primary closure：PC）は文字通り受傷直後（手術時）に縫合して閉創することを指します．遷延一次閉鎖（delayed primary closure：DPC）は腫脹が強い場合や感染リスクが高い創において，受傷48〜72時間以内に縫合または皮弁などで閉創することです．二次閉鎖（secondary closure：SC）は明らかな感染創や巨大な皮膚欠損などにおいて，創を開放したまま肉芽形成・感染の鎮静化後に閉創することを指します．このように，皮膚や軟部組織に何らかの欠損をきたした場合に植皮や皮弁で再建する必要が生じます．そして，この再建に関しては一種の哲学があるのです[1]．

　手は人間にとって欠くことのできない重要な機能をもった器官です．同時に手指は露出部であ

り，常に人前に晒されます．したがって手指の再建には機能面と整容面の両者に配慮しなくてはなりません．

この章では創閉鎖に関して，縫合や陰圧閉鎖療法，植皮術は割愛し，皮弁でも特に**有茎皮弁・局所皮弁に焦点を当てて解説します**．

Ⅱ．創傷の初期治療 〜知っておくべき Do と Don't〜

さて，各種皮弁について解説する前に，創傷の初期治療についてもお話ししておきましょう．外傷においては，初期治療がその後の命運を左右すると言っても過言ではありません．初期治療の段階で専門医が担当することは少なく，多くは若手の医師が担っているのが現状です．ここでは初期治療で皆さんがやるべきこと（Do）とやってはならないこと（Don't）について，「最も重篤で危険な出血（大出血）」「病歴聴取」「阻血・切断」「その他注意すべき事項」のエッセンスについてまとめます．

出血・大出血時の対応

外傷においては，「生命に危険を及ぼす重篤な病態がないか？」は最重要事項です．そして，**それ以外に生命に危険を及ぼす状況は大量出血のみです**．

血管損傷を疑う「血管損傷のハードサイン」としては

①拍動性出血，②増大する血腫，③血管雑音，④末梢脈拍消失，⑤阻血

が挙げられます．造影 CT，超音波などで出血源を検索する必要がありますが，特殊な事例（骨盤骨折など）でなければ血管造影まで行うことは少ないです．

DO：大量出血の際のマネージメント

 ① まずは局所圧迫．これでだめなら

 ② 患肢挙上して乏血状態とし，局所圧迫．それでもだめなら

 ③ ②＋タニケットや血圧計カフを巻いて，収縮期血圧＋100〜150 mmHg で加圧

 ④ これでだめならすぐに手術室へ

肩関節部などタニケットが巻けない場合や，局所圧迫困難な場合には滅菌手袋を装着し創内血管を直接圧迫するかブルドック鉗子を装着し，そのまま（手を入れたまま）手術室へ行きます．また救急室に電動式エアタニケットがあると便利です．**救急隊からのタニケットは手術室で外すのが原則です！**

DON'T：安易な止血

 ✕ 闇雲に創内を詮索し血管を結紮

 ✕ 電気メス，バイポーラによる止血

血管からの出血コントロールが困難な状況では血管吻合に長けた形成外科医や整形外科医，血管

外科医をすぐに招聘しましょう.

止血が十分になされ，バイタルサインが安定したらゆっくり診察し，即手術室です.

病歴聴取

　一見派手な切断や多発外傷に目がいきがちで，問診は軽んじられる傾向にあります．しかし，あたりまえのことですが，問診は非常に重要です．一方で，パニックに陥っている患者から正確な情報を引き出すのは困難であることも事実です．可能であれば，同席者や目撃者からの聴取をしましょう.

　特に受傷した場所は重要であり，農場や汚染された海洋，ゴミ集積所などでの受傷では感染のリスクが非常に高くなります.

　既往歴は次の3つのポイントで聴取します.

①**病気について**
　糖尿病，心血管疾患，肝疾患，血液凝固異常，肺疾患，腎疾患（透析）など.
　現在使用中の薬物（特に抗凝固薬，抗血小板薬，ステロイド，抗リウマチ薬）.
　アレルギーの有無，最終の食事や飲水の時間.
②**ワクチン歴について**
　破傷風ワクチン歴．動物咬創では狂犬病ワクチン接種歴.
③**手指の外傷歴などについて**
　受傷した手指に，外傷や先天異常などの既往歴がないか？
　後遺症障害認定などでトラブルとならないためにも重要です.

DO：すばやく漏れのない病歴聴取（上記を踏まえて）
　　　　受傷状況＋既往3つのポイント
DON'T：外観や画像所見のみで診断治療に当たる
　　　　急ぐあまり思わぬミスに陥ることもあります

阻血・切断への対応

　指や手掌部レベルでの切断，阻血であれば慌てる必要はありません．しかし前腕より近位での切断，阻血には注意が必要です.
・切断指の保存法は知っておくべきです.
　①軽く洗浄.
　②濡れガーゼにくるみ，ビニール袋（空気をたくさん入れる）に入れる.
　③氷などで冷却．0～4℃に保存.
　適切に保存されている指は12時間以上経過しても再接着は可能です．ポイントは

> 乾燥させない！
> 水にひたさない！
> 氷と接触させない！

・前腕より近位での切断は要注意です．

　上腕，前腕での切断はmajor amputationと言われ，再接着の絶対適応ではあります．しかし阻血6時間以内がその適応であり，再灌流障害（replantation toxemia）の危険性があります．

　また上肢での一過性の血管シャントは，切断端が確認できるためTIVS（temporary vascular shunt）の適応はありますが，CVS（cross limb vascular shunt）の適応はほとんどありません．

DO：合併症を念頭に置いた治療（上記を踏まえて）
　　切断指の適切な保存，再灌流障害への対応
DON'T：阻血時間を無視した転送や再建計画

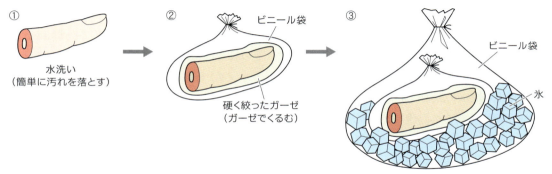

図2　切断指の保存法[2]
［金谷文則：手外科領域のマイクロサージャリー．手外科診療ハンドブック 改訂第3版（牧裕，金谷文則，坪川直人編），p.246，2022，南江堂より許諾を得て改変し転載］

その他の注意事項

　実際の診療で重要な事項をまとめます．十分な鎮痛と止血，洗浄などが行われなければ適切な処置や良好な回復は困難です．より重症な損傷が隠れているのではないかと疑いましょう．小さな刺創でも神経などの損傷がありえます．

　下記の①〜④を速やかに評価し，必要な検査や麻酔方法，術式，器具の準備，入院の有無について手配しましょう．

①創の性状・血行
②部位や範囲・深度
③深部組織の損傷

④汚染の状況

DO：**開放創は深部損傷を常に疑う！**
　　　刺創や咬創では深部組織損傷や感染があるか？
DON'T：**診断や評価を省いて手術室へ**
　　　正確な診断こそが，よい治療につながります．

　④の汚染に関連してもう1つ押さえておきたいのがdébridementです．外傷においてはこのdébridementが最重要で難関です．以下に注意事項を列挙しますので，確認してください．

ⅰ）「6時間＝golden time」は臨床的な根拠がなく，現在は否定されています．抗菌薬の投与開始時間が重要で3時間以内に投与することこそが推奨されています．

ⅱ）救急外来での洗浄・débridementはあまり効果がありません．特に重度四肢外傷においては手術室での必要十分な麻酔，タニケット下で行うことが必要です．

ⅲ）開放創（zone of injury）を延長しないで洗浄するだけの処置はGastilo分類Type Ⅰであっても不十分なものになります．

ⅳ）débridementには段階的débridementと一期的débridementがあります．一期的débridementが望ましいですが，困難であることも多いです．その場合は初回のdébridementでは90％以上を目指し，24時間以内に再度débridement（セカンドルック）を行い100％となるようにします．

ⅴ）débridementの原則は4つです．
　　①辺縁から中心へ．浅層から深層へ
　　②zone of injury解放のために創の延長は躊躇しない
　　③皮膚や骨のdébrimentはタニケットを使用しないで行い，筋肉のdébrimentはタニケットを使用して行う．
　　④筋肉のdébrimentは4 C（Color, Consistency, Contractility, Capacity of bleed）で判断する．

以上がdébridementの基本となります．

最低限，以上の事項を頭に入れて慌てることなく対応したいところです．

Ⅲ．前腕・手指の局所皮弁の特徴

再建のはしご（reconstruction ladder）

　通常，再建外科においてはドナーの犠牲を最小限にすべく，できるだけ簡便な方法を選択する「再建のはしご，reconstruction ladder」という考え方が一般的です．すなわち，侵襲の少ない再建材料から選択すべきという考え方です．ドナーを犠牲にしない「直接縫合」や「陰圧閉鎖療法（negative pressure wound therapy：NPWT）」，犠牲の少ない「植皮」が優先されます（図2）．しかし先に

290　　　各種皮弁

も述べた通り，手指の再建では高度な機能と優れた整容性が求められるため，植皮よりも皮弁の優先順位が高くなる傾向にあります．場合によっては遊離皮弁が植皮よりも優先されることもあります[3]（図3）．血流が豊富な皮弁は深部の構造物（骨，関節，腱，神経，血管など）を外界から保護し，創床の血流を促し治癒を促進します．また早期の創治癒によりリハビリテーション治療の開始が早まり，腱の癒着や関節拘縮を予防します．

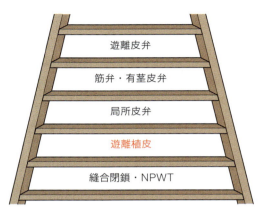

図2 一般的な reconstructive ladder. 何か（ドナーサイト）を犠牲にして，より重要なものを再建する．できるだけ犠牲の少ない，簡便な方法を選択する

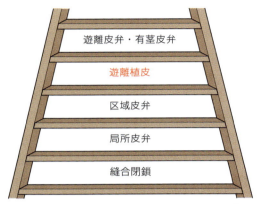

図3 手指における reconstructive ladder. 手指の再建では高度な機能と優れた整容性が求められるため，植皮より皮弁の優先順位が高くなる傾向にある．"Similar tissue is the best tissue" の考えから局所皮弁が優先されることが多い

皮弁の種類

教科書的にはマイクロサージャリーによる血管吻合の有無により「有茎皮弁」と「遊離皮弁」に区別されます．

なお，有茎皮弁には以下のものが含まれます
・局所皮弁：欠損部の近くより皮弁を作成するもの
・区域皮弁：やや遠位から移動させ，主に axial pattern の血行を持つもの
・遠隔皮弁：腹部や胸部よりの皮弁で，後日切り離しをするもの
など．

これらは血行の形態により分類されているものですが，有茎皮弁の各種皮弁は用語的に混乱しています．特に後述する「穿通枝皮弁」の登場とその発展により，ますますその傾向が強くなってきました．そこで，まずこの章では用語の混乱を避け，シンプルに皮弁の場所のみに注目して，よく用いられる皮弁・ぜひ習得したい皮弁について解説します．

解剖学的特徴と皮弁の選択

　手指は機能面から「固有指部」と「手部」に大別されます．また手掌部と手背部では皮膚の性質がまったく異なるため，それらを加味して皮弁を選択しなくてはなりません．"Similar tissue is the best tissue"の格言があるように，できるだけ近い性状の組織を用いた再建が望ましいと考えられています[3]．例えば指尖部は厚い角質，適度な厚みとクッション性，知覚などが必要であり，その再建は植皮より局所皮弁が優先されます．例えば指背側の皮膚を掌側に回す指交差皮弁は，皮膚の性状が異なるため第一選択とはなりません．皮膚の質感を考えるとむしろ指からは遠い手掌部からのpalmar flap（thenar flap）のほうが望ましいです．また，palmar flap（thenar flap）は指関節の拘縮をきたすリスクがある症例では，遊離皮弁（足部より）の選択順位が高くなることもあります．それほど近い性状の組織を用いた再建が望ましいのです．

　さて，手には高い機能性が必要であると述べましたが，その機能は「運動」と「知覚」に大別されます．まず皮弁の作成が指関節や手関節の運動機能の妨げになってはいけません．一般的に手指の瘢痕拘縮は長軸方向（屈伸方向）に生じ，短軸方向に拘縮をきたすことはほとんどありません．したがって局所皮弁は長軸方向に作成し，短軸方向に閉鎖するデザインがよいとされています．また短軸方向に閉鎖できない，あるいは閉鎖すると拘縮をきたす場合には，側正中方向に閉鎖すると拘縮のリスクは少なくなります．また皮線creaseに直交する皮弁（きず）では当然瘢痕拘縮をきたすので，十分注意してデザインします．

　また知覚という機能も無視できません．再建においてはしびれや異常知覚のない良好な知覚の再獲得が必要です．神経を付加した知覚皮弁による再建が最も望ましいのですが，知覚皮弁でなくとも類似した組織による再建であれば，周囲からの知覚の再生が期待できます．

　これらを十分に考慮し，以下の項目も検討しつつ皮弁の選択を行います[4]（図4）．

1) 部位的な適合性（color/texture matching）
2) 移動の自由度
3) 知覚再建が必要か（指尖部や指腹部）
4) 血行動態への影響
5) 皮弁採取部に生じる問題
6) 手技の難易度
7) 術後固定の必要性・拘縮の可能性
8) 年齢，性別，職種，利き手
9) 予想される治療期間，入院の有無

これらを踏まえて，表1に手指で頻用されている有茎皮弁をピックアップしました．

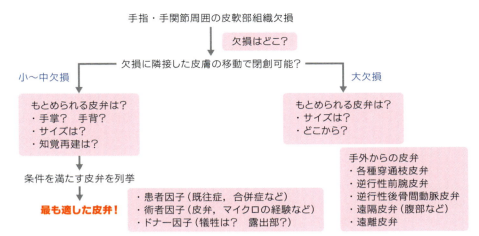

図4 皮弁選択の考え方

表1 手指・手関節周囲に頻用される有茎皮弁

・指尖部・末節部	VY前進皮弁 手掌皮弁（palmar flap）・母指球皮弁（thenar flap） 指神経血管柄前進皮弁（oblique trianglar flap） 逆行性指動脈皮弁・穿通枝皮弁
・指体部	脂肪筋膜弁（adipofascial flap） 指交差皮弁（cross finger flap） 背側中手動脈穿通枝皮弁（DMAP flap）
・手掌部	橈骨動脈手掌枝皮弁（SPBRA flap） 小指球穿通枝皮弁（Ulnar palmar perforator flap）
・第1指間・手指・手関節周囲	逆行性橈側前腕皮弁・穿通枝皮弁 逆行性後骨間動脈皮弁 腹部有茎皮弁・鼠径皮弁

有茎皮弁・局所皮弁の限界

　本項の主題は有茎皮弁・局所皮弁ですが，欠損部周囲に適切な再建材料がない場合や欠損が大きい場合には，手指における再建のはしごreconstruction ladderでは一気に遊離皮弁を選択します．有茎皮弁・局所皮弁には限界がありますし，それにこだわると適切な再建にはなりません．遊離皮弁はマイクロサージャリーによる血管吻合（場合によっては神経縫合）が必要になりますが，かえって局所皮弁よりデザインは容易で取り回しもよく，綺麗におさまることが多いものです．この場合もsimilar tissueである足部・足底などからの遊離皮弁が多く使用されます．手指においては遊離皮弁の垣根はとても低いことを強調したいと思います．

コラム1　3つが揃えば何でもできる！

　手術に必要な素養とは一体なんでしょうか．それは「解剖の知識」「組織を見る目」そして「確かな技術」です．この3つが揃えば極端な話，どんな手術でも遂行できます．これは断言できます．読者のみなさんは整形外科医あるいは形成外科医が多いでしょう．その先生方もこの3つが揃っていたなら，まるでブラックジャックのように，冠動脈再建も食道がん手術も脳腫瘍切除もできるでしょう．また，この3つに「手術の妥当性」が加わることでしっかりとした倫理性が担保されます．しかし技術的な側面のみをみれば，手術に必要な要素はこの3つです．

　一般外科も整形外科も形成外科も脳外科も，すべからく外科の基本は「切開」「剥離」「結紮（止血）」「縫合（吻合）」です．これは太古の昔から変わっていません．どんな手術もこの組み合わせです．たくさんの手術書や解剖書を読んで「解剖の知識」を得て，多くの手術経験で「組織を見る目」を養い，日々のトレーニングで「確かな技術」を獲得する……．それしかありません．手術が上達するには近道なんかないのです．

　皮弁手術も例外ではありません．どんな皮弁手術も必要とされる技術は常に共通しています．○○皮弁用とか××皮弁用など特別な技術はありません．ちょっとしたtipsやpitfallはありますが，根底に流れるものは変わりないものです．だから新しい皮弁が出てきても，文献を読んでなんのことはなく普通に挙上できるのです．それが専門医というものです．

　本書で知識を得て，多くの症例を経験し，日々のトレーニングを重ねてほしいと思います．

Ⅳ．代表的な局所皮弁・有茎皮弁

　ここでは表1に沿って，部位別に一般的によく用いられる有茎皮弁・局所皮弁について解説します．

指尖部・末節部

【VY前進皮弁】
● 特徴

　小範囲の指尖部横切断に適応があるとされていますが，実際は教科書でみるほどは動きません（図5）．掌側や側方，また両側側方より皮弁を作成し，局所でVY前進させるものですが，いずれも血管柄を剥離して島状皮弁（island flap）にしないと移動距離が短く指尖部まで十分には届きません．ギリギリのきつい皮弁はトラブルの元です．また小範囲であれば湿潤療法により保存的に良好な指尖部が再建されるため，この皮弁の有用性は高くありません．したがって，あえてVY前進皮弁を使用するのであれば血管柄を剥離する母指掌側VY前進皮弁や指神経血管柄VY前進皮弁（oblique triangular flap）の型にします．

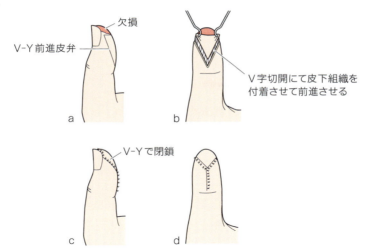

図5　一般的なVY前進皮弁．この図ほど皮弁に自由度はなく，実際はほとんど動かない

● 手技

　ここでは母指指尖部（掌側）欠損に有用な母指掌側VY前進皮弁を解説します（図6：症例1）．欠損部に対して掌側よりVY皮弁で前進させて被覆するものですが，デザインは側正中から行い，Vの頂点は母指球部やや中央近位に位置させます．10〜15 mm前進させることができますが，20 mm程度の前進が必要であれば母指球近位まで拡大した皮弁を作成する必要があります（図7）．

　まず橈側側正中を切開し，母指の基部で神経血管束を確保すると容易です．cleland靱帯を切離しながら末梢へ剝離をすすめ，皮弁に神経血管束を確実に入れます．その後V字切開を入れて神経血管束を近位に剝離します．皮弁は筋膜，腱鞘上で剝離しますが，母指球部近位では神経と動脈の走行が異なるため注意を要します．動脈（変異がある）は皮弁中央尺側から入っているので，ここを茎に前進（やや回転）させます[5]．また神経血管束にはできるだけ軟部組織を付着させ，移動の妨げにならない組織は切離しません（うっ血の防止）．現実的には母指IP・MP関節を軽度屈曲位としなければ皮弁は十分に届かないことが多いです．

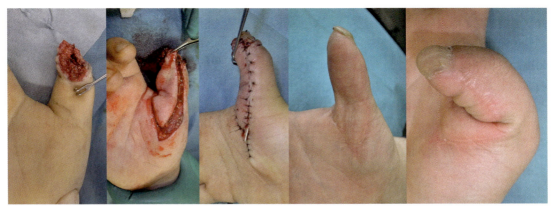

図6　症例1．40代男性．右母指指尖部切断（Zone I）．切断指は持参せず，再接着不能．緊急で母指掌側VY前進皮弁にて被覆した．術後1年6カ月，指尖部は綺麗に再建され，知覚異常なく，関節・瘢痕拘縮はない

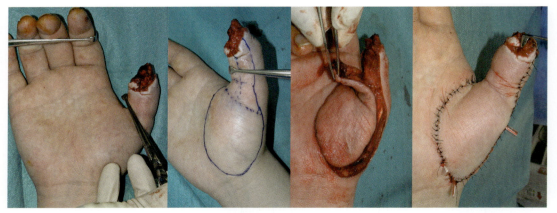

図7 拡大母指掌側VY前進皮弁．皮膚欠損はIP関節より近位に至っていたため母指球部基部までの拡大皮弁を使用した．指尖部はraw surfaceとして自然上皮化させ，丸みをもたせた

【手掌皮弁（palmar flap）・母指球皮弁（thenar flap）】

● 特徴

　手掌から皮弁を起こす方法を総称して「手掌皮弁（palmar flap）」と呼びますが，特に母指球部より皮弁を起こすものを「母指球皮弁（thenar flap）」と呼びます．古典的な皮弁ですが，手技が容易で安全性も高く，示指～小指末節部掌側の皮膚欠損に有用です．特に掌側斜切断がよい適応になります．一方，DIP関節を超えるような大きな欠損には多少無理があります．

　約2週間後に皮弁を切り離しますが，その間PIP関節を屈曲位で保持する必要があるため，関節拘縮のリスクがある高齢者への適応はありません．

● 手技

　指の皮膚欠損を計測し，MP・PIP関節を屈曲させ，皮弁想定部位を手掌部（母指球部）にトレースします．皮膚茎は近位，遠位，橈尺側どの方向でも構いませんが，茎が折れ曲がらないように自然な形になるように配置します．皮弁は筋膜上で脂肪をすべて付着させて構いません．むしろそのほうが縫縮しやすいです．皮弁採取部は一次縫縮することが多いですが，大きな皮弁では人工真皮などで被覆します．皮弁は欠損部へしっかりと縫着して，皮弁が外れないようにします．術後は指の肢位を保持するために背側から手関節掌側にかけて強固にテーピング固定します．2～3週間後に皮弁を切り離しますが，指尖部先端の皮弁はタイトに縫合する必要はありません．若干のraw surfaceとして軟膏などで保存的に上皮化させたほうが綺麗な指尖部が再現されます（図8：症例2）．

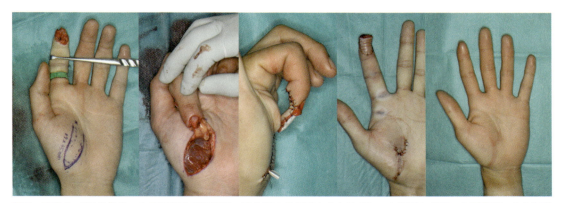

図8 症例2．30代男性．左示指指尖部斜切断．遠位茎の母指球皮弁を作成し，欠損部に縫着．2週間後に皮弁切離施行．指尖部先端はraw surfaceとして自然上皮化させた．術後1年．指尖部の形態は良好．知覚は徐々に回復し，可動域制限はない

【指神経血管柄前進皮弁 (oblique triangular flap)】

● 特徴

　片側の指神経・指動脈を茎とした動脈皮弁で，汎用性は高く，指尖部横切断（石川分類subzone 2～3）がよい適応です．剥離範囲が少ないものに限って指タニケット，指ブロックが適応されますが，基本的に上腕タニケットを用いることが多いため，上肢伝達麻酔が必要となります．皮弁は10～12 mmの前進にとどめるべきで，15 mm以上の皮弁の前進は神経の過剰な牽引により知覚障害のリスクがあります．

　皮弁はV-Y皮弁として作成しますが，小指を除いて示指～環指は尺側，小指は橈側に作成します．これは母指とのピンチで瘢痕が刺激にならないためと，握手など人前に手を出した際に瘢痕がみえないようにするためです．

　従来法は三角形の遠位の辺を欠損部の横径にして単純に前進させたものでしたが，DIP関節部での瘢痕拘縮や断端神経痛（神経断端が先端縫合部になる）が少なからず生じました．そこで三角形の遠位辺を欠損縦径にし，細長い三角弁とした修正法が用いられるようになっています．従来法がV-Yで単純に前進させるのに対し，修正法はローテーションアドバンスさせます[6]（図9）．

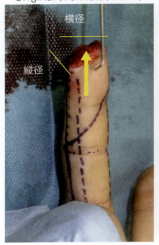 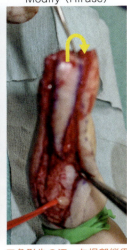

図9 oblique triangular flap の従来法と修正法の違い

● 手技

　欠損の大きさを測定し，finger crease にかからないように midlateral line をデザインします．欠損の縦に合わせて，やや細長い三角形をデザインします．DIP 関節をまたぐことが多いですが，瘢痕拘縮が最小限になるように配慮します．頂点は PIP 関節周囲とします．皮弁背側の midlateral から切開します．cleland 靱帯は切離し，神経血管束を剥離したのち，早めにテープで確保するとよいでしょう．ついで皮弁前縁を切開し，掌側を広く剥離します．神経血管束の延長であることを意識して，皮弁に脂肪が多く付着するように剥離を行います．血管周囲は丁寧に剥離し，pedicle は太く確保します．横連合枝はバイポーラで処理します．掌側の腱鞘上を広く剥離し，皮弁がゆったりと余裕をもっておさまるように剥離をすすめます．決して無理に皮弁を遠位に引っ張ってはいけません．皮弁は指尖部から縫合してゆきます．指尖部が丸くなるように整えながら縫合します（図10：症例3）．

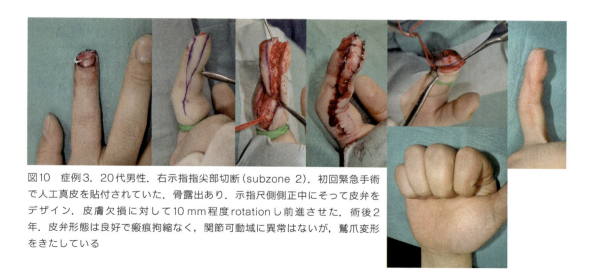

図10 症例3．20代男性．右示指指尖部切断（subzone 2）．初回緊急手術で人工真皮を貼付されていた．骨露出あり．示指尺側側正中にそって皮弁をデザイン．皮膚欠損に対して10 mm程度rotationし前進させた．術後2年．皮弁形態は良好で瘢痕拘縮なく，関節可動域に異常はないが，鷲爪変形をきたしている

【逆行性指動脈皮弁（reverse digital artery flap）】

● 特徴

片側の指動脈を茎に横連合枝（橈側・尺側指動脈の吻合）を利用した皮弁では，指神経はつけません．横連合枝（中節骨中央に位置する）をpivot pointとして皮島を逆行性に挙上し，遠位（指尖指腹部）の欠損を被覆します[7]．DIP関節以遠の指腹部掌側斜切断がよい適応です．

従来法では皮弁採取部は全層植皮で被覆します．この皮弁の問題点，注意すべき点は皮弁のうっ血，PIP関節部の瘢痕拘縮，関節拘縮です．また指神経直上に直接植皮を行うことです．臨床的に神経障害はありませんが，再建の原則からは外れます．後述の背側中手骨間穿通枝皮弁（DMAP flap）でドナーを被覆する方法もあります．従来法では皮膚茎はつけず，血管茎のみのisland flapですが，うっ血防止に皮膚茎をつけることを推奨します．

皮弁は小指を除いて示指〜環指は尺側に作ります．小指は橈側です．これも「指神経血管柄前進皮弁」と同様に，母指とのピンチで瘢痕が刺激にならないためと握手などの際に瘢痕がみえないようにするためです．

● 手技

まず欠損の大きさを測定し，欠損の縦に合わせて，基節基部尺側に皮弁をデザインします．うっ血防止の皮膚茎を3 mm程度の幅で作成します．なるべく神経血管束を早めに確認するため，皮弁の前縁から切開します．Grayson靱帯を切離して，神経を剝離します．神経と動脈を分離するように遠位に鋭的に剝離をすすめます．皮弁の裏面を丁寧に腱鞘上で剝離して軟部組織を多めに付着させます．さらにpedicle周囲を切開して展開してゆきます．腱鞘上で挙上すると結果的に軟部組織が多く血管茎に付着されます．指動脈結紮前に念のため，血管クリップを用いて指全体の血流を確認すべきです．皮弁の血流が問題ないことを確認したあとに，指動脈を結紮処理します．指尖部欠損に皮弁を縫合固定しますが，ラフに数針にとどめます．決して密に縫合しません．皮弁の基部，pivot pointは縫合で血流障害をきたすことがあるので，ゆるめに行うか無理に縫合しません．皮弁採取部は手掌部からの全層植皮かDMAP flapで被覆します（図11：症例4）．

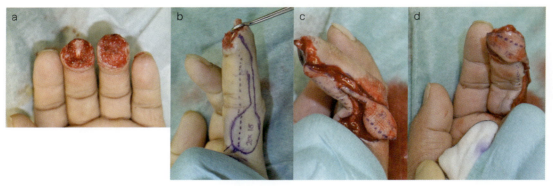

図11 a〜d 症例4．40代男性．左中環指指尖部掌側斜切断（中指subzone 2，環指subzone 1）．中指を逆行性指動脈皮弁，環指を指動脈穿通枝皮弁で被覆した．中指の皮弁採取部は背側中手骨間穿通枝皮弁 DMAP flapで被覆した

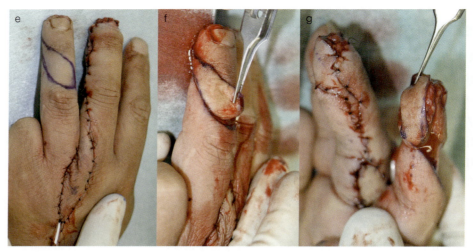

図11 e〜g 症例4．40代男性．左中環指指尖部掌側斜切断（中指subzone 2，環指subzone 1）．中指を逆行性指動脈皮弁，環指を指動脈穿通枝皮弁で被覆した．環指の皮弁採取部は手掌部からの全層植皮で被覆した

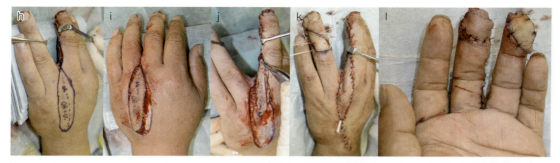

図11 h〜l 症例4．40代男性．左中環指指尖部掌側斜切断．中指：逆行性指動脈皮弁，環指：指動脈穿通枝皮弁．中指の皮弁採取部は背側中手骨間穿通枝皮弁 DMAP flapで被覆した．環指の皮弁採取部は手掌部からの全層植皮で被覆した

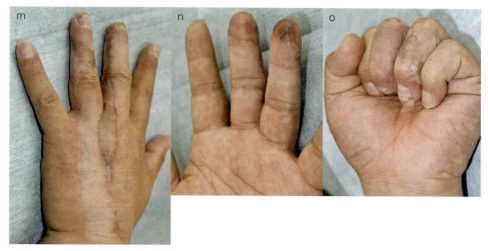

図11 m〜o　症例4．40代男性．左中環指指尖部掌側斜切断．術後3カ月．指尖部の形態は良好で可動域制限はない

【指動脈穿通枝皮弁（digital artery perforator flap：DAP flap）】

●特徴

　固有指動脈の背側穿通枝を利用し，掌側斜方向の指尖部再建に有用とされています．DAP flap最大の利点は指動脈を犠牲にしないことです．固有指部において多くの穿通枝が存在するためデザインの自由度が高いといった利点があります．欠点としては大きさに限界があり，多くは植皮が必要になること，ボリュームが必要な軟部組織の再建には不向きといった点が挙げられます[8]．手掌部からDIP関節近傍まで固有指動脈から掌側，背側，橈側，尺側のいずれの方向への穿通枝は存在しています．穿通枝のある部位であればどこでも皮弁の作成は可能です（図12 a〜c）．術前にドプラエコーで穿通枝を確認しますが，固有指動脈本幹を拾わないように指背側側面にプローブを当てます．穿通枝をpivot pointとして側方もしくは背側に皮弁をデザインします．また掌側穿通枝を利用したadipofascial flapとしても挙上できます．

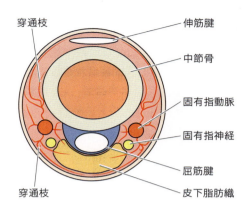
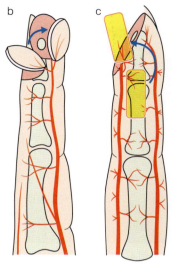

図12 a 固有指動脈穿通枝中節骨レベルでの断面 固有指動脈より掌側・背側・橈側・尺側のいずれの方向へも穿通枝は分枝している

図12 b, c 指尖部欠損へのDAP flap b：背側穿通枝を利用した皮弁による被覆 c：掌側穿通枝を利用したadipofascial flapによる被覆 いずれも植皮が必要となる

- 手技

指尖部欠損に限らず，欠損部近傍の指動脈から立ち上がる穿通枝を利用して皮弁を作成することができます．たいていはプロペラ皮弁として挙上することが多く（図11 e〜g），皮弁は背側であればパラテノン上で，掌側や側面であれば脂肪一層を付着させるレベルで起こします．あらかじめマーキングしておいた穿通枝は顕微鏡下に確認することもありますが，多くは確認せずに穿通枝周囲の組織を温存しつつ剥離します．深部との連続は穿通枝のみとして皮弁を移動させて欠損部を被覆します．皮弁採取部は全層植皮にて被覆することが多いです．

指体部

【脂肪筋膜弁 (adipofascial flap)】

- 特徴

指体部，特に背側や側面に用いることが多く，穿通枝皮弁が普及する前はrandom patternの局所皮弁（脂肪筋膜弁）に植皮を組み合わせるという発想でしたが，現在は前述の指動脈穿通枝を入れた脂肪筋膜を翻転または移動させるという考えに変化しています．穿通枝を入れればどの位置にでも作成でき，また皮膚弁とは異なり裏返しに翻転できるという最大の利点があります．自由度が高いflapですが，植皮を要します．

- 手技

指背部からの脂肪筋膜弁を解説します．欠損部近傍の指動脈穿通枝を確認し，マーキングしま

す．脂肪筋膜採取部位の切開を入れて皮膚はほぼ全層植皮レベルで剥離挙上します．脂肪筋膜はパラテノンを一層残して挙上し，穿通枝が立ち上がる部位まで起します．脂肪筋膜弁を欠損部に移動させ，皮膚を元に戻して縫合します．脂肪筋膜弁直上には全層植皮または分層植皮で被覆します（図13：症例5）．

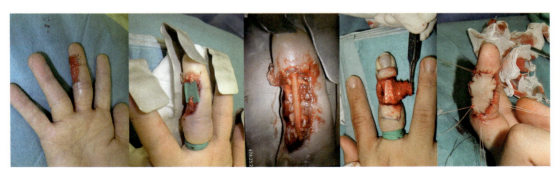

図13　症例5．40代男性．右中指皮膚欠損・神経欠損．人工神経にて神経再生誘導後，固有指動脈より背側方向への穿通枝を入れた脂肪筋膜弁を挙上し，翻転させ人工神経上を被覆後，脂肪筋膜弁上に全層植皮にて被覆した

【指交差皮弁（cross finger flap）】

● 特徴

　指体部，特に中節部掌側の欠損によい適応です．隣接指の背側より局所皮弁を挙上し，掌側に皮弁を回して欠損部を被覆し，2本の隣り合わせた指を皮弁により連続させます．皮弁採取部には植皮による再建が必要です．約2週間後に皮弁は切り離しますが，その間，隣接指と連続させる必要性があるため，早期にリハビリテーション治療を必要とする症例には慎重に使用すべきです．また指背側の皮膚と掌側の皮膚は質感が異なるため，similar tissueとは言い難く，一般的には指尖部の再建には使用しません．また指体部背側欠損の再建に使用すると，通常の皮弁では皮弁採取部は隣接指の指体部掌側となり，この部への植皮を要するため瘢痕拘縮のリスクがあります．したがってadipofascial flapとして隣接指背側より挙上し翻転することをお勧めします．知覚再建が不要な指体部中節部掌側に限定されますが，背側ならばadipofascial flapがよい適応です．なお，中節部より大きな皮膚欠損には使用できません．

● 手技

　欠損部を計測し，隣接指（主に尺側指）中節部背側にデザインします．皮弁は関節部を避ける必要があります．皮弁は遠位より切開しパラテノン上で挙上します．皮弁を掌側に回して欠損部に縫合固定しますが，その際に少し指を屈曲させないと上手く皮弁が収まらないこともあります．また皮弁がなかなか届きづらい場合には，皮弁を反転する際にcleland靭帯を切離し，指動脈からの穿通枝レベルまで剥離すると自由度が増します．皮弁採取部には全層植皮または分層植皮で被覆します（図14：症例6）．

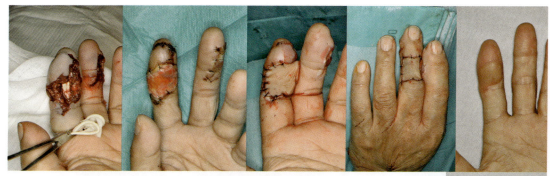

図14 症例6．40代男性．左示皮膚欠損（屈筋腱・神経血管束露出），中指挫創．緊急débridement，人工真皮貼付を行った．1週間後に示指掌側皮膚軟部組織欠損に対して中指背側より指交差皮弁を施行．皮弁採取部は手背より全層植皮で被覆した．術後2週間で皮弁切離し，可動域訓練を行なった．術後1年．形態は良好であり，可動域制限はない

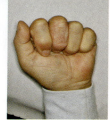

【背側中手骨間穿通枝皮弁（DMAP flap）】

●特徴

　背側中手動脈穿通枝皮弁は背側中手動脈自体を皮弁に入れることなく挙上でき，また背側中手動脈を含めた場合と変わらぬ生着域でもあり，利用しやすい皮弁です．第1背側中手動脈は直接橈骨動脈から，第2〜4背側中手動脈は背側手根動脈網から分岐し，中手骨間隙を走行します．本皮弁では最も遠位にある中手骨頚部の穿通枝を利用します．MP関節骨間のやや近位に立ち上がっていることが多く，術前にドプラ等で確認しマーキングします．この穿通枝をpivot pointとしてプロペラ型皮弁とします（図15）．コツとしては背側静脈をできるだけ皮弁に含めると血行は安定します．

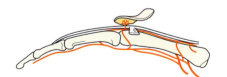
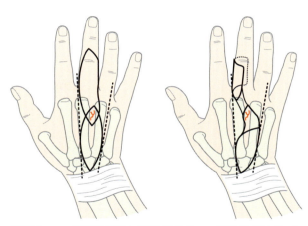

図15 a　背側中手動脈穿通枝．中手骨遠位部と近位部でそれぞれ浅掌側動脈と深掌側動脈との交通枝を認める．手背の遠位2/3は背側中手動脈の穿通枝に栄養される．本皮弁では最も遠位にある中手骨頸部の穿通枝を使用（血管径0.1〜0.3 mm）

図15 b，c　指背側欠損へのDMAP flap．穿通枝がピボットポイントとなるようデザイン．長さはMP関節〜伸筋支帯の遠位端まで，幅は隣接する中手骨まで．皮弁に皮静脈を含めることが，血行の安定に重要．挙上は中枢側から末梢側に伸筋腱のパラテノン上で行い180°回転し欠損部を被覆．皮弁採取部は縫縮

● 手技

　遠位がPIP関節を超える欠損に対しては慎重に使用します．つまり穿通枝をpivot pointにして，皮弁先端を手関節よりも近位に作成するような場合には先端の血流は不安定なものとなります．皮弁採取部は一次縫縮できます．皮弁は近位より切開し，皮下静脈を付加させます．パラテノン上で一気に遠位（穿通枝近傍）まで挙上するとMP関節周囲に数本の穿通枝が確認されます．理論的には穿通枝1本で問題なく皮弁は生着しますが，皮弁を反転させながらなるべく穿通枝を複数本入れて，茎は太めに保持すると血流が安定します．皮弁はプロペラ皮弁として欠損部に移動させます（図11 h〜l：症例4）．

手掌部

【橈骨動脈手掌枝皮弁（Superficial palmar artery of radial artery flap：SPBRA flap）】
● 特徴

　橈骨動脈手掌枝は橈骨茎状突起から1〜2 cmの位置で橈骨動脈より分岐し，末梢に向かって舟状骨結節上を走行し，短母指外転筋内に至ります．穿通枝は舟状骨結節を中心に存在するため，これを中心に皮弁を作成することができます．皮弁は掌側手首皮線に沿った横型と母指球の皮線に沿った縦型を作成することができます．皮弁採取部を一次縫縮するために，皮弁の幅は横型20 mm，縦型15 mmを超えることができません[9]（図16）．局所皮弁でも使用できますが，この皮弁は遊離皮弁としての汎用性が高く，非常に有用です．

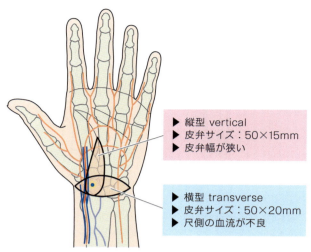
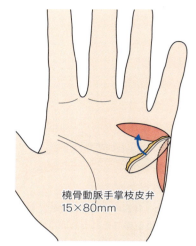

図16　橈骨動脈手掌枝皮弁（SPBRA flap）
ulnar palmar digital artery perforator flap→橈骨動脈手掌枝皮弁に変更　15×80 mm²

図17　小指球穿通枝皮弁（ulnar palmar perforator flap）

【小指球穿通枝皮弁（ulnar palmar perforator flap）】

●特徴

　ulnar palmar perforator flapはulnar parametacarpal flapとも呼ばれ，小指尺側のMP関節から近位10 mm前後で立ち上がってくる小指尺側の指動脈穿通枝を含めて作成します．第5中手骨と小指外転筋の間の線が皮弁長軸になるようにデザインします（図17）．皮弁は幅15～30 mm，長さ25～60 mm程度まで挙上可能です[9]．局所皮弁としては手掌部尺側や小指近位の欠損に用いられます（図18：症例7）．この皮弁も遊離皮弁として用いることができます．

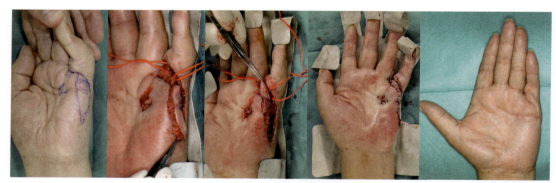

図18　症例7．70代男性．右手Dupuytren拘縮．病的手掌腱膜を切離し，手掌部尺側の皮膚欠損に対してulnar palmar perforator flapで被覆．術後9カ月．疼痛や痺れは認めない．肥厚性瘢痕，小指PIP関節の伸展－20°の制限は認めるものの，手指の著明な機能改善を自覚している

第1指間・手背・手関節周囲

【橈側前腕皮弁 (radial forearm flap)】
● 特徴

　橈骨動脈の走行に沿って前腕の長軸に作成でき，薄くしなやかで，血管柄は長く血行が安定し信頼性が高い皮弁です．手首皮線〜肘関節4cm近位まで，尺側を除くほぼ全周を皮弁として採取できます．しかし橈骨動脈を犠牲にするのが欠点です．有茎皮弁としては逆行性に手部，特に第1指間や手背，Mangled handに対する母指再建に用いられますが，遊離皮弁としては徐々にほかの皮弁 (ALT flapやSCIP flap) に取って代わられています．一般的には皮膚弁として挙上され，皮弁採取部には植皮による被覆を要します．またadipofascial flapとして挙上することもできます．

● 手技

　逆行性皮弁を解説します．術前にAllenテストを行い，尺骨動脈のみでも手部の血行不良がないことを確認します．尺骨動脈を茎とした前腕皮弁は用いません (尺骨動脈が手部のdominant動脈であるため)．欠損部を計測し，橈骨動脈上で橈側手根屈筋 (flexor carpi radialis：FCR) と腕橈骨筋 (brachioradial muscle：BR) の筋体上に皮弁をデザインします．FCRとBR間より橈骨動脈を同定します．両者の筋膜を含めて挙上しますが，尺側より挙上してゆき，FCRを尺側に引いて橈骨動脈よりの穿通枝を数本確認します．皮弁には筋膜を付着させますが，FCRのパラテノンは温存します．このとき，橈骨動脈はBRの裏にあるため動脈と皮弁が分離しないように筋間中隔を含めるように注意します (図19)．また橈側皮静脈を皮弁に含めることも有用です (特に遊離皮弁の場合)．橈骨動脈は近位に剥離してゆき，一旦中枢でクランプし，タニケットを開放後に皮弁と手部の血流を確認してから動脈を結紮します．皮弁採取部はFCR腱のパラテノン上に植皮を行います．

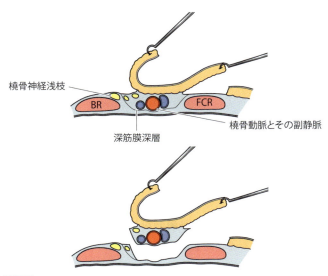

図19　橈側前腕皮弁の断面図

【橈骨動脈穿通枝皮弁】

●特徴

　主幹動脈である橈骨動脈を犠牲にする橈側前腕皮弁とは異なり，その穿通枝のみで養われる皮弁で，近年よく用いられるようになりました．skin flapとしてもadipofascial flapとしても挙上可能です．穿通枝の位置により比較的自由に皮弁を作成でき，近位1/3の穿通枝皮弁は肘周囲の再建に，遠位1/3穿通枝皮弁は手背・第1指間の再建に使用できます．挙上は比較的容易で，約14×6cm程度の皮弁が挙上可能であると言われています（図20：症例8）．

　穿通枝は全例，橈骨形状突起より約10cm近位に数本存在しており「腕橈骨筋」「長母指外転筋」「橈側手根屈筋」の腱間中隔より立ち上がり，前腕の脂肪筋膜に入るのが確認できます．この穿通枝を温存するように皮弁をデザインし，プロペラ皮弁や脂肪筋膜弁として挙上が可能です．橈骨神経浅枝の走行に注意して，神経を切らないように確実に温存します[4]．外傷に使用する際には，穿通枝がいわゆるzone of injury（ZOI）に侵されていないか十分に注意し，慎重に適応を選ぶ必要があります．

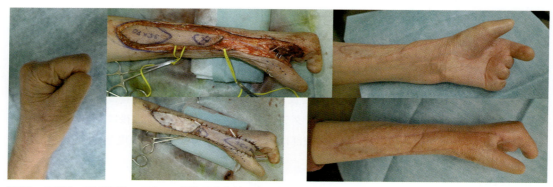

図20　症例8．60代男性．示指MP関節屈曲拘縮，母指内転拘縮．壊死性筋膜炎による敗血症性ショック後に四肢先端の壊死を来たし，上記認めた．母指内転筋横頭切離後に第1指間形成を行った．橈骨動脈穿通枝皮弁を作成し，プロペラ皮弁として指間部に移動させ，皮弁採取部には鼠径部より全層植皮を行った．術後1年．指間は十分に開大し機能改善が得られた

【尺側動脈穿通枝皮弁】

●特徴

　橈骨動脈穿通枝皮弁と同様に，主幹動脈である尺骨動脈を犠牲にすることなく穿通枝のみで栄養される皮弁です．穿通枝は豆状骨より約4cm近位に位置していることが多く，浅指屈筋腱と尺側手根屈筋腱の間より立ち上がることが多いです．皮弁はこの穿通枝を中心に20×9cm程度採取可能であると言われています．豆状骨と上腕骨外側上顆との中点付近にも穿通枝があり，この部位を中心にしても皮弁は作成できます．橈骨動脈穿通枝皮弁に比べて皮弁採取部は前腕尺側とやや目立ちませんが，逆行性皮弁ではpivot pointがやや近位で，脂肪が厚いため皮弁はややbulkyな印象があります．

【後骨間動脈皮弁】

● 特徴

　後骨間動脈を栄養血管とする古典的な標準的皮弁で，薄くしなやかで自由度が高く，手背や第一指間部への皮弁としてよく用いられています．生着率も90〜95％と言われていますが，解剖学的に皮弁挙上ができないこともあり，技術的にも決して容易な皮弁ではありません．血管の走行は上腕骨外側上顆〜遠位橈尺関節に引いた直線上であり，皮膚への穿通枝は前腕遠位1/2〜1/3に多いとされています．皮弁は15×5cm程度採取できますが，前腕採取部の縫縮のため幅は3〜4cmにとどめたほうがよいです（図21：症例9）．

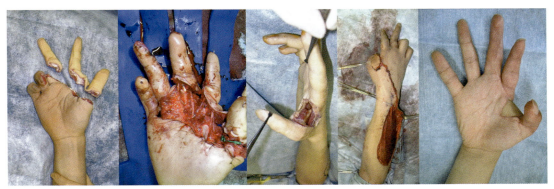

図21　症例9．20代男性．右母示中指切断再接着後，母指内転拘縮．第1指間の狭小化を認め，母指内転筋横頭切離し，後骨間動脈皮弁による再建を行った．皮弁採取部は1次縫縮可能であった．術後6カ月．指間の開大，機能改善が得られた

● 手技

　穿通枝をあらかじめマーキングし，まず尺側手根伸筋筋膜下に皮下剥離を行います．穿通枝を皮弁に入れた後，尺側手根伸筋と小指伸筋の筋間中隔より立ち上がる穿通枝を深部に剥離し後骨間動脈本幹に至るという手順です．あとはひたすら動脈と神経を剥離しながら遠位へ血管柄を剥離していきます．しかしながら，①血管が細く，分岐が多いこと．②後骨間神経と複雑に絡むことがあること（特に前腕近位）．後骨間動脈本幹と後骨間神経（posterior interosseous nerve）の尺側手根伸筋（extensor carpi ulnaris：ECU）後骨間神経への筋枝や後骨間動脈穿通枝と後骨間神経本幹など．③穿通枝が後骨間動脈から由来しないこと．といった要因から皮弁挙上ができないこともあります[10]．

　この皮弁をより安全に挙上するためのコツは以下の通りです．

① 術前評価で血管走行を超音波検査で正確にマーキングしておく
② 皮弁をあまり近位にデザインしない（近位では血管走行が深く，神経と複雑に交錯）
③ 穿通枝確認後，早めに本幹を出す（本幹を確認し，走行をいち早く把握する）
④ 血管周囲組織（筋膜など）を温存する．うっ血対策に血管周囲に軟部組織を付着
⑤ 本皮弁挙上は"神経剝離術"と考える（後骨間神経の確実な確保が最重要）
⑥ 皮静脈はクリップをかけて確保（皮弁挙上困難の際に，遊離皮弁に切り替える）

【腹部皮弁・鼠径皮弁】

● 特徴

　腹部や鼠径部からの豊富な皮膚軟部組織にて被覆する皮弁で，2～3週間後に皮弁切り離しが必要です．古典的には腹部皮膚全体を使用する脂肪の厚い皮弁でしたが，近年の穿通枝皮弁の概念からthinningが可能となり，より薄い皮弁として利用できるようになりました．手部全体を被覆しなければならない場合（デグロービング損傷などの重度外傷）や，ほかに有用な皮弁選択の余地がない場合，特殊損傷で複数指にまたがるような場合には今でも有用な皮弁です（図22：症例10）．2～3週間，手部と腹部が癒合する必要があり，肩関節や肘関節に拘縮をきたすこともあり，高齢者では注意を要します．皮弁茎部をチューブ状にして自由度を増すことによって，拘縮を予防する工夫もみられますが限界があります（図23）．

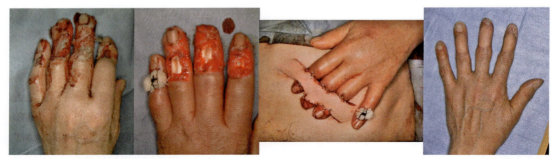

図22　症例10．40代女性．右示中環小指ヒートプレス損傷（3度熱傷）．débridement後，示指～小指中節部背側の皮膚軟部組織欠損を生じ，伸筋腱の露出．小指はパラテノンが温存されており全層植皮．示指～環指はthinningした腹部有茎皮弁による被覆を施行．術後18日後に皮弁を切離した．機能障害はないが，皮膚の質感や色調は異なっている

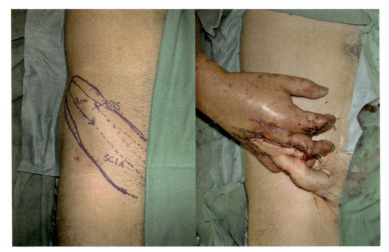

図23　有茎鼠径皮弁．皮弁基部をチューブ状にして自由度を増した

V．おわりに

　なぜ，皮弁が必要なのでしょうか？

　今まで繰り返し強調してきましたが，手は機能的に重要な器官であると同時に露出部でもあり，常に人前に晒されます．手指の再建には機能面と整容面の両者に配慮しなくてはならないため，皮弁が必要なのです．ほかの部位であれば単純創閉鎖できても，手指では困難であることが多く，植皮では機能的にも整容的にも不十分であることが少なくありません．手指は身体のどの部位よりも皮弁が必要な部位なのです．だからこそたくさんの皮弁が開発され，非常に小さな領域にも関わらず，部位別に細かく皮弁の適応が決まっているのです．これほど多くの皮弁がある部位はほかにありません．手指だけです．では，皮弁は「形成外科医に任せておけばいい」のでしょうか？　決してそうではありません．手を扱う，または手外科を志す医師には，少なくとも皮弁のスタンダードな知識は必須です．できればその技術に精通したいものです．

　皮弁は機能であり整容です．そして，皮弁に限らず機能だけ，整容だけの手外科はあり得ません．手外科は両者が必要であるからこそOrthoplastic surgeryと呼ばれるのです．

コラム2　マイクロサージャリー

　マイクロサージャリー（以下，マイクロ）．これは特殊な技術なのでしょうか？

　1965年に世界初の切断指再接着が小松・玉井によって行われたよりはるか昔．Alexis Carrel（1873〜1944：仏）は特製の拡大鏡で微小血管吻合を成し得ています．1912年Carrelは「血管吻合および臓器の移植に関する研究」によりノーベル生理学・医学賞を受賞しました．その時代より100年以上も経過し，医療器具も術式も個人の技術もはるかに進歩を遂げた今では，マイクロはもはや一般的な技術になっています．それにもかかわらず，現代において手外科専門医の中にもマイクロができない医師が実際にはいます．それはなぜなのでしょう？

　それはマイクロサージャリーの必要性がない現場で働いているか，あるいはほかの医師がマイクロを行っているからです．若い頃からそのような環境で育っていると，またその機会に恵まれていないとマイクロはできません（それがよくないとは言っていません）．ごく一部を除いては，環境が医者を育てるからです．

　しかし手外科にはマイクロはつきものですし，マイクロなしでは治せないものもたくさんあります．マイクロが必要ではない（と思っている）環境では，ほかの誰かがマイクロをやっているのです．しかし，あなた以外にマイクロができそうな医者がいなければどうしますか？　逃げますか？　断端形成しますか？　なんでも紹介するのですか？　本当にそれでいいのでしょうか？

　若いうちから親しんでいなければ，マイクロは上達しません．若い先生ほど，早いうちにマイクロを習得してほしいと思います．今はYouTubeでマイクロ技術が学べ，実体顕微鏡はネットで，数万円で手に入れることができます．マイクロセットは借りてもいいでしょう．医局や病院の先輩に教わることのできない環境でもまったく問題ありません．この本を手に取ったということは，マイクロを学ぶ意欲があるということです．「マイクロ環境にない」なんてもはやそんな理由は成り立ちません．今からでもすぐに始められます．

　さあ，マイクロ，始めましょうよ！

● 文　献

1) 鳥谷部荘八．キズ（創）はすべて同じと考えるな！　In：市原理司編．手救急 手外科専門医が教える現場での初療．南江堂．pp.120-30．2023.

2) 金谷文則．手外科領域のマイクロサージャリー．In：斎藤英彦，吉津孝衛，他編．手外科診療ハンドブック 改訂第2版 南江堂．p.223．2014.

3) 平瀬雄一．総論．In：平瀬雄一編．局所皮弁第2巻 上肢・手指．克誠堂出版．pp.2-9．2017.

4) 鳥谷部荘八，天羽健一．手指領域に有用な穿通枝皮弁．関節外科．2018；37(8)：886-94.

5) 平瀬雄一．母指掌側．In：平瀬雄一編．局所皮弁第2巻 上肢・手指．克誠堂出版．pp.92-104．2017.

6) 平瀬雄一．graft on flapのコツ．In：金谷文則編．手の外科の要点と盲点．文光堂．pp.282-4．2007.

7) 児島忠雄．逆行性指動脈島状皮弁．In：児島忠雄編．手の皮弁の実際．克誠堂出版．pp.163-9．1997.

8) 鳥谷部荘八，天羽健一．手背・指間形成．In：平瀬雄一編．局所皮弁第2巻 上肢・手指．克誠堂出版．pp.74-91．2017.

9) 小野真平．手部の皮弁挙上．PEPARS．2024；207：51-60.

10) 鳥谷部荘八．手・上肢の瘢痕拘縮に対する治療．PEPARS．2016；114：41-52.

索 引

和 文

【あ行】

悪性化 ································· 251, 254
悪性間葉系腫瘍 ······················· 283
悪性線維性組織球腫 ··················· 283
麻生テスト ··························· 113
編み込み縫合術 (interlacing suture) ····· 137
アルフェンスシーネ ··················· 143
安全肢位 ····························· 38

異質晶洞 ····························· 256
一次閉鎖 (PC) ························ 286
一日最大投球数 ························ 55
一期的 débridement ···················· 290
イマチニブ ··························· 268
岩原-野末徴候 ························ 113
インチング法 ························· 162

浮き上がり現象 ························ 7
運動ニューロン疾患 ········· 169, 174, 188

エピネフリン ·························· 37
エマクツズマブ ························ 268
遠位指節間関節 ······················· 2, 3
遠位橈尺関節 (DRUJ) ·················· 6, 88
遠位橈尺関節症 ······················· 157
円回内筋 ····························· 168
遠隔皮弁 ····························· 291

横手根靱帯 (屈筋支帯) ············· 13, 177
黄色ブドウ球菌 ························ 122
荻野分類 ····························· 241
温度覚 ······························· 161
温冷交代浴 ··························· 74

【か行】

回外屈曲法 ··························· 57
外顆骨折 ····························· 57
外側型 (野球肘) ······················ 52

外側側副靱帯損傷 ······················ 50
回内筋症候群 ························· 169
回内法 ······························· 57
外胚葉性頂堤 ························· 227
外反肘 ······························· 160
解剖 ································· 24
化学熱傷 (接触性皮膚炎) ················ 36
嗅ぎたばこ窩 ························· 79
鉤爪変形 ····························· 160
下垂指 ······························· 172
下垂指変形 ··························· 133
仮性神経腫 ··························· 180
滑車 (プーリー) ······················ 7
合掌回外テスト ························ 119
滑膜炎 ······························· 192
滑膜切除 ····························· 201
滑膜切除術 ······················ 193, 207
滑膜肉腫 ····························· 271
ガドリニウム造影 ······················ 272
化膿性関節炎 ··················· 143, 148
化膿性屈筋腱腱鞘炎 ··················· 121
化膿性骨髄炎 ························· 122
過流浴 ······························· 40
カルテの書式 ························· 27
感覚再教育 ··························· 41
環境認識 ····························· 25
ガングリオン ················· 158, 160, 248
感情的反応 ··························· 25
関節温存手術 ························· 192
関節可動域制限 ························ 58
関節鏡手術 ··························· 61
関節強直 ····························· 194
関節形成術 ················· 61, 144, 193, 201
関節拘縮 ····························· 112
関節固定術 ··········· 144, 150, 153, 193, 211
関節内骨折 ··························· 64
関節破壊 ······················ 192, 194
関節変形 ····························· 58
関節リウマチ (RA) ····· 60, 108, 136, 148, 156, 160, 192
関節裂隙

——の拡大	194	頚椎疾患	164, 169, 187
——の狭小化	194	頚椎神経根症	174, 182
完全合指症	238	経皮腱膜切離術	275
乾癬性関節炎	143, 148, 198	外科的補助療法	252, 261
感染性腱鞘炎	121, 199	結核菌	122
感染性骨髄炎	257	結核性関節炎	148
		血管腫	270
偽痛風	60	血管損傷	287
機能	24	血管平滑筋腫	270
機能肢位	38	血管柄付き足趾移植	229, 230
ギプスシーネ	131	血管柄付き腓骨移植術	253
逆行性後骨間動脈皮弁	293	月状骨窩	5
逆行性指動脈皮弁	293, 299	月状骨周囲脱臼	105
逆行性橈側前腕皮弁	293	月状骨軟化症（Kienböck 病）	96, 136, 155
休息期間	55	結節縫合	135
強剛母指	107	腱	6
狭窄性腱鞘炎	107	腱移行術	126, 183
矯正損失	74	腱移植術	126
強直性脊椎炎	199	腱滑膜巨細胞腫	266, 273
強皮症	199	腱球挿入術	84
局所陰圧閉鎖療法	33	限局型	266
局所皮弁	145, 291, 294	腱交差	6
巨細胞修復性肉芽腫	254	肩甲帯離断	283
巨指症	277	腱鞘巨細胞腫	266
ギヨン管症候群	164, 185	腱鞘形成	120
近位指節間（PIP）関節	2, 3	腱鞘切開	111
近位手根列切除	156	腱鞘切開術	110, 116
近位手根列切除術	84	腱鞘線維腫	272
近位手根列背側回転型変形	81	腱鞘内注射	110
筋再教育	41	減張位テーピング	137
筋疾患	169, 174	腱剥離術	124, 135
筋電義手	230	腱皮下断裂	136
		顕微鏡	39
区域（zone）	126	腱ひも	6
区域皮弁	291	腱膜局所切除術	275
駆血帯	36	腱膜全切除術	275
屈筋腱	6	腱癒着	31, 135
屈筋腱完全断裂	127		
屈筋腱損傷	124, 169	抗 CCP 抗体	142, 199
屈筋腱断裂	72	高位正中神経麻痺	169
屈指症	226	硬化像	263
グラム陰性桿菌	122	後骨間神経	21
クリック音	61	後骨間神経麻痺	136, 171
グロムス腫瘍	269	後骨間動脈皮弁	309
		抗酸菌感染症	197
形成障害（発育停止）	227, 231	抗酸菌培養	123

合指症 · 226, 238	——のはしご · · · · · · · · · · · · · · · · · · · 290
拘縮 · 34	斎藤分類 · 67, 241
鉤状指 (clow finger) · · · · · · · · · · · · · · · · · 20	作業療法 · 39
交代浴 · 40	左右差 · 27
合短指症 · · · · · · · · · · · · · · · · · 227, 238, 242	三角線維軟骨 · 5, 6
合短指症型 · 229	三角線維軟骨複合体 (TFCC) · · · · · · · · · · · · 69
後方型 (野球肘) · 52	三角線維軟骨複合体損傷 · · · · · · · · · · 86, 120
絞扼性腱障害 · · · · · · · · · · · · · · · · · · 107, 118	三徴候 · 269
絞扼性神経障害 · 159	
絞扼性末梢神経障害 · · · · · · · · · · · · · · · · · 183	指間陥凹部 · 226
絞扼輪症候群 · · · · · · · · · · · · · · · · · · 238, 243	指間形成 · 229
国際 zone 分類 · · · · · · · · · · · · · · · · · 126, 134	色素性絨毛結節性滑膜炎 · · · · · · · · · · · · · 266
国際手外科学会連合 (IFSSH) · · · · · · · · · · 225	自己認識 · 26
骨・軟部腫瘍 · 248	自己免疫性関節炎 · · · · · · · · · · · · · · · · · · · 199
骨萎縮 · 194	指軸偏位 · 240
骨移植 · 230	矢状索 · 133
骨延長 · 229, 230	持続洗浄療法 · 123
骨芽細胞 · 264	自尊心 · 26
骨間筋 · 11, 14, 133	指背腱膜 · 14, 15
骨間筋麻痺 · 20	脂肪筋膜弁 (adipofascial flap) · · · · · · · 293, 302
骨幹端骨折 · 66	指放線 · 238, 240
骨棘切除 · 58, 144	指放線形成期 · 225
骨巨細胞腫 · 251	指放線形成予定域 · · · · · · · · · · · · · · · · · · · 226
骨結核 · 257	島状皮弁 (island flap) · · · · · · · · · · · · · · · 294
骨硬化性病変 · 264	凍瘡様の皮疹 · 257
骨サルコイドーシス · · · · · · · · · · · · · · · · · 257	尺側傾斜角 (radial inclination) · · · · · · · · · · 64
骨性合指症 · 238	尺側手根屈筋 · 8, 9
骨性要素 · 120	尺側手根伸筋腱腱鞘炎 · · · · · · · · · · · · · 9, 118
骨セメント充填法 · · · · · · · · · · · · · · · · · · · 252	尺側手根伸筋腱シナジーテスト · · · · · · · · · · 9
骨増殖性変化 · 142	尺側動脈穿通枝皮弁 · · · · · · · · · · · · · · · · · 308
骨端線損傷 · 66, 70	尺側偏位 · · · · · · · · · · · · · · · · · 213, 216, 220
骨端線閉鎖不全 · 53	尺骨小窩 (fovea) · 86
骨転移 · 263	尺骨神経 · 16, 19
骨軟骨腫 · 280	尺骨神経管 (ギヨン管) · · · · · · · · · · · · · · · · 20
骨肉腫 · 259	尺骨神経障害 · 169
骨びらん · 194	尺骨短縮骨切り術 · 94
骨膜反応 · 256, 259	尺骨突き上げ症候群 · · · · · · · · · · · 74, 87, 120
固有示指伸筋 · 132	尺骨頭切除 · 209
固有示指伸筋腱 · 10	習慣性脱臼 · 160
固有小指伸筋 · 132	十字腱鞘 · 7
コラゲナーゼ注射療法 · · · · · · · · · · · · · · · · 275	終止伸筋 · 11
	舟状-大菱形-小菱形骨間 (STT) 固定 · · · · · · 104
【さ行】	舟状月状骨解離 · 155
再灌流障害 (replantation toxemia) · · · · · · · · 289	舟状月状骨角 · 79
細菌培養 · 123	舟状月状骨間靱帯損傷 · · · · · · · · · · · · · · · · 75
再建 · 33	舟状骨窩 · 5

315

舟状骨偽関節	76, 83	
舟状骨骨折	32	
舟状有頭骨間固定	104	
終末潜時	179	
手根管開放術	183	
手根間関節	5	
手根管症候群	151, 164, 177	
手根中手関節	6	
手指屈筋腱狭窄性腱鞘炎（ばね指）	107	
手掌腱膜線維腫症	274	
手掌皮弁（palmar flap）	293, 296	
腫脹	58	
手内筋	11	
手板	225, 238, 240	
小骨巨細胞性病変	254	
小指球筋	13	
小指球穿通枝皮弁（ulnar palmar perforator flap）		
	293, 306	
小指対立筋	13	
掌側傾斜角（palmar tilt）	64	
掌側骨間筋	14	
掌側ロッキングプレート	72	
晶洞	256	
上皮頂堤	225	
情報伝達	25	
上腕骨外顆骨折	54	
上腕骨外側上顆炎（テニス肘）	48, 60	
上腕骨顆上骨折	57	
上腕骨内側上顆炎	164	
上腕骨内側上顆骨端線障害	53	
上腕二頭筋腱炎	164	
触圧覚	161	
植皮	239	
植皮術	240	
指列移行術	262	
指列移動（on-top plasty）	230	
指列切断	262	
指列切断術（ray amputation）	264	
指列誘導障害	225, 238, 240, 242	
新基準使用時のRA鑑別疾患難易度別リスト	197	
伸筋腱	9	
――の変性断裂	174	
伸筋腱第1区画	113	
伸筋腱第6区画	118	
伸筋腱脱臼	138	
伸筋支帯	9, 135	

神経脂肪腫症	277	
神経鞘腫	270	
神経線維腫症1型	269	
神経のくびれ	180, 181	
人工関節	61, 193	
人工関節置換術	58, 149, 193, 201	
人工肘関節全置換術（TEA）	61, 202	
人工手関節形成術	84	
人工透析	136	
深指屈筋	124	
深指屈筋腱	3, 6	
深前斜走靱帯（dAOL）	4	
靱帯再建術	153	
靱帯性腱鞘	7	
身体像	26	
靱帯損傷	57	
水平マットレス縫合	135	
ステロイド	207	
ストレッチ	109	
スパゲッティ様所見	277	
スプリント	34, 51	
スプリント療法	42	
スワンネック変形		
	14, 133, 150, 213, 215, 216, 218, 221, 223	
生活の質	26	
脆弱性骨折	64	
正中神経	16	
正中神経麻痺	74	
成長軟骨障害	74	
静的スプリント	42	
整容	26	
石灰化腱膜線維腫	271, 272	
セフェム系（CEZ）	123	
線維芽細胞	274	
線維筋痛症	182	
遷延一次閉鎖（DPC）	286	
前骨間神経	16, 17	
前骨間神経麻痺（AINS）	136, 167	
浅指屈筋（FDS）	124	
浅指屈筋腱	6	
全身性エリテマトーデス（SLE）	148, 199	
穿通枝皮弁	291, 293	
先天性絞扼輪症候群	226, 227	
前腕屈筋群起始部障害	53	

爪下外骨腫	280
早期骨端線閉鎖	74
装具	230
装具療法	207
総指伸筋	132
装飾用装具	230
掻把後人工骨充填術	250
掻把術	261
側索	10, 14, 15, 133
足趾移植	229
足趾趾節骨移植	229, 230
鼠径皮弁	293, 310
阻血	33
組織壊死	35
組織損傷	35

【た行】

タイオーバー固定	239
大腿骨近位部骨折	64
手綱靱帯	3
縦軸形成障害	231
タニケット	36, 37
多発神経炎	174, 182
多発性家族性グロムス腫瘍	269
多発性関節炎	192
段階的débridement	290
短管骨病変	252
短指症	226
単指症型	230
単純X線像	31
短掌筋	13
短小指屈筋	13
端々縫合	126
短橈側手根伸筋（ECRB）	9
短橈側手根伸筋腱	48
弾発現象	107
弾発指	107
短母指外転筋	11, 177, 178
短母指屈筋	11
短母指伸筋	113
中央索	10, 14, 15, 133
中央列多指症	226, 238
肘関節滑膜炎	51
肘関節周辺骨折	60
肘関節脱臼	57

肘関節内遊離体	60
肘関節の痛み	58
肘屈曲テスト	161
中指伸展テスト	48, 49
中手指節（MP）関節	2, 4
中心壊死	282
中心性異形軟骨性腫瘍	260
肘内障	56
肘部管撮影	162
肘部管症候群	159, 187
虫様筋	11, 15, 133
超音波	40
超音波ガイド下腱鞘内注射	110, 115
超音波検査	32, 108, 114
長掌筋	8
蝶番関節	146
長橈側手根伸筋	9
長母指外転筋	113
長母指屈筋（FPL）	124
長母指屈筋腱断裂	74
長母指伸筋	8
長母指伸筋腱	135
長母指伸筋腱断裂	74
治療が困難なRA	192
痛風	60
痛風性関節炎	148
痛風発作	143
爪	31
定型的裂手症	242
手関節	5
手関節障害	205
手関節全固定術	211
手関節部分固定	156
手関節部分固定術	84
デノスマブ	254
手の弾力	27
転換性障害	31
橈骨遠位端骨折	64
橈骨遠位端病変	252
橈骨楔状骨切り術	102, 103
橈骨茎状突起切除術	84
橈骨月状骨窩	64
橈骨-月状骨間固定術	209

317

橈骨月状骨掌側骨片 ・・・・・・・・・・・・・・・・・・・・・・・・・ 68
橈骨欠損 ・・・・・・・・・・・・・・・・・・・・・・・・・・・・・・・・・・・・ 231
橈骨手根関節 ・・・・・・・・・・・・・・・・・・・・・・・・・・・・・・・・・ 5
橈骨手根関節症 ・・・・・・・・・・・・・・・・・・・・・・・・・・・・ 115
橈骨神経 ・・・・・・・・・・・・・・・・・・・・・・・・・・・・・・・・・ 16, 21
橈骨神経管症候群 ・・・・・・・・・・・・・・・・・・・・・・ 51, 52
橈骨神経高位型麻痺 ・・・・・・・・・・・・・・・・・・・・・・・ 22
橈骨神経浅枝 ・・・・・・・・・・・・・・・・・・・・・・・・・・・・・・・ 117
橈骨神経浅枝損傷 ・・・・・・・・・・・・・・・・・・・・・・・・・ 117
橈骨神経麻痺 ・・・・・・・・・・・・・・・・・・・・・・・・・・・・・・ 173
橈骨短縮 (radial shortening) ・・・・・・・・・・・・・ 65
橈骨短縮骨切り術 ・・・・・・・・・・・・・・・・・・・・・・・・・ 102
橈骨頭骨折 ・・・・・・・・・・・・・・・・・・・・・・・・・・・・・・・・・・ 57
橈骨動脈手掌枝皮弁 (SPBRA flap) ・・・・・ 293, 305
同軸ケーブル様所見 ・・・・・・・・・・・・・・・・・・・・・ 277
橈尺靱帯 ・・・・・・・・・・・・・・・・・・・・・・・・・・・・・・・・・・・・・ 6
豆状三角骨間関節症 ・・・・・・・・・・・・・・・・・・・・・ 136
豆状三角骨関節 ・・・・・・・・・・・・・・・・・・・・・・・・・・・・・ 5
橈側 (列) 形成障害 ・・・・・・・・・・・・・・・・・・・・・・・ 231
橈側指 (余剰指) 切除術 ・・・・・・・・・・・・・・・・・ 236
橈側手根屈筋 ・・・・・・・・・・・・・・・・・・・・・・・・・・・・・・・ 7
橈側前腕皮弁 (radial forearm flap) ・・・・・・・ 307
橈側列形成障害 ・・・・・・・・・・・・・・・・・・・・・・・・・・・ 226
疼痛遷延 ・・・・・・・・・・・・・・・・・・・・・・・・・・・・・・・・・・・ 76
動的スプリント ・・・・・・・・・・・・・・・・・・・・・・・・・・・・ 42
糖尿病 ・・・・・・・・・・・・・・・・・・・・・・・・・・・・・・・・・・・・ 108
透亮期 ・・・・・・・・・・・・・・・・・・・・・・・・・・・・・・・・・・・・・ 53
トリアムシノロン ・・・・・・・・・・・・・・・・・・・ 144, 219

【な行】

内在筋 ・・・・・・・・・・・・・・・・・・・・・・・・・・・・・・・・・・・・・ 11
内側型 (野球肘) ・・・・・・・・・・・・・・・・・・・・・・・・・・・ 52
内側上顆剥離骨折 ・・・・・・・・・・・・・・・・・・・・・・・・・ 54
内側側副靱帯損傷 ・・・・・・・・・・・・・・・・・・・・・・・・・ 53
内軟骨腫 ・・・・・・・・・・・・・・・・・・・・・・・・・・・・・・・・・・ 249
内反手 ・・・・・・・・・・・・・・・・・・・・・・・・・・・・・・・・・・・・ 231
軟骨肉腫 ・・・・・・・・・・・・・・・・・・・・・・・・・・・・・・・・・・ 252
軟骨肉腫 grade 1 ・・・・・・・・・・・・・・・・・・・・・・・・・ 260

二次閉鎖 (SC) ・・・・・・・・・・・・・・・・・・・・・・・・・・・ 286
二重両端針 ・・・・・・・・・・・・・・・・・・・・・・・・・・・・・・・ 130
二点識別覚計 ・・・・・・・・・・・・・・・・・・・・・・・・・・・・・ 161
二分併合法 ・・・・・・・・・・・・・・・・・・・・・・・・・・・・・・・ 236
日本手外科学会・手の先天異常分類マニュアル・・・ 225
乳児筋線維腫症 ・・・・・・・・・・・・・・・・・・・・・・・・・・・ 271
乳児線維性過誤腫 ・・・・・・・・・・・・・・・・・・・・・・・・ 271

乳幼児指趾線維腫症 ・・・・・・・・・・・・・・・・・・・・・ 271
尿酸ナトリウム結晶 ・・・・・・・・・・・・・・・・・・・・・・ 60

粘液嚢腫 ・・・・・・・・・・・・・・・・・・・・・・・・・・・・・・・・・・ 141

【は行】

バイオフィードバック ・・・・・・・・・・・・・・・・・・・・ 41
背側骨間筋 ・・・・・・・・・・・・・・・・・・・・・・・・・・・・・・・・・ 14
背側中手骨間穿通枝皮弁 (DMAP flap) ・・・・・ 304
背側中手動脈穿通枝皮弁 ・・・・・・・・・・・・・・・・ 293
背側橈側靱帯 (DRL) ・・・・・・・・・・・・・・・・・・・・・・ 4
破骨細胞型巨細胞 ・・・・・・・・・・・・・・・・・・・・・・・・ 251
発育停止 (形成障害) ・・・・・・・・・・・・・・・・ 227, 231
馬蹄形膿瘍 ・・・・・・・・・・・・・・・・・・・・・・・・・・・・・・・ 122
ばね現象 ・・・・・・・・・・・・・・・・・・・・・・・・・・・・・・・・・・ 111
ばね指 ・・・・・・・・・・・・・・・・・・・・・・・・・・・・・・・・・・・・ 107
パワードプラ法 (PD) ・・・・・・・・・・・・・・・・・・・・ 195
反回枝 ・・・・・・・・・・・・・・・・・・・・・・・・・・・・・・・・・・・・・ 18
瘢痕 ・・・・・・・・・・・・・・・・・・・・・・・・・・・・・・・・・・・ 34, 35
瘢痕化 ・・・・・・・・・・・・・・・・・・・・・・・・・・・・・・・・・・・・・ 34
瘢痕拘縮 ・・・・・・・・・・・・・・・・・・・・・・・・・・・・・・・・・・ 292
ハンドセラピスト ・・・・・・・・・・・・・・・・・・・・・・・・ 131

非結核性抗酸菌 ・・・・・・・・・・・・・・・・・・・・・・・・・・ 122
非侵襲的手技 ・・・・・・・・・・・・・・・・・・・・・・・・・・・・・・ 35
──の実際 ・・・・・・・・・・・・・・・・・・・・・・・・・・・・・・・ 35
非定型性裂手症 ・・・・・・・・・・・・・・・・・・・・・・・・・・ 242
皮膚性合指症 ・・・・・・・・・・・・・・・・・・・・・・・・・・・・・ 238
皮膚の色の異常 ・・・・・・・・・・・・・・・・・・・・・・・・・・・ 27
びまん型 ・・・・・・・・・・・・・・・・・・・・・・・・・・・・・・・・・・ 266
病的骨折 ・・・・・・・・・・・・・・・・・・・・・・・・・・・・・・・・・・ 256
病理組織学的検査 ・・・・・・・・・・・・・・・・・・・・・・・・ 123
疲労骨折 ・・・・・・・・・・・・・・・・・・・・・・・・・・・・・・・・・・・ 53
ピロリン酸カルシウム結晶 ・・・・・・・・・・・・・・・ 60

フィンガー・トラップ ・・・・・・・・・・・・・・・・・・・・ 70
複合性局所疼痛症候群 (CRPS) ・・・・・・・ 42, 69
腹部皮弁 ・・・・・・・・・・・・・・・・・・・・・・・・・・・・・・・・・・ 310
腹部有茎皮弁 ・・・・・・・・・・・・・・・・・・・・・・・・・・・・・ 293
不顕性骨折 ・・・・・・・・・・・・・・・・・・・・・・・・・・・・・・・・ 80
浮腫 ・・・・・・・・・・・・・・・・・・・・・・・・・・・・・・・・・・・・・・・ 40
不全合指症 ・・・・・・・・・・・・・・・・・・・・・・・・・・・・・・・ 238
二見テスト ・・・・・・・・・・・・・・・・・・・・・・・・・・・・・・・ 119
物体識別 ・・・・・・・・・・・・・・・・・・・・・・・・・・・・・・・・・・・ 25
部分手関節固定術 ・・・・・・・・・・・・・・・・・・・・・・・・ 211
分離期 ・・・・・・・・・・・・・・・・・・・・・・・・・・・・・・・・・・・・・ 53

ペキシダルチニブ	268
ヘッドレス・スクリュー	76, 83
ペニシリン系	123
ヘモジデリン	267
変形矯正手術	74
変形性遠位橈尺関節症	136
変形性関節症 (OA)	198
変形性肘関節症	58, 160, 164
変形性手関節症	155
ヘンレ神経	20

方形回内筋	8
傍骨性骨軟骨異形増生	279
傍骨性骨肉腫	281
乏指症型	229
帽状腱膜	133
紡錘状腫脹	122
膨隆性の溶骨性病変	252
母指CM関節	150
母指CM関節症	115, 150
母指化術 (Buck-Gramcko法)	232, 233
母指ギプスシーネ (thumb spica cast)	82
母指球筋	11, 16
母指球筋枝	18
母指球皮弁 (thenar flap)	293, 296
母指形成不全	231
母指手根中手 (CM) 関節	4
母指スワンネック変形	215
母指対立運動	16
母指対立機能再建術	183
母指対立機能障害	177
母指対立筋	12
母指対立再建術 (Huber-Littler法)	232
母指多指症	226, 234
母指内転筋	12
母指変形	213
母指ボタン穴変形	214, 219
ボタン穴変形	14, 133, 213, 217, 218, 221, 223
ホットパック	40
ホルモン不均衡	107

【ま行】

マイクロサージャリー	39
牧野法	84
マレット変形	133
マレット指	218

慢性再発性多発性骨髄炎	257
未分化多型肉腫	283
ミラーセラピー	41
ミルキング	127
無指症型	230
無症候性	260
ムチランス型	194
無腐性壊死疾患	96
問診・診察用のカルテ例	28

【や行】

野球肘	52
矢部法	232
有茎皮弁	291, 294
有鉤骨窩	96
有鉤骨鉤	13
有痛性腫瘤	254
有頭-有鉤骨間固定	104
有頭月状骨間固定	84
有頭骨短縮術	103
遊離期	53
遊離体切除	58
遊離皮弁	291
癒着	34, 35
指交差皮弁 (cross finger flap)	292, 293, 303
指伸筋腱	10
指神経血管柄前進皮弁 (oblique triangular flap)	293, 297
指動脈穿通枝皮弁 (DAP flap)	301
指の屈曲拘縮	274
溶骨性	263
横軸形成障害	227, 238, 242

【ら行】

リウマチ性関節炎	141, 142
リウマチ手	213, 223
リウマトイド因子	199
理学療法	39
リスター結節	8, 9
離断性骨軟骨炎	50
リドカイン	144

リハビリテーション治療	39		Capsular suture 法	93
良肢位	38		carpal height ratio	100
両側裂手症	240		carpal supination test	119
両側裂足症	240		central cord	276
輪状靱帯	56		Chair テスト	48, 49
リンパ節転移	283		cleland 靱帯	295, 298, 303
			Codman 三角	259
類骨	259		cold tolerance test	269
類上皮肉腫	275, 282		Colles 骨折	64
類皮囊腫	248		colony stimulating factor 1（CSF 1）	266
ループ針	130		complex regional pain syndrome（CRPS）	42, 69
			computed tomography（CT）	32
レイノー病	188		congenital differences	246
裂手症	226, 238, 240, 242		Coonrad-Morrey（連結型）	204
レンサ球菌	122		core suture	128
			Cornelia de Lange 症候群	240
ローゼンスコア	41		Cotton-Loder 肢位	70
ロッキング	60		cross-stitch 法	130
ロッキング症状	108		CRPS判定指標	43, 44
			CTS-6	178, 179

【わ行】

若木骨折	66, 70		CVS（cross limb vascular shunt）	289
腕橈骨筋	8			

欧　文

【A〜G】

adipofascial flap	293, 301, 302		D2TRA	192
Allen テスト	307		Darrach 法	209
anatomical snuff box	79		DASH	69, 192
anterior interosseous nerve syndrome（AINS）	136, 167		de Quervain 病	9, 113, 152
anterior oblique ligament（AOL）	150		débridement	123, 290
AO 分類	68		deep anterior oblique ligament（dAOL）	4
arcade of Frohse	21, 51, 172, 175		DEFORMATIONS	226
ASPによる診断基準	43		delayed primary closure（DPC）	286
			die-punch 骨折	64
bare area	199		digital artery perforator flap（DAP flap）	301
Barton 骨折	64, 73		DISI 変形	81
Blauth 分類	231		distal radio-ulnar joint（DRUJ）	6, 88
Bouchard 結節	109, 146		dorsoradial ligament（DRL）	4, 150
bowstring	7, 127		druse	256
bowstring 現象	111		Duran 法	131
Brewton view	140		DYSPLASIAS	226
Brunelli テスト	113			
Buck-Gramcko 法	239		Eaton-Glinckel 分類	151
Bunnell 法	130		Eaton 法	154
			ECU 下層腱鞘（subsheath）	118
			ECU 腱脱臼	119
			EEC 症候群	240
			Eichhoff テスト	113, 152
			erosive OA	140

Ewing肉腫 ・・・・・・・・・・・・・・・・・・・・・・・・・・・・ 258

Fanconi 貧血 ・・・・・・・・・・・・・・・・・・・・・・・・・ 231
FDG-PET ・・・・・・・・・・・・・・・・・・・・・・・・・・・・ 264
FDG-PET検査 ・・・・・・・・・・・・・・・・・・・・・・ 283
FDPテスト ・・・・・・・・・・・・・・・・・・・・・・・・・・・ 125
FDSテスト ・・・・・・・・・・・・・・・・・・・・・・・ 125, 132
FiberWire® ・・・・・・・・・・・・・・・・・・・・・・・・・・・ 130
Fibro-osseous pseudotumor of digit ・・・・・・・・ 281
Finkelstein テスト ・・・・・・・・・・・・・・・・・・・・ 113
flexor digitorum profundus (FDP) ・・・・・・・・ 124
flexor digitorum superficialis (FDS) ・・・・・・・ 124
flexor pollicis longus (FPL) ・・・・・・・・・・・・・・ 124
FN1-EGF 融合遺伝子 ・・・・・・・・・・・・・・・・・ 271
fovea sign ・・・・・・・・・・・・・・・・・・・・・・・・・・・・・ 88
FPL断裂 ・・・・・・・・・・・・・・・・・・・・・・・・・・・・・・ 74
Froment-Rauber 神経 ・・・・・・・・・・・・・・・・・・ 22
Froment 徴候 ・・・・・・・・・・・・・・・・・・・・・・ 20, 160
Frykman 分類 ・・・・・・・・・・・・・・・・・・・・・・・・・ 66

geode ・・・・・・・・・・・・・・・・・・・・・・・・・・・・・・・ 256
GLMN 遺伝子 ・・・・・・・・・・・・・・・・・・・・・・・・ 269
golden time ・・・・・・・・・・・・・・・・・・・・・・・・・・ 290
Goltz症候群 ・・・・・・・・・・・・・・・・・・・・・・・・・ 240
grind test ・・・・・・・・・・・・・・・・・・・・・・・・ 151, 152
gull-wing 状の変形 ・・・・・・・・・・・・・・・・・・・・ 199

【H〜N】

H3.3p.Gly34Trip ・・・・・・・・・・・・・・・・・・・・・・ 252
H3-3A (*H3F3A*) ・・・・・・・・・・・・・・・・・・・・・・ 252
H3G34W histone mutation ・・・・・・・・・・・・・・・ 256
Hand 20 ・・・・・・・・・・・・・・・・・・・・・・・・・・・・・・ 69
Heberden 結節 ・・・・・・・・・・・・・・・・・・・・ 141, 143
Herbert screw ・・・・・・・・・・・・・・・・・・・・・・・・ 145
Herbert 分類 ・・・・・・・・・・・・・・・・・・・・・・・ 80, 82
Hort-Oram 症候群 ・・・・・・・・・・・・・・・・・・・・ 231

IDH1 ・・・・・・・・・・・・・・・・・・・・・・・・・・・・・・・ 261
IDH1/IDH2 ヘテロ接合性変異 ・・・・・・・・・・・ 249
IDH2 遺伝子 ・・・・・・・・・・・・・・・・・・・・・・・・・ 261
IFSSH 分類 ・・・・・・・・・・・・・・・・・・・・・・・・・・ 240
IL-6 阻害薬 ・・・・・・・・・・・・・・・・・・・・・・・・・・ 199
INI 1 遺伝子 ・・・・・・・・・・・・・・・・・・・・・・・・・ 282
International Federation of the Society for Surgery of the Hand (IFSSH) ・・・・・・・・・・・・・・・・・・・・ 225
intrinsic tightness test ・・・・・・・・・・・・・・・・・・ 218

Kanavel 徴候 ・・・・・・・・・・・・・・・・・・・・・・・・・ 122
Kapandji 法 ・・・・・・・・・・・・・・・・・・・・・・・・・・・ 71
Kellegren-Lawrence 分類 (K-L分類) ・・・・・・・・ 140, 147
Kienböck病 (月状骨軟化症) ・・・・・ 96, 136, 155
Kleinert 変法 ・・・・・・・・・・・・・・・・・・・・・・・・・ 131
Kleinert 法 ・・・・・・・・・・・・・・・・・・・・・・・・・・・ 130
Kudo (非連結型) ・・・・・・・・・・・・・・・・・・・・・ 204
K-wire ・・・・・・・・・・・・・・・・・・・・・・・・・・・・・・・ 145

Larsen grade ・・・・・・・・・・・・・・・・・・・・・・・・・ 201
Lateral cord ・・・・・・・・・・・・・・・・・・・・・・・・・・ 276
lever test ・・・・・・・・・・・・・・・・・・・・・・・・・・・・ 151
Lichtman 分類 ・・・・・・・・・・・・・・・・・・・・・ 98, 102
Lim & Tsai 法 ・・・・・・・・・・・・・・・・・・・・・・・・ 130
LVFX ・・・・・・・・・・・・・・・・・・・・・・・・・・・・・・・ 123

Maffucci症候群 ・・・・・・・・・・・・・・・・・・・・・・・ 251
Magnetic Resonance Imaging (MRI) ・・・・・・・・ 32
major amputation ・・・・・・・・・・・・・・・・・・・・・ 289
MALFORMATIONS ・・・・・・・・・・・・・・・・・・・ 226
Mangled hand ・・・・・・・・・・・・・・・・・・・・・・・・ 307
Manske-Halikis 分類 ・・・・・・・・・・・・・・・・・・・ 241
Mayo Wrist score ・・・・・・・・・・・・・・・・・・・・・・ 69
MDM2 遺伝子 ・・・・・・・・・・・・・・・・・・・・・・・・ 281
Melone 分類 ・・・・・・・・・・・・・・・・・・・・・・・・・・ 66
Meyerding grade ・・・・・・・・・・・・・・・・・・・・・・ 275
Michigan Hand Outcomes Questionnaire (MHQ) ・・・・・・・・・・・・・・・・・・・・・・・・・・・・・・・・・・ 69, 192
monoaxial type ・・・・・・・・・・・・・・・・・・・・・・・・ 72
mucous cyst ・・・・・・・・・・・・・・・・・・・ 141, 143, 145
Mycobacterium marinum ・・・・・・・・・・・・・・・・ 122

natatory cord ・・・・・・・・・・・・・・・・・・・・・・・・・ 276

【O〜Z】

Ollier病 ・・・・・・・・・・・・・・・・・・・・・・・・・・・・・ 251
OMT分類 ・・・・・・・・・・・・・・・・・・・・・・・・・・・・ 226
Orthoplastic surgery ・・・・・・・・・・・・・・・・ 245, 311
Osborne band ・・・・・・・・・・・・・・・・・・・・・ 159, 165
osteoarthritis (OA) ・・・・・・・・・・・・・・・・・ 140, 198

palmar flap (thenar flap) ・・・・・・・・・・・・・・・・ 292
Palmar 分類 ・・・・・・・・・・・・・・・・・・・・・・・・・・・ 91
Patterson の分類 ・・・・・・・・・・・・・・・・・・・・・・ 243
PCR検査 ・・・・・・・・・・・・・・・・・・・・・・・・・・・・ 123
penile fibromatosis ・・・・・・・・・・・・・・・・・・・・・ 274

peripheral suture · 128
Phalen テスト · 178
piano key sign · 88
PIK3CA 遺伝子変異 · 278
pin prick test · 269, 270
plantar fibromatosis · 274
Poland 症候群 · 227
poly axial type · 72
power doppler imaging (PD) · · · · · · · · · · · · · · · 195
Preiser 病 · 102
pretendinous band · 276
pretendinous cord · 276
primary closure (PC) · 286
PRWE · 69
pull-out · 130

Quinnell の分類 · 108

reconstruction ladder · 290
reverse digital artery flap · · · · · · · · · · · · · · 293, 299
rheumatoid arthritis (RA)
　· · · · · · · · · · · 60, 108, 136, 148, 156, 160, 192
Riche-Cannieu 交通枝 · 190
Riche-Cannieu 吻合 · 18
Ring finger splitting · 31
Rotterdam 分類 · 235
Russe 法 · 83

Salter-Harris 分類 · 66
Sauvé-Kapandji 法 · 209
scalloping · 249
scaphoid nonunion advanced collapse (SNAC) · · · · · 155
scapholunate advanced collapse (SLAC) · · · · · · · · · · 155
secondary closure (SC) · 286
SLAC wrist の分類 · 156
Smith 骨折 · 64
SNAC wrist · 78
soup bubble appearance · · · · · · · · · · · · · · · · · · · 252
spicula formation · 259
spiral cord · 276
SS18-SSX 融合遺伝子 · 271
Ståhl index · 100
strand · 128
Struthers' arcade · 160
STT 関節症 · 115, 152
STT 固定 · 104

subsheath 遠位部部分切開 · · · · · · · · · · · · · · · · · · 120
subsheath 再建 · 120
sugar-tongs splint · 70, 121
Superficial palmar artery of radial artery flap
　(SPBRA flap) · 305
SYNDROMES · 226
synergy test · 119
systemic lupus erythematosus (SLE) · · · · · · · 148, 199

temporary vascular shunt (TIVS) · · · · · · · · · · · 289
tenodesis 効果 · 205, 218
tension band wiring 法 · 145
TFCC 再建法 (Nakamura 法) · · · · · · · · · · · · · · · · 94
TFCC 装具 · 93
TFCC 損傷 · 75, 86, 120
TFCC 縫合術 · 95
TFCC 用サポーター · 207
Thomsen テスト · 48, 49
thumb spica · 207
Tinel 徴候 · · · · · · · · · · · · · · · · · 161, 173, 178, 187, 200
Tompson 法 · 154
total elbow arthroplasty (TEA) · · · · · · · · · · 61, 202
Trans-osseous suture 法 · 93
triangular fibrocartilage complex (TFCC) · · · · · · · · · 69
triceps-on approach · 203
triple-Tsuge 法 · 130

ulnar parametacarpal flap · · · · · · · · · · · · · · · · · · 306
ulnar variance · 87, 96
ulnocarpal stress test · 89
USP6 · 281

Viegas 分類 · 97
VY 前進皮弁 · 294

Wartenberg 徴候 · 160
Wassel 分類 · 234
watershed line · 72
Weilby 法 · 154

Zaidemberg 法 · 84
Zapico · 97
zone of injury (ZOI) · · · · · · · · · · · · · · · · · · · 290, 308

【ギリシャ文字，数字】
β-catenin · 271

2 point pinch test ································· 151

4 corner 固定術 ··································· 84

6 Pack Hand Exercises ····························· 40

手外科診療の実践ガイド

令和 7 年 3 月 25 日　発　行

監修者　西　田　　淳

発行者　池　田　和　博

発行所　丸善出版株式会社
　　　　〒101-0051 東京都千代田区神田神保町二丁目17番
　　　　編集：電話(03)3512-3261／FAX(03)3512-3272
　　　　営業：電話(03)3512-3256／FAX(03)3512-3270
　　　　https://www.maruzen-publishing.co.jp

ⓒ Jun Nishida, 2025

組版印刷・株式会社 真興社／製本・株式会社 松岳社

ISBN 978-4-621-31085-4　C 3047　　　　　Printed in Japan

JCOPY 〈(一社)出版者著作権管理機構 委託出版物〉
本書の無断複写は著作権法上での例外を除き禁じられています. 複写
される場合は, そのつど事前に, (一社)出版者著作権管理機構(電話
03-5244-5088, FAX 03-5244-5089, e-mail：info@jcopy.or.jp) の許諾
を得てください.